总主编简介

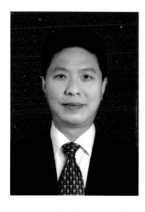

　　吴绪平，男，三级教授、主任医师，硕士研究生导师。现任中国针灸学会微创针刀专业委员会秘书长、世界中医药学会联合会针刀专业委员会学术顾问、湖北省针灸学会常务理事、湖北省针灸学会针刀专业委员会主任委员、湖北中医药大学针刀医学教研室主任、湖北中医药大学《针刀医学》重点学科带头人、国家自然科学基金评审专家。已收录《针刀医学传承家谱》中华针刀传承脉络第一代传承人。先后指导海内外硕士研究生60余名，2002年12月赴韩国讲学，分别于2003年3月和2011年5月赴香港讲学。2013年11月赴澳大利亚参加第八届世界针灸学术大会，并做学术报告。

　　40年来，一直在湖北中医药大学从事针灸与针刀教学、临床及科研工作。主讲《经络腧穴学》《针刀医学》及《针刀医学临床研究》。研究方向：①针刀治疗脊柱相关疾病的临床研究；②针灸治疗心、脑血管疾病的临床与实验研究。先后发表学术论文80余篇，主编针灸、针刀专著60余部。获省级以上科研成果奖6项。主持的教学课题"针灸专业大学生最佳能力培养的探讨"，于1993年获湖北省人民政府颁发优秀教学成果三等奖。参加国家自然科学基金项目"电针对家兔缺血心肌细胞动作电位的影响及其机理探讨"，其成果达到国际先进水平，于1998年荣获湖北省人民政府颁发科学技术进步三等奖。参加的国家自然科学基金课题"电针对家兔缺血心肌细胞动作电位影响的中枢通路研究"达到国际先进水平，2007年获湖北省科学技术进步三等奖。2005年10月荣获湖北中医药大学"教书育人，十佳教师"的光荣称号。先后主编新世纪全国高等中医药院校规划教材《针刀治疗学》和《针刀医学护理学》，全国中医药行业高等教育"十二五"规划教材《针刀医学》《针刀影像诊断学》和《针刀治疗学》，新世纪全国高等中医药院校研究生教材《针刀医学临床研究》，全国高等中医药院校"十三五"规划教材《针刀医学》；主编《针刀临床治疗学》《分部疾病针刀治疗丛书》（1套9部）及《专科专病针刀治疗与康复丛书》（1套16部）、《针刀医学临床诊疗与操作规范》《中华内热针临床诊断与治疗》《中华内热针大型系列临床教学视听教材（12集）》；总主编《分部疾病针刀临床诊断与治疗丛书》（1套10部）；编著大型系列视听教材《中国针刀医学（20集）》；独著出版《中国针刀治疗学》；主持研制的行业标准《针刀基本技术操作规范》于2014年5月31日由中国针灸学会发布，2014年12月31日实施。

　　主要临床专长：擅长运用针刀整体松解术治疗各种类型颈椎病、肩周炎、肱骨外上髁炎、腰椎间盘突出症、腰椎管狭窄症、强直性脊柱炎、类风湿关节炎、膝关节骨性关节炎、神经卡压综合征、腱鞘炎、跟骨骨刺及各种软组织损伤疼痛等症。

作 者 简 介

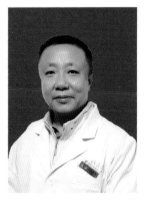

　　石笋，男，现任中华中医药学会骨伤分会委员。中华中医药学会针刀分会委员。中国针灸学会针刀微创专委会委员。中国针灸学会针刀产学研创新联盟常务理事，副秘书长。中华刃针学会常务理事。中国民族医药学会针刀分会常务理事。世界脊柱健康联盟理事、四川分会副主席。四川反射医学会康复保健专业委员会主任委员。全国骨科医院联盟学术委员会秘书长；成都市针刀专委会主任委员。成都第一骨科医院中医科主任，副主任医师。杜氏骨科第五代弟子；亦负笈南北，遍访名师，从清宫正骨传人习得中医骨科之精华。潜心交流，学习掌握荷兰骨内科学，意大利筋膜学派先进之技术。集中、西医各大流派技艺精髓，重手法、擅针刀、精微创、治疗各类骨折脱位，急慢性筋伤、骨病，颈肩腰腿痛及脊柱源性相关性疾病，常起沉疴于须臾。担任全国高等中医药院校"十三五"规划教材《针刀医学》编委，主编针刀专著1部，参与编写专著3部。

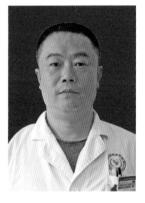

　　刘文，男，现任中国针灸学会微创针刀专业委员会腰部疾病学术委员会委员，全国骨科医院联盟学术委员会常务理事，中华刃针中医微创学会常务理事，四川省针灸学会第七届推拿专业委员会委员。四川省什邡市中医医院党支部书记，副主任医师。

　　1986年1月至今一直在什邡市中医医院工作，1989年9月～1992年7月重庆中医校骨伤专业学习；1998年9月～2001年7月三军医大成都军医学院学习；2001年7月～2012年9月担任什邡市中医医院骨伤科主任。主持的科研项目"循经点按手法治疗腰椎间盘突出症的临床观察"已在国家级医学期刊《中医临床研究》发表。擅长诊治疾病及诊疗特色：多年临床经验积累，总结创立针刀微创结合循经点按、关节错缝术手法治疗各型筋伤，对颈椎病、腰椎间盘突出症、骨性关节炎、肩周炎等顽固性痹病有深入研究。

专科专病针刀整体松解治疗与康复丛书

总主编 吴绪平

常见美容减肥与整形科疾病针刀整体松解治疗与康复

主编 石笋 刘文

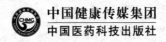

中国健康传媒集团

中国医药科技出版社

内 容 提 要

本书共分九章，第一章介绍对美容整形科学的认识；第二章介绍常见美容减肥与整形科疾病针刀应用解剖；第三章介绍针刀美容减肥整形的理论基础；第四章介绍骨与软组织的力学系统——人体弓弦力学系统；第五章介绍针刀操作技术；第六章介绍常见美容减肥与整形科疾病针刀整体松解治疗与康复；第七章介绍常见美容减肥与整形科疾病临证医案精选；第八章介绍常见美容减肥与整形科疾病针刀临床研究进展；第九章介绍常见美容减肥与整形科疾病针刀术后康复保健操。

全书内容丰富，资料详实，图文并茂，言简意赅，实用性强。适用于广大针刀临床医师，全国高等中医药院校针灸、骨伤、针刀及中医学专业大学生、研究生阅读参考。

图书在版编目（CIP）数据

常见美容减肥与整形科疾病针刀整体松解治疗与康复 / 石笋，刘文主编. —北京：中国医药科技出版社，2019.4

（专科专病针刀整体松解治疗与康复丛书）

ISBN 978-7-5214-0757-0

Ⅰ. ①常…　Ⅱ. ①石…　②刘…　Ⅲ. ①美容–整形外科学–针刀疗法　②减肥–针灸疗法–针刀疗法　Ⅳ.①R245.31

中国版本图书馆 CIP 数据核字（2019）第 023533 号

美术编辑　陈君杞

版式设计　张　璐

出版　**中国健康传媒集团** | 中国医药科技出版社

地址　北京市海淀区文慧园北路甲 22 号

邮编　100082

电话　发行：010-62227427　邮购：010-62236938

网址　www.cmstp.com

规格　787×1092mm　$\frac{1}{16}$

印张　16 ¾

字数　369 千字

版次　2019 年 4 月第 1 版

印次　2019 年 4 月第 1 次印刷

印刷　三河市国英印务有限公司

经销　全国各地新华书店

书号　ISBN 978-7-5214-0757-0

定价　**39.80 元**

序

　　针刀医学发展至今，已具备较完整的理论体系，治疗范围也已由慢性软组织损伤和骨质增生类疾病扩展到内、妇、儿、五官、皮肤、美容与整形等临床各科疾病。针刀医学事业要不断发展壮大，需确立个人的研究方向，做到专科、专家、专病、专技。把针刀治疗的优势病种分化为多个专病或专科。从事针刀医学的各位中青年人才，应该走先"专而精"，后"博而广"的道路，这样才能为针刀医学的繁荣发展打下坚实的基础，才能为针刀医学走出国门、面向世界，"让针刀医学为全世界珍爱健康的人民服务"成为现实。

　　得阅由湖北中医药大学吴绪平教授总主编的《专科专病针刀整体松解治疗与康复丛书》，甚感欣慰。该套丛书提出了人体弓弦力学系统和慢性软组织损伤病理构架——网眼理论的新概念，进一步阐明了慢性软组织损伤和骨质增生类疾病的病因病理过程及针刀治疗的作用机理，将针刀的诊疗思路发展到综合运用立体解剖学、人体生物力学等知识来指导操作的高度上来，将针刀治疗从"以痛为腧"的病变点松解提升到对疾病病理构架进行整体松解的高度上来，发展和完善了针刀医学的基础理论，从不同的角度诠释了针刀医学的创新，这将极大地提高针刀治疗的愈显率，让简、便、廉、验的针刀医学更加深入人心。

　　该套丛书按专病和专科分为 16 个分册，每分册详细地介绍了相关疾病的病因、临床表现以及针刀整体松解治疗的全过程，将每一种疾病每一支针刀的具体操作方法淋漓尽致地展现给读者，做到理论与实践紧密结合，提高临床医师学习效率。该丛书是一套不可多得的针刀临床与教学专著，将对针刀医学的推广应用起到重要作用。故乐为之序。

中国工程院院士
天津中医药大学教授
国 医 大 师
2017 年 3 月 10 日

前　言

　　《专科专病针刀治疗与康复丛书》（一套 16 本）由中国医药科技出版社于 2010 年出版以来，深受广大针刀临床医师和全国高等中医药院校本专科大学生的青睐，该套丛书发行量大，社会反响强烈。在 7 年多的临床实践中，针刀治疗的理念不断更新、诊断技术不断完善、治疗方法不断改进，有必要将上述优秀成果吸收到本套丛书中来。应广大读者的要求，我们组织全国针刀临床专家编写了《专科专病针刀整体松解治疗与康复丛书》。本套丛书是在《专科专病针刀治疗与康复丛书》的基础上，对针刀基础理论、针刀治疗方法进行了修改与补充，增加了针刀影像诊断、针刀术后康复及针刀临床研究进展的内容，以适应针刀医学的快速发展和广大读者的需求。

　　《专科专病针刀整体松解治疗与康复丛书》包括《颈椎病针刀整体松解治疗与康复》《腰椎间盘突出症针刀整体松解治疗与康复》《强直性脊柱炎针刀整体松解治疗与康复》《脊柱侧弯针刀整体松解治疗与康复》《痉挛性脑瘫针刀整体松解治疗与康复》《股骨头坏死针刀整体松解治疗与康复》《肩关节疾病针刀整体松解治疗与康复》《膝关节疾病针刀整体松解治疗与康复》《类风湿关节炎针刀整体松解治疗与康复》《关节强直针刀整体松解治疗与康复》《常见运动损伤疾病针刀整体松解治疗与康复》《神经卡压综合征针刀整体松解治疗与康复》《常见内科疾病针刀整体松解治疗与康复》《常见妇儿科疾病针刀整体松解治疗与康复》《常见五官科疾病针刀整体松解治疗与康复》《常见美容减肥与整形科疾病针刀整体松解治疗与康复》。各分册分别介绍了针刀临床应用解剖、生物力学、骨与软组织的力学系统——人体弓弦力学系统、慢性软组织损伤的病因病理学理论及骨质增生的病理构架、疾病的诊断与分型、针刀操作技术、针刀整体松解治疗、针刀术后康复治疗与护理、针刀临证医案精选、针刀治疗的临床研究进展及针刀术后康复保健操等内容。

　　本套丛书以人体弓弦力学系统和慢性软组织损伤的病理构架理论为基础，从点、线、面的立体病理构架分析疾病的发生发展规律。介绍临床常见病的针刀基础式式，如"T"形针刀整体松解术治疗颈椎病，"C"形针刀整体松解术治疗肩周炎，"回"字形针刀整体松解术治疗腰椎间盘突出症及"五指定位法"治疗膝关节骨性关节炎等。将针刀治疗从"以痛为腧"病变点的治疗提升到对疾病的病理构架进行整体治疗的高度上来，提高了针刀治疗的临床疗效。同时，以人体解剖结构的力学改变为依据，着重介绍了针刀闭合性手术的式式设计、体位、针刀定位、麻醉方法、针刀具体操作方法及其疗程，并按照局部解剖学层次，描述每一支针刀操作的全过程，将针刀医学精细解剖学和立体解剖学的相关知识充分应用到针刀的临床实践中，提出了针刀术后整体康复的重要性和必要性，制定了针刀术后的康复措施及具体操作方法。

　　本套《专科专病针刀整体松解治疗与康复丛书》共计 300 余万字，插图约 3000 余幅，图文并茂，可操作性强。成稿后，经丛书编委会及各分册主编多次修改审定后召开编委会定稿，突出了影像诊断在针刀治疗中的指导作用，达到了针刀基础理论与针刀治疗相联系、针刀治疗原理与针刀术式相结合、针刀操作过程与局部解剖相结合的目的，强调了针刀术后护理及康复治疗的重要性，反映了本时期针刀临床研究的成果。由于书中针刀治疗原则、术式设计及操作步骤全过程均来源于作者第一手临床资料，可使读者直接受益。本丛书适用于广大针刀临床医师，全国高等中医药院校的针灸推拿学、针刀、骨伤及中医学专业大学生和研究生阅读参考。

丛书编委会非常荣幸地邀请到中国工程院院士、国医大师、天津中医药大学石学敏教授为本套丛书作序，在此表示诚挚的谢意！

尽管我们做出了很大努力，力求本套丛书全面、新颖、实用，但由于针刀医学是一门新兴的医学学科，我们的认识和实践水平有限，疏漏之处在所难免，希望广大中西医同仁及针刀界有识之士多提宝贵意见。

丛书编委会
2017 年 6 月

编写说明

　　《常见美容与整形外科疾病针刀治疗与康复》于 2010 年 5 月出版发行，至今已经 9 年。该书指导针刀医师治疗美容与整形科疾病，对提高针刀诊疗技术与术后康复起到重要作用，深受广大读者的青睐。随着社会的飞速发展，临床诊疗技术日新月异，针刀整体松解治疗疾病的思路不断拓展。经本书编委会反复酝酿、讨论，并对该书进行了认真修订，增补了针刀减肥的内容，明确了针刀整体松解术治疗美容减肥与整形科疾病的新理念和具体操作方法，有助于提高临床疗效；强化了现代康复治疗，重视针刀治疗与术后康复相结合。故将书名改为《常见美容减肥与整形科疾病针刀整体松解治疗与康复》。

　　本书共分九章，第一章介绍对美容整形科学的认识；第二章介绍常见美容减肥与整形科疾病针刀应用解剖；第三章介绍针刀美容减肥整形的理论基础；第四章介绍骨与软组织的力学系统——人体弓弦力学系统；第五章介绍针刀操作技术；第六章介绍常见美容减肥与整形科疾病针刀整体松解治疗与康复；第七章介绍常见美容减肥与整形科疾病临证医案精选；第八章介绍常见美容减肥与整形科疾病针刀临床研究进展；第九章介绍常见美容减肥与整形科疾病针刀术后康复保健操。

　　本书的特色在于以骨与软组织的力学系统为主线，详细阐述了常见美容减肥与整形科疾病的力学病因、发病机制，论述了常见美容减肥与整形科疾病立体网络状病理构架与临床表现之间的联系，并根据骨与软组织的力学系统平衡失调，设计了针刀整体松解术式。本书的另一个特色在于重视针刀术后的整体康复治疗对针刀疗效的影响，设计了多种针刀术后康复方法供针刀医师在临床上使用。

　　全书内容丰富，资料翔实，图文并茂，言简意赅，实用性强。适用于广大针刀临床医师，全国高等中医药院校针灸骨伤、针刀及中医专业大学生、研究生阅读参考。

本书编委会

2019 年 3 月

目　　录

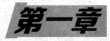

对美容整形科学的认识

随着社会的发展，人们对生活的需求正发生着深刻的变化。寻求美、塑造美，是人类永恒的愿望，也是社会文明的标志。"爱美之心，人皆有之"。从美学心理学的角度来说，爱美之心是指人对自身容貌美化的心理要求，是人的心理要求的重要组成部分，具有必然性、普遍性、差异性、个体性、社会性和时代性的特征。

美容与整形外科是现代美容学的重要组成部分，专门治疗人体体表先天性或后天性缺陷和形体缺乏美感的一门科学，也是对具有正常解剖结构及生理功能的人体进行形体的美学修正和再塑造。他在恢复形态和功能正常化的同时，重视形体的美感，解除患者由于形体缺陷所产生的病态心理。现代科学技术的进步，又不断促进了美容与整形外科的发展，各项医疗设备的更新换代，以及与基础医学和美学的密切结合，所治疗的范围越来越广，各种治疗方法更是层出不穷。因此，需要我们更加深入的去了解这门学科。

第一节　中医学对美容与整形科学的认识

人类的审美意识，几乎从有人类时起就已经开始了。我国作为世界四大文明古国之一，美容的历史源远流长，到今天已有几千年，中医美容已越发显示出它神奇的魅力，在美容医学中处于不可替代的位置。

一、中医学对美容与整形科发展的认识

早在远古时代，我国的古人类就开始用贝壳、兽骨等制成的各种饰物以美化自己，以及在面部饰以部落的图腾花纹，这些可以说是我国人民最早的美容行为，主要以妆饰美容为主，严格地说，属于生活美容的范畴。然而，随着社会生产力的发展，人类对美容的要求也随之发展，单纯的妆饰美容已不能满足人们的求美需要，于是保健美容和治疗美容应运而生了，这两者则与中医药美容有着密不可分的关系。我国先秦时期的《山海经》收载了 12 种可用于美容的动植物药，这可能是古籍中对于美容中药的最早记载。到两千年前《黄帝内经》的问世，为中医美容学奠定了理论基础。此后，中医美容就开始了由"术"向"学"的转化。到唐代，中医美容学已初步形成。到 20 世纪 80 年代，中医美容重新崛起，迅速发展，开始完成由"术"向"学"的更深层次的转化。在其发展过程中，医学的介入和医学美容的发展，又促使人们对生活美容的要求进入更高层次，

同时，这种介入扩大了中医美容的内涵，使中医美容以其深度和广度并存。中医美容学也自觉不自觉地吸收了现代美容医学之长，从而更具生命力，增强其科学性、严谨性。在理论基础上，由于中医美容是附属于中医药学的，因此同样强调整体观念和辨证论治，从人-自然-社会这样一个大视角下审视人的健美，以藏象学说、经络学说、气血津液学说等为基础，着眼于全身的调理以达到局部的美容，并积极寻找病因，审因论治，使中医美容针对性强，效果突出。

中医美容既注重局部养治，又重视全身调理，以内养外，表里同一，使人体气血充盈，经络通畅，产生自然美、健康美。因此，中医美容是综合性、多学科、全方位、多层次的。在美容手段上，包括中药美容、食膳美容、针灸美容、推拿美容、气功美容等，此外，还有养生、心理等方法，采用天然的中草药内服、外用或用物理、心理疗法等自然疗法。

二、中医学对美容与整形科疾病病因病机的认识

中国医药学在美容保健方面有着悠久的历史。中医美容是以传统的中医整体观理论为指导思想，应用中药、按摩、饮食、养生、气功、针灸等特有的方法，既注重局部养治，又重视全身调理，以内养外，表里同一，使人体气血充盈，经络通畅，产生自然美、健康美。因此，中医美容是综合性、多学科、全方位、多层次的。

中医理论认为人体是一个有机的整体，其统一性的形成是以五脏（心、肝、脾、肺、肾）为中心，配以六腑（胆、胃、大肠、小肠、膀胱、三焦）、五官、四肢、须发、爪甲等，通过经络系统联系成一个有机整体，并通过气血津液完整个体机能活动。同时，人与自然界也是统一的，季节气候、昼夜晨昏、地方区域对人体具有不同的影响。

1. 脏腑与美容的关系

人体体表有病，可通过经络影响到五脏，五脏功能失常又可通过经络反映于体表。脏腑的功能盛衰直接关系到面容的荣枯。在人的一生中，皮肤从柔润、细腻、滋润、富有弹性，逐步变成粗糙、多皱、松弛、老化，主要原因是由于五脏功能逐渐衰退。

2. 气血、津液与美容的关系

气、血、津液是构成人体的基本物质，是脏腑、经络等组织器官进行生理活动的物质基础。气、血、津液和脏腑、经络之间相互依赖生存，互为影响。若血液充足，则面色红润，肌肉丰满，皮肤和毛发润泽有华。若血虚、血液不足，则面色苍白无华，唇色淡白，发毛干枯，肌肤干燥；若血瘀，则面色黧黑，皮肤干燥，无泽或有紫斑。同时，血是神态活动的物质基础，气血充盈，则精神充沛，神态清晰，容貌健美；反之，则精神萎靡，目无神光。津液的主要功能是濡养滋润全身，使皮肤饱满湿润有弹性。津液充足，则皮毛发润泽，肌肉丰满，双目明亮有神，口唇湿润光泽。若津液不足，则面部皮肤干燥起皱、脱皮、瘙痒，易于老化，毛发稀疏干枯，消瘦；若水液停滞体内，易造成津液的输送和排泄功能障碍，出现形体浮肿、肥胖、眼泡肿胀等。

3. 经络与美容的关系

经络与美容的关系，主要在于经络能运行气血，调养容颜。循行于面部的经络和面部美容有着千丝万缕的联系。这些经脉和络脉，在外基本上覆盖人体体表；在内和身体五脏六腑密切相连，互相贯穿、交叉。其主干或分支直接在面部循行的就有手阳明大肠

经、足阳明胃经、手少阴心经、手太阳小肠经、足太阳膀胱经、手少阳三焦经、足少阳胆经、足厥阴肝经、督脉和任脉共 10 条经脉。手太阴、足太阴经脉虽然不行于面部，但其经别都上于面，所以都间接地与面部发生关系。故《内经》中说："十二经脉，三百六十五络，其气血皆上于面而走空窍。"

面部之所以能保持荣润、光泽和细腻，是和经络的功能作用分不开的。经络的第一个作用就是运行气血，即通过"经气"的推动，经络把水谷精微运行到面部及皮肤其他部位，以保证面部新陈代谢的需要：只有面部得到气血的濡养，才能光泽红润。反之，若经络功能失常，则可出现毛发脱落、面黑、黄褐斑等病证。经络的第二个作用是防御功能。经络推动气血的运行，使气血充盈于面部和皮肤其他部位，而气本身有防御功能，特别是循行于经络中的"卫气"、"营气"等，均能防止外界致病因素的侵袭，保护皮肤。没有外邪的侵犯，面部皮肤才能荣润光泽。

4. 饮食与美容的关系

从中医的角度来看，要进行饮食美容，须遵循"饮食有节"这个原则，具体地说，应当注意以下几点：

其一，饮食勿偏，即勿过多地长期食用某一种食物或只偏食某一种或几种食物。

其二，饮食勿过，有勿过多或过少之意，即如俗话所说"量腹而食"。

注意以上两点，对人们美容是十分必要的。如古代貂蝉"一点樱桃启绛唇，两行碎玉锁阳春"；武则天"丰容玉肤，媚眼桃腮"无不与注重饮食调节有关；东汉著名养生家封君达，"年百岁，视之如三十许人"，其养颜益寿方法之一就是"食欲常少……去肥浓，节咸酸"。所以，想要使自己容光焕发，如花似玉，青春常驻，就要从节制饮食做起，从现在做起。

第二节　西医学对美容与整形科学的认识

一、西医学对美容与整形科学发展的认识

西医美容整形外科是西医外科学的一个分支。美容整形外科早期的发展过程与鼻再造术密不可分。至 18 世纪，植皮术的研究和应用有了突出的成就，促进了整形外科技术向专科化发展。第一次世界大战（1914 年）造成无数颌面器官缺损、肢体残废的患者，大量医护人员在救治这些患者的实践中，积累了丰富的经验，技术水平得到提高，名家辈出，有不少关于整形外科技术的专著相继问世，整形外科专业顺应形成。第二次世界大战（1939 年）中及其以后，在治疗伤残患者的同时，相关的基础理论研究、整形专用器械的研制，都取得了突破性进展，整形外科在发达国家中得到普遍发展。因此，有人指出是第一次世界大战催生了现代整形外科，而第二次世界大战则促进了整形外科的茁壮成长。20 世纪中、末期世界科学技术包括临床医学进步迅速，整形外科也不例外，在诊疗实践方面有了深入和提高，新的理论和技术如内镜技术、基因治疗、移植免疫、组织工程、计算机技术等也已不同程度地进入了整形外科领域，促使整形外科发展成为一个具有鲜明特色的学科，并派生出了颅面外科、美容外科等分支。

现代美容医学发展的意义与作用已超越了传统的健康概念，通过美容手术达到外形的改善与增加美感，它是医学与美学，科学与艺术的结合。它完全顺应了现代医学服务模式的转变，即由单纯的生物医学模式向生物、心理、社会医学模式的转变。

随着经济的发展和人们生活水平的提高，对形体美的追求日益增长，美容整形外科得到了迅猛发展，有关的理论和方法在不断地改进与更新，使美容整形外科成为当今临床医学中发展最活跃的学科之一。

计算机技术是上世纪末席卷全球的技术浪潮之一，在协助人们深入认识和改造客观世界的同时，也正悄悄地改变着人们自身的思维模式和行为模式。美容整形外科同样面临着这场变革带来的机遇，自 20 世纪 80 年代以来，在信息管理、手术设计、假体设计、疗效观察、实验研究、辅助教学、远程诊疗等方面，积极应用现代计算机技术，不断提高工作效率。

内镜技术在整形外科的应用，充分体现了其皮肤切口小、创伤反应轻、瘢痕形成少等优点，20 世纪 90 年代初应用于额部上提术，并获得预期效果。其后在面部、乳房、腹部整形美容手术，组织瓣切取，皮肤软组织扩张器植入等方面，都有应用这一技术进行操作的经验报道。

基因治疗在整形外科的应用，目前主要涉及创伤组织愈合、血管内血栓的治疗、神经肌肉再生以及先天性颜面裂和颅缝早闭等方面，除创伤愈合方面有临床报道外，其他方面尚处于实验研究阶段。

组织工程是上世纪末在世界范围内发展的新兴学科，是应用分子生物学、基因工程学等学科的理论和技术，研究组织、器官修复和重建的学科。其发展涉及细胞生物学、分子生物学、生物材料学、生物力学、组织学、生理学、免疫学等学科的基础理论和技能。目前种子细胞的培养研究与组织构建方面，均有很好的突破，组织工程化软骨、骨组织、皮肤发展较快，此外，血管、角膜、肌腱等组织器官的构建也正在深入研究，并已在动物实验中取得初步成功。

自第一台医用激光器问世（1961 年），以及其后有关激光对生物作用机制的研究和激光医疗设备的研制，使激光技术进入到临床医学各个领域。激光在整形外科的应用始于 20 世纪 80 年代，主要用于治疗浅表血管瘤、皮肤色素病损、皮肤表面重塑、脱毛以及鼻泪管阻塞等。近有报道面颈部除皱术与激光皮肤表面重塑技术联合应用，使面颈部再年轻化的效果更好。

临床中，需要我们进一步科学地借鉴各相关学科的知识和技能手段，诸如美容外科、人体皮肤美学、心理学、伦理学、行为学、物理学以及现代激光、药物代谢学与化学美容护理与保健、医学生物工程、艺术造型等相关学科的知识和技能，不断丰富、发展和完善美容皮肤科学。相信随着科学技术的发展和社会人群审美的需要，美容整形科学将会"与时俱进"，不断发展。

二、西医学对美容与整形科常见疾病病因病理的认识

由于不同疾病的病因病理并不相同，此处以痤疮、斑秃为例加以说明。

1. 痤疮

痤疮与性内分泌有密切的关系，青春期以前极少发病，性功能丧失或减退的人不发

病，性功能降低的人，如应用睾丸酮可促使胡须的生长和痤疮的发生，用促皮质素或皮质类固醇激素治疗疾病时，常引起痤疮性皮疹。女性在月经前常有痤疮发作，妊娠期痤疮症状减轻等。不论男女都有雄激素和雌激素，分泌性激素的器官在男性为睾丸及肾上腺；在女性是卵巢、胎盘及肾上腺。雄激素和雌激素在男女体内有不同比率，比率的改变可能使痤疮出现。皮脂腺的发育和皮脂的分泌也与雄性激素增加有关，其中以睾酮增加皮脂腺活动性作用最强，孕酮与肾上腺皮质中脱氢表雄酮（DHA）也参与作用，后者在初期痤疮中可能起重要作用。睾酮在皮肤中经 5-α 还原酶作用转化成活性更高的 5-α 双氢睾酮刺激皮脂腺细胞分化增殖和脂类合成，引起皮脂分泌增多，产生又浓又多的皮脂，不能完全排泄出去，渐渐聚积在毛囊口内，同时毛囊导管也在雄激素作用下而过度角化，毛囊壁肥厚、阻止皮脂排泄，毛囊壁上脱落的上皮细胞增多与浓稠的皮脂混合成为干酪状物质，栓塞在毛囊口内形成粉刺，以后暴露在毛囊口外的顶端渐渐干燥，又经过空气的氧化作用、黑色素的沉积、尘埃的污染而变色形成黑头粉刺，毛囊中存在的痤疮棒状杆菌、白色葡萄球菌和卵圆形糠疹芽孢菌，特别是痤疮棒状杆菌含有使皮脂分解的酯酶，毛囊内的皮脂被脂酶分解而产生较多的游离脂肪酸，这些游离的脂肪酸能使毛囊及毛囊周围发生非特殊性炎性反应，当粉刺壁的极微的溃疡及游离脂肪酸进入附近真皮后，再加上黑头粉刺挤压附近的细胞，使它们的抗菌力下降而容易受细菌的感染引起炎症，于是病人发生丘疹脓疱、硬结、结节及脓肿。近年来有人认为本病与免疫有关。在患者的体液免疫中，血清中人体免疫球蛋白水平增高，并随病情加重而增高，这与痤疮棒状杆菌在患者体内产生抗体，循环抗体到达局部参与早期炎症的致病过程有关。

近期有人证明痤疮的发生与患者体内的微量元素含量有关，如：锌低可能会影响维生素 A 的利用，促使毛囊皮脂腺的角化，铜低会削弱机体对细菌感染的抵抗力，锰升高可使体内脂肪代谢、性激素分泌受到一定影响等，可能与痤疮发病有一定的关系。

此外，痤疮发病还与遗传因素有关。除上述因素外，多吃动物脂肪及糖类食物，消化不良或便秘等胃肠障碍，精神紧张，湿热气候等因素对痤疮病人可以有不利的影响。矿物油类的接触或碘化物、溴化物，激素及某些其他药的内服也可加剧痤疮的恶化。

2. 斑秃

目前病因尚不明了。神经精神因素被认为是一个重要因素。不少病例发病前有神经精神创伤，如长期焦急、忧虑、悲伤、精神紧张和情绪不安等现象。有时病人在病程中，这些精神因素可使病情迅速加重。近年来研究，斑秃的原因与下列因素有关：

（1）遗传过敏　10%～20%的病例有家族史。有报告单卵双生者同时在同一部位发生斑秃，还有报告一家 4 代均有斑秃，认为是遗传缺陷性疾病。从临床累积的病例看出，具有遗传过敏性体质的人易伴发斑秃。美国统计患斑秃的儿童患者中 18%有湿疹或哮喘，或者两者兼有；成人斑秃患者约占 9%；全秃的儿童患者比例更高，占 23%。日本统计的斑秃患者有遗传过敏体质者占 10%，荷兰则高达 52.4%。不过荷兰确立遗传过敏体质的依据，是把阳性皮肤试验和遗传过敏家族史者也包括进了。因此，各国家及地区对遗传过敏体质的诊断标准不同，数据也无法进行比较。国内陈盛强做的一项斑秃与人白细胞抗原的相关研究表明：斑秃病人的 HLA-A9 抗原频率（16.67%）较正常人（32.65%）显著降低，从实验的角度支持斑秃的遗传过敏因素。

（2）自身免疫　斑秃患者伴有一些自身免疫性疾病的比率比正常人群高。如伴甲状腺疾病者占 0～8%；伴白癜风者占 4%（正常人仅 1%）。而斑秃病人中有关自身抗体的研究报告不一，有说存在的，也有说未找到的。国内张信江的一项关于 T 细胞亚群及 β2 微球蛋白的研究中提示斑秃患者存在着 T 细胞网络紊乱及体液免疫失调。目前尚不能肯定斑秃就是自身免疫性疾病，但其可伴发自身免疫性疾病，对皮质激素暂时有效等，提示倾向于自身免疫学说。

斑秃的病理表现为：毛囊周围及下部有淋巴细胞浸润，部分可侵入毛囊壁，并有发基质细胞的变性。在已脱落毛发的毛囊中可有新的毳毛形成。新长的毛发缺少色素。晚期毛囊、毛球及其真皮乳头均缩小，位置也上移。周围基质明显缩小，周围结缔组织血管变性，血管有血栓形成。日久毛囊数目也减少，此时细胞浸润也不明显。

第三节　针刀医学对美容与整形科学的认识

针刀疗法是近年来在国内兴起的一种治疗常见皮肤与整形外科疾病的新兴疗法，它将中医的针刺疗法和现代西医骨科的手术疗法融为一体，无疑使我们在治疗常见皮肤和整形外科疾病的方法中多了一种比较行之有效的治疗方法。作为一种新型微创手术疗法，具有切口小、剥离少、痛苦小、见效快、后遗症少等特点。

一、针刀医学网眼理论

针刀医学认为慢性软组织损伤是人体对软组织损伤的自我修复和自我代偿的结果。网眼理论是指慢性软组织性损伤性疾病是人体的一种自身代偿性疾病，软组织损伤以后的人体的自我调节、自我修复是以网状结构的形式表现出来的，即这种自我修复和代偿是整体的、全方位的代偿。这种代偿和修复是以原始病变点开始，造成软组织起止点及周围软组织起止点的粘连、瘢痕、挛缩和堵塞，通过纤维结缔组织的连接（线）向周围发展辐射，最终在损伤组织内部、损伤组织周围、损伤部位相邻组织之间形成网状的调节和修复（面）。当这种代偿超过了人体自身调节的极限，就会引起临床表现。人体在代偿过程中网状系统由整体的病理构架组成，网状系统的连接点就是原始病变以及原始病变点与周围组织之间形成的粘连、瘢痕、挛缩和堵塞点。显然，要调节疾病的病理构架，就必须破坏它的关键连接点，才能调节整个网状构架的结构。只有如此，疾病才能痊愈。

当人体某一软组织受到异常应力的作用造成局部的出血、渗出，人体会启动自身的应急系统，利用粘连瘢痕对损伤部位进行修复，如果这种修复是完全的、彻底的，人体就恢复正常的动态平衡状态，如果人体不能通过粘连瘢痕对抗异常应力，就会引起软组织挛缩，如果局部的粘连瘢痕过多过剩，就会引起周围软组织的粘连和瘢痕，导致软组织的受力异常。随着病情的发展，这些软组织根据各处的走行方向将异常的应力传达到软组织的附着点，最终引起该部位周围的软组织的广泛粘连和瘢痕。

慢性软组织损伤不是一个点的病变，而是以点成线、以线成面的立体网络状的一个病理构架，这个病理构架的解剖学基础就是人体弓弦力学系统。可以将它形象地比喻为一张鱼网，鱼网的各个结点就是弓弦结合部，是软组织在骨骼的附着点，是粘连瘢痕最集中、病变最重的部位，换言之、它是慢性软组织损伤病变的关键部位；连结各个结点网线就是弦的行径路线。

网眼理论将中医宏观整体的理念与西医微观局部的方法结合起来，既从总体上去理解疾病的发生发展，又从具体的病变点对疾病进行量化分析，为针刀治疗疾病提供了整体治疗思路，特别是对针刀定点、定位具有指导作用。故网眼理论对针刀的临床治疗有非常重要的指导意义。

二、针刀医学对美容与整形科常见疾病的认识

针刀医学认为，当面部的弓弦力学结构出现粘连、瘢痕、挛缩，导致皮肤应力异常，随着病情的发展，面部软组织的粘连瘢痕又引起颈部的弓弦力学系统的粘连和瘢痕，卡压了支配面部的神经和血管，使皮肤营养不足，局部微循环障碍，引起皮肤色素沉着。因此会导致黄褐斑、雀斑、痤疮等。而颈段弓弦力学系统的应力异常后，引起头部的软组织如帽状腱膜以及头部的肌肉应力异常，形成网格状的粘连和瘢痕，这些粘连和瘢痕卡压了行径其间的血管，使头皮的血供减少，引起脱发。针刀治疗从颈椎入手，针刀配合手法调整平衡，使颈项部粘连病变的软组织松解开，偏歪的关节复正，从而重建颈部动静脉供血回流动态平衡，最终改善面部代谢使得黄褐斑、雀斑、痤疮逐渐消退。并配合活血化瘀药及补肾之六味地黄丸达到标本兼治。在诊疗中应嘱病人保持面部清洁，不用化妆品，保持心情舒畅，避免食用刺激性食物，注意休息，不要过劳，树立信心，坚持治疗。总之，针刀治疗上述疾病是一种行之有效的治疗方法，它不仅能改变外在的皮肤，且能改善内部气血运行，以达祛病美容的功效。

根据网眼理论，针刀医学认为厚唇是由于唇部慢性损伤后，唇部软组织的应力异常，人体通过粘连瘢痕对抗异常应力进行代偿，最终造成口腔弓弦力学结构受力异常，使口角轴的应力异常，在唇部形成粘连、瘢痕、挛缩使唇部变形，根据慢性软组织损伤病理构架的网眼理论，应用针刀整体松解术松解唇部弓弦力学结构异常应力点粘连和瘢痕，恢复唇部弓弦力学的力平衡，从而使变厚的嘴唇恢复正常。

针刀医学认为，皱纹是由于面部动静态弓弦力学系统的力平衡失调，在面部产生的条索状瘢痕。根据慢性软组织损伤病理构架的网眼理论，用针刀松解面部弓弦力学的粘连和瘢痕，恢复面部皮肤等软组织的营养，就能减少甚至消除皱纹。面部皱纹的本质是由于面部动静态弓弦力学系统的力平衡失调，在面部产生的条索状瘢痕，故运用针刀松解面部弓弦力学的粘连和瘢痕，恢复面部皮肤等软组织的营养，就能减少甚至消除皱纹。通过针刀松解额部和眼角部皮肤、软组织的粘连瘢痕，调节了面部的力平衡失调，改善面部皮肤局部微循环，加速新陈代谢，使面部皮肤营养充足，故而能够达到很好地美容去皱效果。

第二章

常见美容减肥与整形科疾病针刀应用解剖

第一节 颅面部解剖

一、颅面部体表标志（图 2-1、图 2-2）

1. 眉弓

位于眶上缘上方，额结节下方的弓状隆起，男性隆起较明显。眉弓适对大脑额叶下缘。

2. 眉间

两眉之间，即印堂。

3. 额结节

眉弓上方约 1.5cm 处。

4. 眶上切迹

有时成孔，位于眶上缘的内、中 1/3 相交处，距正中线 2.5cm，眶上血管及神经由此通过，用力按压时可引起明显疼痛。

5. 翼点

位于颧弓中上方约两横指处，额、顶、颞、蝶四骨在此相接，多呈 H 形。翼点是颅骨最薄弱部分，内有脑膜中动脉前支通过。

6. 鼻额点

额骨鼻突与鼻骨交接处，鼻根中央的凹陷。

7. 颧弓

由颞骨的颧突和颧骨的颞突共同组成，全长均可触及。全弓上缘，相当于大脑半球颞叶前端的下缘。

8. 前囟点

为冠状缝与矢状缝的相交点，故又名冠矢点，在新生儿，此处的颅骨因骨化尚未完成，仍为结缔组织膜性连接，呈菱形，称为前囟，在 1～2 岁时闭合。

9. 人字点

为矢状缝的后端与人字缝的相交点。有人此处呈一线凹，可以触之。新生儿的后囟即位于此处。后囟较前囟为小，呈三角形，生后不久即闭合。佝偻病和脑积水时，前后囟门均闭合较晚。

10. 枕外隆凸

是位于枕骨外面正中的最突出的隆起，与枕骨内面的窦汇相对应。其下方有枕骨导血管。

11. 上项线

位于枕外隆凸的两侧，内面平对横窦。

12. 髁突

位于颧弓后端下方，耳屏的前方。在张、闭口运动时，可触及髁突前、后滑动。

13. 乳突

为耳垂后方的突起。其根部前内方的茎乳孔有面神经出颅；其后部内面有乙状窦沟，容纳乙状窦。乳突手术时，注意勿伤及其周围的重要结构。

14. 下颌角

位于下颌底与下颌支后缘相交处。

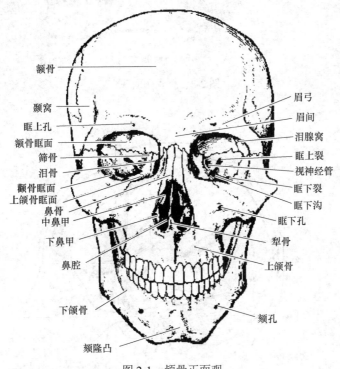

图 2-1　颅骨正面观

二、颅面部体表投影

为了确定头面部某些结构的体表投影，先设定以下 6 条标志线（图 2-3）。①下水平线：经眶下缘与外耳门上缘的直线；②上水平线：经眶上缘，与下水平线平行的直线；③矢状线：从鼻根经颅顶中点至枕外隆凸所连的弧线；④前垂直线：通过颧弓中点与水平线垂直的垂线；⑤中垂直线：经髁突中点的垂线；⑥后垂直线：经乳突基部后缘的垂线。

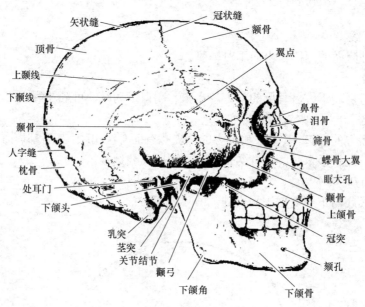

图 2-2　颅骨侧面观

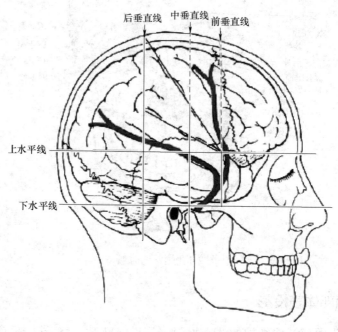

图 2-3　头部的六条标志线

1. 中央沟的投影

在前垂直线和上水平线交点与后垂直线和矢状线交点的连线上，介于中垂直线与后垂直线之间的一段。

2. 中央前、后回的投影

分别位于中央沟投影线前、后各 1.5cm 宽的范围内。

3. 运动性语言中枢的投影

在前垂直线与上水平线相交点的稍上方，即左侧大脑半球额下回后部。

4. 外侧沟的投影

在中央沟投影线与上水平线之间向后的夹角的平分线上。

5. 大脑下缘的投影

自鼻根中点上方 1.25cm 处向外，沿眶上缘向后，经颧弓上缘、外耳门上缘至枕外隆凸的连线。

6. 上矢状窦的投影

与矢状线走向一致。

7. 脑膜中动脉的投影

本干经前垂直线与下水平线交点，其额支和顶支通过前垂直线与上水平线交点。

8. 面神经的投影

出茎乳孔的位置相当于乳突根部前缘稍内侧，距皮肤深 2～4cm。

9. 面动脉的投影

自下颌底与咬肌前缘的交点，经口角外侧约 1cm 处，至内眦的连线。

10. 腮腺管的投影

长约 5cm，位于颧弓下方一横指（2cm）处，横越咬肌表面。相当于鼻翼与口角间的中点至耳屏间切迹连线的中 1/3 段。

三、颅面部弓弦力学系统

（一）颅顶部表面解剖

覆盖于此区的软组织，由浅入深依次为：皮肤、浅筋膜（皮下组织）、帽状腱膜及枕额肌、腱膜下疏松组织和颅骨外膜。其中，浅部三层紧密连接，难以将其各自分开，因此常将此三层合称"头皮"。了解此部分表面解剖对于针刀的诊断、治疗以及康复治疗都有相当重要的指导作用。

（二）颅顶部弓弦力学系统

1. 颅顶静态弓弦力学单元

（1）弓

颅顶骨　颅顶骨由额骨、顶骨、枕骨、小部分蝶骨大翼和颞骨鳞部构成。前方为额骨；两侧前方小部分为蝶骨大翼；后方大部分为颞骨鳞部；在额骨与枕骨之间是左、右顶骨。

成人颅顶骨厚度约为 0.5cm，最厚的部位可达 1cm，最薄的为颞区仅有 0.2cm。颅顶骨呈圆顶状，并有一定的弹性，其分为外板、板障和内板三层。外板较厚，对张力的耐受性较大，而弧度较内板为小。内板较薄，质地亦较脆弱，又称玻璃样板。板障是内、外板的骨松质，含有骨髓，并有板障静脉位于板障管内。

①额骨　额骨位于脑颅的前方，分为额鳞、眶部及鼻部，额骨内有额窦（图 2-4）。

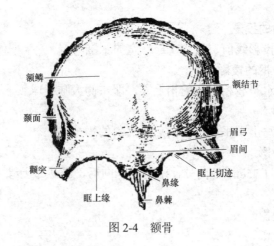

图 2-4　额骨

②顶骨　顶骨介于额骨和枕骨之间，构成颅腔顶部及两侧壁，分为内、外 2 面、4缘及 4 角（图 2-5）。

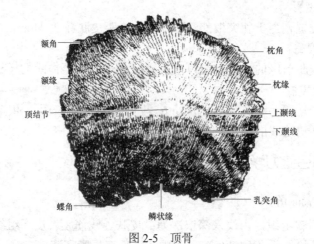

图 2-5　顶骨

③枕骨　枕骨位于颅脑的后下部，呈勺状，前下方有卵圆形的枕骨大孔，此孔为颅腔与椎管的通路，将枕骨分为枕鳞、侧部和基底部（图 2-6）。

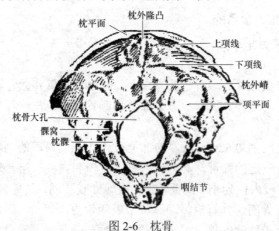

图 2-6　枕骨

④蝶骨　蝶骨位于颅底中部，枕骨的前方，形似蝴蝶，由蝶骨体、大翼、小翼及翼突构成（图 2-7、图 2-8）。

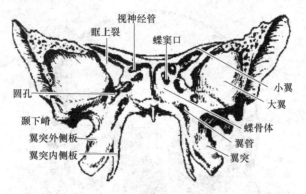

图 2-7　蝶骨后面观

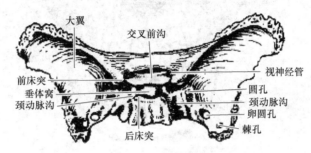

图 2-8　蝶骨前面观

⑤颞骨　颞骨成对，介于蝶骨、顶骨与枕骨之间，构成颅底及颅腔的侧壁，内有位觉器和听器。分为鳞部、鼓部、乳突部及岩部（图 2-9）。

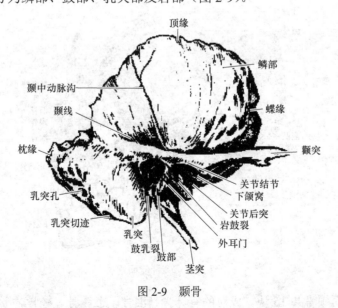

图 2-9　颞骨

（三）颅面部静态弓弦力学单元

1. 弓（图 2-10、图 2-11）

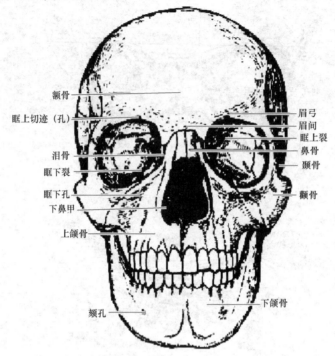

图 2-10　颅骨前面观

图中标注：额骨、眶上切迹（孔）、泪骨、眶下裂、眶下孔、下鼻甲、上颌骨、颏孔、眉弓、眉间、眶上裂、鼻骨、颞骨、颧骨、下颌骨

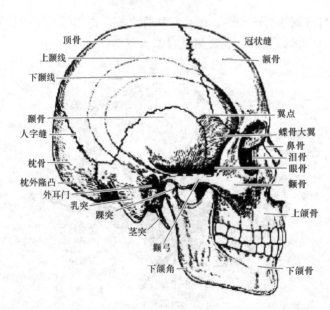

图 2-11　颅骨侧面观

图中标注：顶骨、上颞线、下颞线、颞骨、人字缝、枕骨、枕外隆凸、外耳门、乳突、踝突、茎突、颧弓、下颌角、冠状缝、额骨、翼点、蝶骨大翼、鼻骨、泪骨、眼骨、颧骨、上颌骨、下颌骨

面颅骨：面颅骨共 15 块。成对的有鼻骨、泪骨、上颌骨、颧骨、下鼻甲骨和腭骨，不成对的是下颌骨、犁骨和舌骨。它们不仅为视器、气道和消化道等提供了保护和执行

其功能的良好条件，并且是气道和消化道的起始部、也为颜面部的形态打下了基础。在头部除了这些骨性结构外，还存在有软骨性的支架，它们就是耳软骨和鼻软骨。耳软骨由弹性软骨构成，而鼻软骨则由透明软骨构成。

2. 弦（图 2-12）

（1）浅筋膜

①颅部的浅筋膜由致密的结缔组织和脂肪组织构成，并有许多结缔组织小梁，使皮肤和帽状腱膜紧密相连，将脂肪分隔成无数小格，内有血管和神经穿行。感染时渗出物不易扩散，早期压迫神经末梢引起剧痛。此外，小格内的血管，多被周围结缔组织固定，创伤时血管断端不易自行收缩闭合，故出血较多，常需压迫或缝合止血。

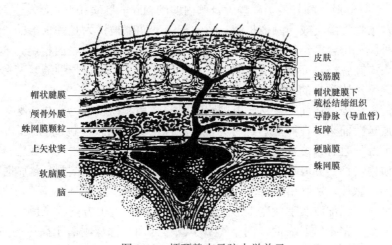

图 2-12　颅顶静态弓弦力学单元

浅筋膜内的血管和神经，可分为前、后两组。

前组：距正中线约 2cm 处，有滑车上动、静脉和滑车上神经。距正中线约 2.5cm 处，尚有眶上动、静脉和眶上神经。两动脉均为眼动脉的终支；伴行静脉末端汇合成为内眦静脉；同名神经为三叉神经第一支眼神经的分支。

后组：有枕动、静脉和枕大神经等，分布于枕区。枕动脉为颈外动脉的分支；枕静脉汇入颈外静脉；枕大神经来自第 2 颈神经的后支。

②面部的浅筋膜由疏松结缔组织构成，并含有脂肪组织，可分为三层：浅层为疏松的纤维层，以眼睑最为疏松，水肿早期即可在此表现；中层为含有大量脂肪组织的脂肪层，颊区的脂肪组织聚成的团块，称颊脂体；深层含有面肌，属于面部动态弓弦力学单元。手术时应将皮肤、面肌分层缝合，以免瘢痕过大，影响面容。浅筋膜中含有面肌，丰富的血管、神经和淋巴管等结构。神经和血管在下面位于面部浅筋膜系统深面，在上面部则穿行或穿出面部浅筋膜系统。

腮腺咬肌区与腮腺鞘膜紧密相贴，故此部位较厚，向下延伸与颈阔肌相连续，故有来自颈阔肌的肌纤维，向上经颞浅筋膜与额肌、眼轮匝肌相连，向前止于鼻唇沟，向后延伸至乳头区与浅面的真皮和深面的胸锁乳突肌包膜融合。

面部肌肉浅筋膜系统使表情肌相互联系起来并具有张力，起一个中间腱的传递作用，部分表情肌收缩会通过面部浅筋膜系统的传递作用牵拉其他肌肉而产生复杂多变、持久的表情。

（2）深筋膜

①帽状腱膜　前连额腹，后连枕腹，两侧逐渐变薄，续于颞筋膜。头皮裂伤，伴有帽状腱膜横向断裂时，因枕额肌的收缩，创口裂开较大。缝合头皮时，应将腱膜仔细缝合，以减少皮肤张力，有利于创口的愈合。

②腱膜下疏松结缔组织　此层又称腱膜下间隙，是位于帽状腱膜与骨膜之间的薄层疏松结缔组织。此隙范围较广，前至眶上缘，后达上项线。头皮借此层与颅骨外膜疏松连接，故移动性较大，开颅时可经此间隙将皮瓣游离后翻起，头皮撕脱伤也多沿此层分离。腱膜下间隙出血，易广泛蔓延，形成较大的血肿，瘀斑可出现于鼻根及上眼睑皮下。此间隙内的静脉，经导静脉与颅骨的板障静脉及颅内的硬脑膜静脉窦相通，若发生感染，可经上述途径继发颅骨骨髓炎或向颅内扩散，因此腱膜下间隙被认为是颅顶部的"危险区"。

③颅骨外膜　由致密结缔组织构成，借少量结缔组织与颅骨表面相连，二者易于剥离。严重的头皮撕脱伤，可将头皮连同部分骨膜一并撕脱。骨膜与颅缝紧密愈着，骨膜下血肿常局限于一块颅骨的范围内。

④面部的深筋膜　薄而不发达，以腮腺咬肌筋膜和颞筋膜较为明显。腮腺咬肌筋膜由颈筋膜浅层延续而来，在腮腺后缘分为浅层和深层腮腺筋膜，包绕腮腺形成腮腺鞘；两层在腮腺前缘处融合，覆盖咬肌表面，成为咬肌筋膜。腮腺筋膜浅层致密，并发出间隔伸入腺实质内，将其分成许多小叶。腮腺炎时肿胀受压，疼痛剧烈，化脓时小叶可成为独立散在的小脓灶，切开引流时应予注意。腮腺筋膜深层薄弱且不完整，化脓性腮腺炎时，脓液可穿入深部波及咽侧壁，形成咽旁脓肿。颞筋膜上方附于上颞线，向下分为浅层和深层，浅层覆于颞肌表面，向下附着于颧弓外面，深层附着于颧弓的内面。

（3）皮肤支持韧带（图2-13）　根据解剖研究，这些韧带共有6对，呈细条带状的致密结缔组织束，起自面颅骨骨面或筋膜，部分韧带伸向浅面，穿经表浅肌肉腱膜和浅筋膜，止于真皮，直接固定和支持皮肤；另一部分韧带伸向浅部止于表浅肌肉腱膜，通过浅筋膜间接牵拉和支持皮肤。在行面部除皱术时，视具体情况，应切断某些韧带，可提高手术质量，取得更理想的美容效果。

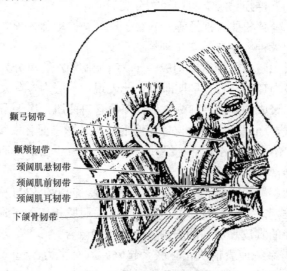

颧弓韧带
颧颊韧带
颈阔肌悬韧带
颈阔肌前韧带
颈阔肌耳韧带
下颌骨韧带

图2-13　皮肤支持韧带

①颧弓韧带 为2～3条呈白色的腱性致密结缔组织束，恰位于颧小肌起点的后方，起于颧弓前端下缘骨膜或颧骨颊面，纤维束稍斜向前下穿表浅肌肉腱膜和浅筋膜，呈扇形止于真皮。此韧带长约1.1cm，宽约1.0cm，厚约0.3cm。面横动脉和面神经的颧支在表浅肌肉腱膜的深面，前行于该韧带上、下方或穿经该韧带，并有面横动脉和细小的感觉神经伴该韧带达皮肤和皮下。

②下颌骨韧带 起点位于下颌体前1/3距下颌体下缘约0.59cm处的外侧面骨膜，呈与下颌体长轴平行的条带状。由8～15条呈双排平行排列的结缔组织小束组成，伸向浅面穿过肌束和脂肪团止于真皮。此韧带长约0.68cm，宽约2.95cm，厚约0.53cm。

③颈阔肌悬韧带 被颈阔肌覆盖，略呈后上斜向前下的横向走行。该韧带起于茎突下颌韧带（位于下颌支后方，为起自颞骨茎突下端行向前下止于下颌角后面的条索状纤维束，有防止下颌角过度前移的作用）、茎突舌骨肌和二腹肌后腹，呈左右短和上下宽的扁带状纤维束横行向外经腮腺与下颌角和下颌下腺三者之间，再经胸锁乳突肌前方行向浅面，下部纤维止于颈阔肌深面，上部纤维止于与颈阔肌相续的表浅肌肉腱膜的腱膜性区。其起止点之间长约1.5cm，由耳垂点至下颌下腺后上缘宽约6.4cm，在下颌角点平面厚约0.3cm。面神经颈支紧贴韧带前面下行一段距离后分布于颈阔肌；颈外静脉下行于韧带后方与胸锁乳突肌之间；耳大神经在韧带后方行向前上，距耳垂点2～3.6cm范围内斜穿韧带上段后分支入腮腺。在切断该韧带时应注意其前后方的血管和神经。

④颈阔肌耳韧带 是连于颈阔肌后上缘与耳垂后下方三角形致密区之间的筋膜性韧带。耳垂后下方的皮下组织很少，此处的真皮直接与表浅肌肉腱膜和腮腺被膜等结构紧密相连，共同形成一尖向下的三角形"致密区"，续于颈阔肌后上缘的表浅肌肉腱膜行向后上融于致密区皮下组织中，故颈阔肌耳韧带实为颈阔肌后上缘与致密区之间的表浅肌肉腱膜。在行面颈部除皱术时，需切断此韧带，以便将颊颈部皮肤和颈阔肌向后上方提紧固定，再将切断的韧带固定于乳突骨膜上。

⑤表浅肌肉腱膜颊部韧带 纵行于咬肌前缘附近。据其起点的不同由上而下可分为三组：上组纤维少，起于咬肌起始部的咬肌筋膜表面，行向浅面止于表浅肌肉腱膜；中间组为韧带的大部，起于咬肌筋膜前缘和（或）颊咽筋膜，经颊脂肪垫的上后和下方行向浅面止于表浅肌肉腱膜；下组亦少，为1～3束纤维，在咬肌前缘下段的前方起于下颌体近上缘骨膜，行向上、浅方向止于颈阔肌。

该韧带与血管神经的关系甚为密切。面神经颧支和面横动、静脉紧贴韧带上方，行向前上；腮腺管前行于血管下方，相当于鼻翼与口角连线的中点至耳屏间切迹连线的中1/3段深面；面神经颊支向前穿行于中间组的纤维束间达颊脂肪垫浅面，然后分支布于上唇和鼻周围的表情肌；下组纤维束上方有面动脉、面静脉斜过，下方有面神经下颌缘支横过。上述血管、神经主干均行于表浅肌肉腱膜的深面，在剥离表浅肌肉腱膜和切断韧带时，勿伤及这些重要结构。

⑥颈阔肌前韧带 起于颈阔肌前上缘，斜向前外行向浅面止于颊部真皮。牵拉此韧带时，可使颊部呈现"酒窝"样改变。在行面部除皱术时需将韧带切断，以免上提颈阔肌时引起"酒窝"。

（四）颅面部动态弓弦力学单元

面部动态弓弦力学单元由面部静态弓弦力学单元中的弓加面部肌肉组成。静态弓弦力学单元如上所述。

面部的肌（如图2-14）可分为3层，浅层为面肌，中层为面侧区下颌支外侧的咬肌和颞肌，深层为在下颌支深侧的翼内肌、翼外肌。在浅、中层肌间有浅间隙，在深层肌间有深间隙。

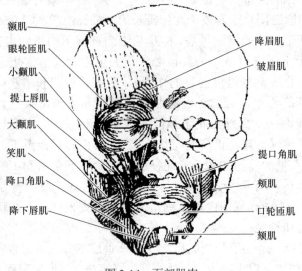

图2-14　面部肌肉

1. 面肌

又称表情肌，属于皮肌，起于骨或筋膜，止于皮肤。收缩时使面部产生各种表情。表情肌主要分布在头面部的孔裂周围，如眼裂、口裂和鼻孔周围，或环形或放射状排列。共功能是由环形肌和辐射肌分别行使开大或闭合上述孔裂。由面神经支配。

（1）枕肌　两块，呈四方形，起于枕骨上项线，肌束平行上升，止于帽状腱膜的后缘，收缩时拉腱膜向后。

（2）额肌　两块，宽阔菲薄，起自帽状腱膜的前缘，肌纤维斜向前下方，止于眉部皮肤，并和眼轮匝肌相互交错。其深面的筋膜止于眶上缘上部，内侧下部相互毗连，上部稍微分开。

向前牵拉帽状腱膜，使头皮向前，上提眉部皮肤，使眼裂增大，并使额部皮肤形成横行皱纹。是眼轮匝肌的拮抗肌，由面神经颞支支配。

（3）眼轮匝肌　围绕眼裂周围的皮下，深面紧贴于眶周骨膜和睑筋膜浅面。眶部，最外周眼眶的前面，起自睑内侧韧带及其周围的骨部，肌束呈弧形，弓向外侧。睑部，眼睑皮下，起自睑内侧韧带及其临近的骨面，肌纤维弓向外侧在睑外侧会合，止于睑外侧韧带。泪囊部，位于睑部的深面，起自泪骨弓向外侧与睑部肌纤维结合。

眶部使睑用力闭合（使眶部周围皮肤产生皱纹），使眉下降，上提颊部皮肤。睑部，作用眨眼，并能舒张额部皮肤。由面神经颞支支配。

（4）皱眉肌　眼轮匝肌眶部和额肌深面，眉弓之间。起自额骨鼻部，肌纤维斜向上外，止于眉部皮肤。作用牵眉向下。由面神经颞支支配。

（5）降眉（间）肌　是额肌的延续部分。起自眉根部，向上终止于眉间皮肤。作用牵眉间皮肤向下。由面神经颞支支配。

（6）鼻肌　上部附着于鼻背，下部附着于鼻翼软骨。上部收缩鼻孔（缩鼻孔肌），下部上提软骨使鼻孔扩张（扩鼻孔肌）。由面神经颧支支配。

（7）口轮匝肌　位于口裂周围，部分起自下颌骨及下颌骨的门齿窝，部分起自口角附近的膜和皮肤，部分肌纤维为颊肌、尖牙肌、颧肌和口角肌的延续。使口裂闭紧，并可做努嘴、吹口哨等动作。由面神经颊支支配。

（8）提上唇鼻翼肌　起于上颌骨额突，分内外两束，内侧束止于鼻大翼，外侧束止于口轮匝肌。提上唇和鼻翼向上，使鼻孔开大，同时使鼻唇沟加深。由面神经颧支支配。

（9）提上唇肌　起于上颌骨眶下缘，止于上唇皮肤。拉上唇向上。由面神经颧支支配。

（10）提口角肌　起于上颌骨尖牙窝，止于口角皮肤。上提口角。由面神经颧支支配。

（11）颧小肌、颧大肌　分别起自颧骨颞缝前、后部，肌束斜向内下方，颧小肌止于上唇稍外侧皮肤，颧大肌止于上唇口角的皮肤和颊黏膜。牵拉口角向上外方移动，呈现笑容。由面神经颧支支配。

（12）颊肌　呈四边形，起于翼突下颌肌的后方，止于口轮匝肌。牵拉口角向后，使颊部靠近上下牙列，从而参与咀嚼和吮吸（鼓气时维持气压）。由面神经颊支支配。

（13）笑肌　起自腮腺咬肌筋膜，止于口角皮肤。牵引口角向外侧活动，呈现微笑面容。由面神经颊支支配。

（14）降口角肌　起自下颌骨外斜线，止于口角皮肤。降口角。由面神经下颌缘支支配。

（15）降下唇肌　起自下颌骨外斜线，止于下唇皮肤。降下唇。由面神经下颌缘支支配。

（16）颏肌　起自下颌骨侧切牙根尖处骨面，止于颏部皮肤。使下唇靠近牙龈及下唇前伸。由面神经下颌缘支支配。

2. 咀嚼肌

位于下颌升支外面，浅层起于上颌骨颧突和颧弓下缘前 2/3，深面起于颧弓深面，止于下颌升支的咬肌粗隆。使下颌骨上提，微向前运动。

（1）咬肌　起自颧弓下缘及内面向后下方止于下颌支外面及下颌角的咬肌粗隆。

（2）颞肌　起自颞窝肌束呈扇形向下会聚，通过颧弓的深面止于下颌骨的喙突。使下颌骨向上、向后和侧方运动。

（3）翼内肌　翼内肌呈四边形，有两个起头，浅头起自腭骨及上颌骨，较大的深头起自翼突窝。咬肌、颞肌、翼内肌收缩均使下颌骨上提，上下颌牙相互咬合。

（4）翼外肌　翼外肌有两个起头，上头起自蝶骨大翼的下面，下头起自蝶骨翼突外侧板，两头共同向后外方，止于下颌髁颈及下颌关节囊。翼外肌一侧收缩使下颌向侧方移动，两侧同时收缩使下颌向前运动，与颞肌后拉下颌骨相拮抗。

（三）颅面部弓弦力学系统辅助装置

皮肤　面部的皮肤薄而柔软，富于弹性，有较多的皮脂腺、汗腺和毛囊，是皮脂腺囊肿与疖肿的好发部位。皮肤血液供应丰富，创伤时出血较多，但创口愈合快，抗感染能力也较强。皮肤中神经末梢丰富，感觉敏锐。由于小动脉有丰富的血管运动神经分布，当情绪变化或疾病时，血管收缩或扩张，面部皮肤发生色泽变化。面部皮肤有不同走向的皮纹，随着年龄增长，皮纹逐渐明显。皮纹走行方向基本上与深面的面肌一致，如口裂、睑裂周围呈环状，耳郭周围呈放射状。面部的手术切口应尽可能与皮纹一致，使愈合后的瘢痕减小，不致影响美观。

四、颅面部血管、神经分布及淋巴回流

1. 血管

起源于颈总动脉发出的颈外动脉，主要有面动脉及与其伴行的面静脉。

（1）面动脉（图 2-15） 又称颌外动脉，在舌动脉稍上方起自颈外动脉，行向前内上方，穿经二腹肌深面向下颌下腺，至咬肌止点前缘处，越下颌底，经口角和鼻翼外侧，斜向内上行至内眦，改称内眦动脉，与眼动脉分支吻合。在下颌底与咬肌前缘相交处可触及面动脉搏动。面动脉在走行过程中发出下唇动脉、上唇动脉和鼻外侧支等供应面部，并与对侧同名动脉分支有吻合。

（2）面静脉 起自内眦静脉，伴行于面动脉的后方，至下颌角下方，与下颌后静脉的前支汇合，穿深筋膜，注入颈内静脉。面静脉经眼静脉等与颅内海绵窦交通。口角平面以上的面静脉常无静脉瓣，面肌的收缩或挤压可促使血液逆流。在鼻根与两侧口角连线的三角区内，化脓性感染易蔓延至颅内。因此，此三角区称为"危险三角"。

（3）枕动脉 与面动脉同高处起于颈外动脉的后壁，沿二腹肌后腹下缘行向后上方，在斜方肌与胸锁乳突肌止点之间浅出，供养颈部和枕部的肌肉和皮肤等。

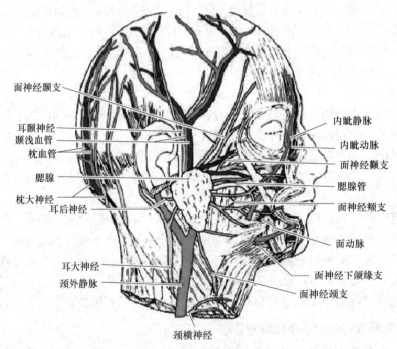

图 2-15 面部浅层神经动脉

（4）耳后动脉 于枕动脉上方起于颈外动脉，行向后上，经乳突和耳廓之间至耳廓后面，分支供养腮腺、耳廓后部的肌肉和皮肤等。

（5）颞浅动脉　为颈外动脉终支之一，在外耳门前方穿过腮腺，越过颞弓根至颞部，分为额支和顶支，供养腮腺、额部和顶颞部。此动脉位置表浅，耳前为动脉触摸点之一。

（6）上颌动脉　又称颌内动脉，为颈外动脉的另一分支，沿下颌颈深面向前，经翼外肌表面向前内，至翼腭窝分支。其主要分支有：脑膜中动脉、下牙槽动脉、上牙槽后动脉、眶下动脉。

2. 神经（图 2-15）

面部的感觉神经是三叉神经的分支，支配面肌的运动神经是面神经的分支。

（1）三叉神经（图 2-16）

为第五对脑神经，该神经发出眼神经、上颌神经和下颌神经三大分支。运动纤维仅含于下颌神经中，支配咀嚼肌和与吞咽运动有关的肌肉；感觉纤维除分布于面深部的各种结构外，还形成皮支，自面颅孔洞中穿出，分布于相应区域的皮肤，体表分支主要有：

①眶上神经　为眼神经的末支，与同名的血管伴行，由眶上孔穿出至皮下，分布于额前部的皮肤。

②眶下神经　为上颌神经的末支，与同名的血管伴行，由眶下孔穿出，分布于下睑、鼻背外侧及上唇的皮肤。

③颏神经　为下颌神经的分支，与同名的血管伴行，由颏孔穿出，分布于下唇及颏部的皮肤。

④耳颞神经　为下颌神经的分支，由腮腺上缘穿出，在外耳门前方上行，与颞浅动、静脉伴行，分布于颞部皮肤，并分出小支布于腮腺。

三叉神经痛患者，在眶上孔、眶下孔和颏孔处压迫神经可诱发疼痛。

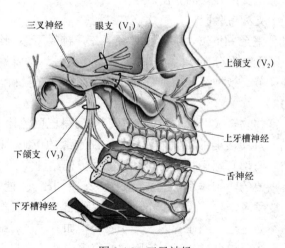

图 2-16　三叉神经

（2）面神经　面神经是混合性神经，大部分纤维为运动纤维，主要支配面部表情肌；小部分为内脏感觉纤维和内脏运动纤维。内脏感觉纤维分布在舌前 2/3 的味蕾，感受传递味觉刺激。内脏运动纤维为副交感纤维，经下颌下神经节及蝶腭神经节换神经元后，节后纤维支配舌下腺、下颌下腺、泪腺以及腭和鼻黏膜腺的分泌。

面神经出脑干后进入内耳门，入面神经管（位于颞骨内全长 3.5cm），面神经主干出茎乳孔后进入腮腺，在腮腺内一段先分为上、下干，两干再各分出数支，交织成神经丛，最后从神经丛呈扇形分出 5 组分支，支配面部表情肌。

①颞支　从腮腺上缘穿出，越颧弓，其中颞支 I 主要到达额肌深面；颞支 II 主要到达额肌和眼轮匝肌上部；颞 III、IV 主要到达眼轮匝肌深面。耳屏上与耳轮前角间切迹与外眦连线中点垂直向上达眉梢平面上方 1.5cm 处为额肌支的走行方向与入肌点。耳屏与外眦连线跨越颧弓处为眼轮匝肌支走行与入肌点。

②颧支　由腮腺前缘穿出，颧支 I 越过颧大肌起点后进入颧小肌和眼轮匝肌深部；颧支 II、III 进入颧大肌深面。各颧支之间及颧支与颞支、颞支之间均有分支吻合。据耳屏前 3cm 处为颧支出腮腺点。

③颊支　出腮腺前缘，吻合方式特别，以致走行方向不定，无规律可循；在咬肌表面某一颊支主干一分为二，形成分支，与其他分支吻合，吻合后可再次发出分支，这种形式的吻合可能还要继续，在较狭窄的咬肌表面，能 1～3 次分开、吻合。这些分支主要支配表情肌如颧肌、笑肌、口周肌及颈阔肌以及穿颊脂肪垫到深层的颊肌、提上唇机、鼻翼肌和提口角肌。距耳屏与对耳屏切迹前 5～6cm 处为颊肌支出腮腺点。

④下颌缘支　由腮腺下端穿出，在下颌角前方 3.4cm 处越过面前静脉、面动脉的浅、深面，沿下颌底前行，然后进入颈阔肌、下唇诸肌及颏肌。距屏间切迹下方约 4.5cm 浅出下颌角。在下颌下三角手术时，为防止损伤此支，于下颌底 1.5～2cm 处与其做平行切口为宜。

⑤颈支　由腮腺下端穿出，浅出点在下颌角后方 0.6cm 处，行于颈阔肌深面，并支配该肌。

（3）岩大神经　由内脏运动纤维构成，在翼腭神经节换神经元后，节后纤维分布到泪腺及腭，鼻腔黏膜腺，支配腺体的分泌。

（4）镫骨肌神经　支配镫骨肌。

（5）骨索　穿过骨室至颞下窝，加入舌神经（三叉神经下颌神经的一个分支）。内脏感觉纤维（味觉）随舌神经分布于舌前 2/3 的味蕾；内脏运动纤维（即副交感神经）随舌神经至下颌下神经节，换神经元后，节后纤维支配下颌下腺和舌下腺的分泌。

3. 淋巴（图 2-17）

面浅层淋巴管丰富并吻合成网状，引流面浅层淋巴。淋巴回流途中通过面淋巴结（眶下孔附近的颧淋巴结、颊肌浅面的颊肌淋巴结和咬肌前缘的下颌淋巴结），其输出管主要注入下颌下淋巴结。面部有感染时，常可触及上述淋巴结肿大。

淋巴系统是人体重要的防御体系，它与心血管系统密切相关，能制造白细胞和抗体，滤出病原体，参与免疫反应，对于液体和养分在体内分配也有重要作用。毛细淋巴管收集多余的液体，一些不易透过毛细血管的大分子物质，如蛋白质、细菌、异物、癌细胞等较易进入毛细淋巴管。新的组织液流入细胞间的空隙中液体被挤入淋巴管，动脉和肌肉的张缩也对淋巴液施加向前的压力。淋巴管汇合成 9 条淋巴干，在汇集成 2 条淋巴导管（即胸导管和右淋巴管），分别注入左右静脉角。淋巴在向心流动中要通过一系列的淋巴结，以过滤淋巴液、产生淋巴细胞和参与免疫反应。

除了眼眶深部，头颈部的所有区域都含有丰富的淋巴组织，全身约 800 个淋巴结中约 300 个位于头颈部，且大多数淋巴液均回流至颈深淋巴结，而所有的淋巴液都要经过至少一个通常是几个淋巴结的过滤。

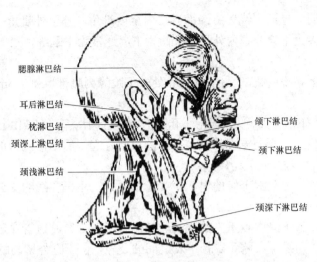

图 2-17　面部淋巴

　　面部淋巴引流通常都伴随静脉回流，流向下方和后方。面中部淋巴引流流程通常与面静脉一致，最终到达面淋巴结。颏下淋巴结及下颌下淋巴结，面侧部及额颞部头皮淋巴向后以对角线方式回流至腮腺淋巴结。最后，顶枕部头皮淋巴从颅顶部开始回流，顶部头皮淋巴向前流至腮腺淋巴结及向后流至耳后（乳突）淋巴结，而枕部头皮淋巴则向后流至枕部淋巴结。

第二节　眼部解剖

一、眼部体表标志

1. 眼部的体表标志（图 2-18）

　　（1）眼睑　分为上睑和下睑；上下睑的游离缘称睑缘，上下睑内外两侧连接部分被称为内、外眦。

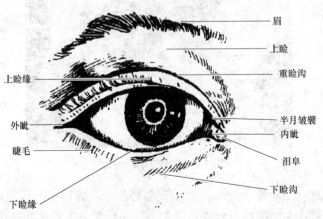

图 2-18　眼部的体表标志

①上睑　以眉为界，下缘以睑缘为界，内至内眦角，外至外眦角；

②下睑　上界为下睑缘、内外界同上睑、下界通常为下眶缘，上下睑缘间的扁圆形区域为睑裂。

③泪乳头　上睑缘内眦部颞侧 6.0mm 处，下睑缘内眦部颞侧 6.5mm 处轻度隆起的小结节。

④泪小点　上下泪乳头中央的圆形小孔。它连通上下泪小管，泪液由上下泪点汇入泪道。

（2）眉弓　眼眶上缘上方，额结节下方的弓状隆起。眉弓内侧份的深面是额窦。

2. 眼部的骨性标志（图 2-19）

（1）眶上切迹　位于眶上缘的内、中 1/3 交界处，距正中线约 2.5cm，眶上血管和神经通过切迹。

（2）眶下孔　眶下缘中点下方约 0.8cm 处，有眶下神经、血管穿过。

（3）眶上裂　为蝶骨大翼和蝶骨小翼之间的裂隙，位于眶外壁与眶上壁之间。在视神经孔之下，外端由额骨封闭，内端较宽。根据其位置特点眶上裂可分两部分：内侧下部较宽而斜直，外侧上部较窄而斜平。眶上裂与颅中凹相通，有较多血管、神经经过。由外上至内下依次为：

①总腱环以外通过眶上裂宽部而分别有泪腺神经、额神经、眼上静脉及滑车神经、泪腺动脉。

②总腱环内而通过眶上裂宽部的有动眼神经上支、鼻睫神经、睫状神经节的交感根、动眼神经下支、外展神经及眼下静脉。

③眼眶中的绝大部分血液进入海绵窦均需由眼上静脉通过眶上裂。

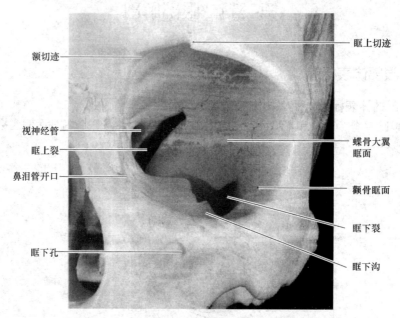

图 2-19　眼部的骨性标志

（4）滑车上凹　位于眶上壁与眶内壁交界处的一个骨性小凹，距离眶缘约 4mm，通常呈圆形。附着在上面的滑车软骨至滑车小凹的韧带发生骨化，在其四周尤其是它的后部被滑车棘包围。由于上斜肌肌腱附着在这里，当该结构受累时，必将造成上斜肌功能异常，出现复视眼位不正。

（5）眶下裂　在眶外壁和眶下壁之间构成眼眶下裂，起始于视神经孔外下方，近眶上裂内端，向前、向外延伸长约20mm，前端距眶下缘约20mm。前下方与颞下凹相连，后下方与翼腭凹相同，后外方有圆孔及蝶腭孔。穿过眶下裂的血管神经有三叉神经上颌支、眶下动脉、额神经、蝶颧神经节分支及翼腭丛的眼下静脉分支。

（6）泪腺窝　位于眶上壁颞侧，额骨颧突之后、额额缝的脊以上的区域内。窝内容纳一部分脂肪及泪腺。脂肪主要在后部，泪腺窝通常很平滑。但当泪腺悬韧带发育完善时，表面可有痕迹。

（7）蝶额缝　位于额骨眶板与蝶骨小翼之间。

（8）神经孔　由蝶骨小翼的两根合抱形成，向后开口于颅中凹延续形成视神经管。通过视神经孔的组织包括视神经、眼动脉及交感神经。

（9）Merkel外直肌棘　位于眶下裂下缘，宽窄二部交界处，呈尖形，圆形或钩状的骨性突起，一部分外直肌起源于这里。

（10）颧骨沟　自眶下裂前端达颧眶孔。颧眶孔是一管的开口，管在中途分为两支，一支开口于颊部的颧面孔；另一支开口于颧窝的颧颞孔，上述管、孔均有同名的血管和神经经过。

（11）眶外侧结节（Whitnall结节）　为额骨眶面的一骨性突起，位于眶外缘稍后，额额缝之下的11cm处。外直肌牵制韧带、眼球悬韧带、睑外侧韧带和上睑提肌的腱膜等组织都附着在这里。这四种组织的附着部称为眼外侧系带。在蝶额缝附近的眶上裂外端常有一孔，此孔沟通眼眶与颅中凹，有一支脑膜动脉和一支小静脉经过。

（12）筛骨孔　位于额筛缝附近，即眶顶与眶内壁的交界线。此孔大部分由额骨组成，为筛骨管的开口，小部分由筛骨组成，分前、后筛骨孔，有筛前动脉及筛后动脉分别通过筛前、筛后孔。

二、眼部弓弦力学系统

眼部弓弦力学系统由静态弓弦力学单元和动态弓弦力学单元及辅助装置（滑囊、脂肪及皮肤）组成，眼部静态弓弦力学单元由弓（骨骼）和弦（关节囊、韧带、筋膜）组成，眼部动态弓弦力学单元由弓（眼部骨骼）和弦（眼部骨骼肌）加上脂肪和皮肤部分组成。

（一）眼部的静态弓弦力学单元

1. 弓

（1）眼眶上壁　呈三角形，由上眶缘、额骨眶板组成该三角形的大部分，由额骨构成前边和底边。由蝶骨小翼组成该三角形的后角。由后部的眶上裂及前部的额额缝轻度隆起组成三角形的颞侧边；三角形的鼻侧边由上面的额骨与下边的筛骨、泪骨及上颌骨额突间的骨缝组成。眶顶除蝶骨小翼部分骨质较厚外，其余都很薄，半透明且脆弱。

（2）眼眶内侧壁（图2-20）　呈长方形，眶面平坦或稍凸向眶腔，平行于正中平面。上颌骨额突、泪骨、筛骨纸板、蝶骨体四块不甚规则的眶骨组成长方形的内壁。

其中筛骨纸板所占的比例最大，其特点是骨质菲薄，厚约 0.2～0.4mm，半透明，用灯光透照可见明亮的细纹和暗区，后者即为筛窦。眶内壁的前部有泪囊窝，此窝由上颌骨额突和泪骨组成。泪囊窝内泪骨与上颌骨额突所占面积比例因人而异，这两种骨骨质的硬度差异很大。泪囊窝上邻筛窦、下接鼻中道，成年人其长平均为 16.10～17.8mm，宽平均为 7.68～8.01 和眶下管。

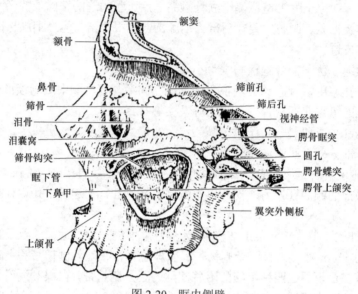

图 2-20　眶内侧壁

（3）眼眶外壁　眶外壁呈三角形，在前由眶外缘组成三角形的底，眶外壁平面与正中平面呈 45°角。上界为眶上裂及颧额缝，下界为眶下裂。眶外壁由蝶骨大翼及额骨组成，颧骨在前，蝶骨大翼在后。眶外壁下部朝上，后部是眶外壁最薄弱的地方微突向眶。其余处骨板厚而坚实，是眶腔四壁中最坚固的，尤其眶缘部明显，眶外壁前缘较短。

2. 弦

（1）眼眶骨膜（图 2-21）　覆盖在眶骨表面，在眶尖部，被覆于视神经表面的硬脑膜与眶骨膜相融合。在眶上裂、眶颅管及眶筛管等处是硬脑膜与眶骨膜相移行的地方，视神经除外。眶骨膜的前端与眶隔相连续，在眶骨缘、眶壁上的裂、孔、管及缝等处紧密连接，其余处均呈疏松连接。眶骨膜覆盖在眶骨表面并形成如下结构。

眶骨膜在视神经管前段主要分为两层，覆盖在眶壁上的为外层，内层与硬脑膜相连并包裹视神经。在视神经孔附近，呈环形纤维增厚的外层眶骨膜，增厚部分成为眼外肌的发源地称为秦氏环或总腱环，此腱环就是外直肌的起源腱环，它将眶上裂分为两部分。临床上称为肌锥的即是总腱环和上下内外四条直肌肌腱所形成的锥形结构。眶骨膜与泪后脊粘着并在这里分为两层，一层被覆盖在泪囊表面；另一层向下与鼻泪管骨膜相接。并被覆于泪囊窝表面。眶骨膜在眶缘外向前与面部的骨膜融合并增厚形成一嵴，被称作缘弓，此嵴为眶隔与眶缘的分界线。

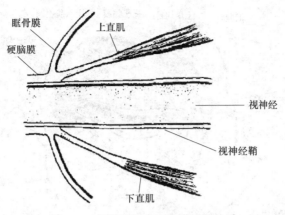

图 2-21 视神经孔处眶骨膜周围关系

Zinn 环（秦氏环）在眶尖部由眶骨膜增厚而形成的结缔组织环，它与四直肌起始部的肌腱紧密相连而称为总腱环即 Zinn 环，它附着在眶上裂前缘的外直肌棘处，断面呈卵圆形环绕视神经孔和眶上裂内端，同时它也是四条眼外直肌的起点。

（2）韧带

①睑板阔韧带　被称为眶隔，为一薄而富有弹性的结缔组织膜它由睑板向眶缘延伸，又称睑板阔韧带，是肌层下结缔组织的一部分。有许多血管、神经经过。外侧与眼轮匝肌部分纤维及外眦韧带相融合，内侧附着于内眦韧带及泪前嵴上。向上与眼眶骨膜增厚部分相融合（图 2-22）。

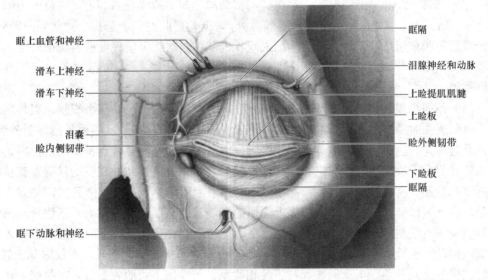

图 2-22 睑板及其韧带和眶隔

②内外眦韧带　位于眼轮匝肌下结缔组织层的内外眦区，是略呈三角形结缔组织束。内侧束较宽称内眦韧带，起于颌骨额突，分别止于泪前嵴及泪后嵴，二者之间包绕泪囊；外侧束较薄，由上下睑板外侧端合成外眦韧带，止于眶外侧壁的颧结节上（图 2-23）。

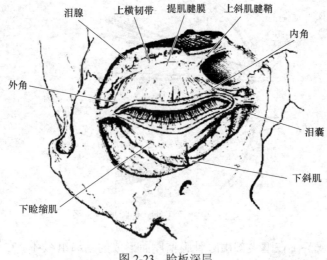

图 2-23　睑板深层

③上睑横韧带（Whitnall 韧带）　上睑横韧带和提上睑肌腱膜关系密切，它们在提上睑肌腱膜角部相融合。提上睑肌扩展部的腱膜两端分为外侧角及内侧角。上睑提肌腱膜角附着点偏下并连接内外眦。外侧角附着在眶外壁结节上，内侧角附着在泪嵴上。上睑横韧带内侧起于滑车及上斜肌肌腱的连接组织上；外侧由横韧带形成隔后穿过泪腺组织，然后弓形向上附着于眶外壁结节上约 10mm 处的眶外壁上。其余部分附着于眶顶壁上。它有悬挂支持上睑及上眶部结构的主要功能。

④悬韧带（Lockwood 韧带）　它在结构和功能上与上睑横韧带相近。它位于上睑上缘上 3～4mm 处，该处也是眶隔加入腱膜之处，与上睑提肌腱膜一起被分为前后两部分。由纤维的腱膜束组成前部，其形成隔插入睑板前肌中，这些束使睑板前组织很好地贴附于睑板上。后部分牢固的插在睑板下半部的前表面，在睑缘上约 3mm 处是二者间连接最紧密处。

（3）眼肌鞘膜（图 2-24、图 2-25）　是眼外肌外覆盖的一层结缔组织膜，眼外肌连接于巩膜表面时需穿过 Tenon 囊，该鞘膜便与 Tenon 囊融合。Tenon 囊返折包裹眼外肌，并向后延伸，在融合点处，被称为眼肌鞘膜。内、外眦韧带与融合点鞘膜向前扩展延伸部相连并附着于眶壁上，构成制止韧带或称翼状韧带。内直肌和外直肌均具有发育良好的纤维肌鞘膜。内直肌的牵制韧带起于鞘膜，止于泪后嵴附近以及眶隔和内侧结膜穹窿等处，该牵制韧带其上边界与来自提上睑肌的鞘膜及上直肌的鞘膜融合，下边界与来自下斜肌及下直肌肌鞘相融合，呈三角形。牵制韧带只有在病理状态下或瘢痕形成时才限制眼肌运动。上睑提肌鞘膜与上直肌鞘膜相融合，故当上直肌收缩时，不仅眼球上转，同时也导致上睑开启。下直肌鞘膜与下睑相联系，同样当下直肌收缩时，在眼球下转的同时，下睑也开启。另外，通过纤维束、球结膜与每条直肌的鞘膜相连，故直肌收缩时，结膜也做相应的移位。

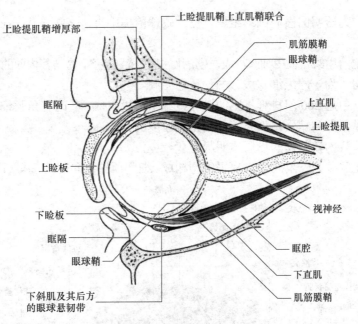

图 2-24　眼肌鞘膜侧面

在控制眼球的运动中眼外肌鞘膜非常重要。当肌肉收缩时，肌肉的运动受到抑制系统的调节，既减少拮抗肌的松弛，又限制收缩肌的幅度。肌间纤维鞘膜与四条直肌的鞘膜均相连。这些肌肉纤维鞘膜将四条直肌紧密相连并限制肌肉横向运动。肌鞘膜与肌纤维的连接在融合点处最紧密。在临床中当眼肌肌腱被切断后，因为肌肉仍保持着与 Tenon 囊的联系，故肌肉并不过度回缩。下直肌鞘及下斜肌融合形成一融合肌鞘，该融合肌鞘膜被称为 Lockwood 悬韧带。Lockwood 悬韧带也同下睑板、眶隔及眶底骨膜等处的纤维相连续，有限制下斜肌后滑及保持眼球位置正常的功能。

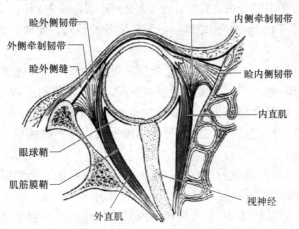

图 2-25　眼肌鞘膜水平面观

（4）眼球壁（图 2-26）　分为三层，外层为纤维膜，中层为葡萄膜、深层为视网膜。

外层：前 1/6 为透明的角膜，后 5/6 为乳白色的巩膜构成，上述胶原纤维组织形成了眼球完整封闭的外壁。其主要功能有保护眼内组织、维持眼球形状；角膜还有透光、屈光的作用。

①角膜　为透明的横椭圆形组织，位于眼球前极中央，略向前凸。在组织学上，角膜分为5层。

上皮细胞　由鳞状上皮细胞组成，无角化，排列特别整齐，易与其内面的前弹力层分离。

前弹力层　为一层无细胞成分的均质透明膜。

基质层　由近200层排列规则的胶原纤维束薄板组成，其间有角膜细胞与少数游走细胞，并有黏蛋白和糖蛋白填充，约占角膜厚度的90%。

后弹力层　为较坚韧的均质透明膜。

内皮细胞层　为一层六角形扁平细胞构成。细胞顶部朝向前房，基底面向后弹力层。

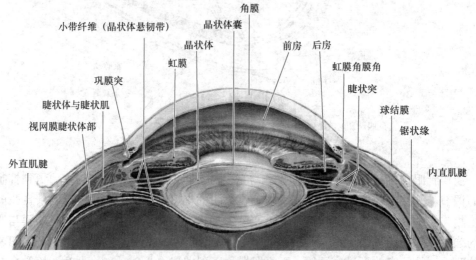

图 2-26　眼球壁

②巩膜　主要由致密而相互交错的胶原纤维组成，质地坚韧。前部与角膜连接；在后部，与视神经交接处的巩膜分内、外层，内 1/3 呈网眼状，外 2/3 移行于视神经鞘膜，称巩膜筛板，视神经纤维束由此处穿出眼球。巩膜厚度各处不同，视神经周围最厚，眼外肌附着处最薄。

在组织学上，巩膜分为三层：①棕黑板层，巩膜实质层几乎无血管，但表层巩膜有致密的血管结缔组织；②巩膜实质层；③表层巩膜。角膜缘后的区域有巩膜内血管丛（房水静脉）。此外贯穿巩膜全层的巩膜导血管内有动脉、静脉和神经通过。

巩膜表面被眼球筋膜包裹，前面又被球结膜覆盖。在角膜缘处，角膜、巩膜、结膜和筋膜相互融合附着。

③角膜缘　是巩膜和角膜的移行区，由于透明的角膜嵌入不透明的巩膜内，并逐渐过渡到巩膜，所以眼球表面和组织学上没有一条明确的分界线。前房角及房水引流系统在解剖结构上位于角膜缘，临床上又是许多内眼手术切口的标志部位，组织学上还是许多角膜干细胞所在处。在临床中有着重要意义。从解剖结构上我们将角膜缘分为前后两界，角膜缘前界位于连接角膜前弹力层止端与后弹力层的止端的平面，后界定位于经过房角内的巩膜突或虹膜根部垂直于眼表的平面。宽约 1.5～2.5mm，而且各个象限不同。在外观上，角膜缘部可见各约 1mm 宽的前部半透明区，即从后弹力层止端到前弹力层止端，以及后部的白色巩膜区，即后弹力层止端的巩膜突或虹膜根部，包含有小梁网及

Schlemm 管和组织结构。

④前房角　位于周围角膜和虹膜根部的连接处。在角膜缘内有一凹陷称巩膜内沟，沟内有网状组织及 Schlemm 管。沟的后内侧巩膜突出部分为巩膜突。根据前房角的解剖结构分为前外侧壁和后内侧壁，前外侧壁即角膜缘，起于角膜后弹力层止于巩膜突；后内侧壁为睫状体的前端和虹膜根部。在前房角内可见到如下结构：Schwalbe 线，小梁网和 Schlemm 管，巩膜突、睫状带和虹膜根部。

（5）结膜　是覆盖在眼球表面及眼睑内面的具有一定弹性的半透明的薄膜。分为两个部分，覆盖在巩膜表面的称球结膜，覆盖在上下睑板内面的结膜称为睑结膜，另外，介于二者之间的反折部分形成较深的袋样结构，称为穹隆部结膜。

①睑结膜　起于睑缘，止于穹隆部结膜，覆盖在眼睑内面，可分三部分。

睑缘部结膜　由复层上皮组成，为皮肤与黏膜的移行部分。睑缘结膜起自睑后缘，向后方延伸约 3mm 有一浅沟，称睑板下沟，内为血管穿过睑板分布于结膜的位置，此沟也是临床上易存留异物的地点。

睑板结膜　是睑板下沟至睑板面的结膜。睑板与上睑板部结膜紧密相连，但下睑板部结膜仅 1/2 与睑板相连。该部分结膜有丰富的血管，因血管的映衬，临床上外翻睑板时，其呈红色或淡红色，临床可由此推测有无贫血情况。

眶部结膜　起自睑板上缘，止于穹隆结膜，其下面为 Muller 肌。该部结膜组织较睑板结膜略厚且粗糙疏松，其表面有横向皱襞，开睑时皱襞加深，闭合时皱襞几乎变平。

②穹隆部结膜　介于球结膜和眶部结膜之间的囊袋样结构。内眦区由于泪囊及结膜半月皱襞的存在造成几乎无穹隆样构造。上穹隆深至上眶缘。该部分结膜比较厚，与眶内组织疏松连接，故使眼球运动自如，不受限制，泪腺及副泪腺均开口于此处结膜，此处血供也比较丰富。

③球结膜　是结膜中最薄的部分，又是最透明的部分，它位于穹隆结膜与角膜缘之间。因此巩膜部分透过球结膜可见其下白色的巩膜及走行清晰的血管。球结膜与其下方的组织连接松弛，即有利于眼球的运动，同时也为炎性水肿时液体的蓄积提供了空间。球结膜下组织来源于包绕眼外肌肌腱的球筋膜，在距角膜缘约 3mm 处，球结膜、眼球筋膜及巩膜三者相互融合为一体。亦称角膜缘部结膜。

正常结膜是由附着其表面的一层非角化层柱状上皮及疏松结缔组织组成。结膜分为固有层及上皮层，固有层进一步又可分为腺样层及纤维层。上皮层：较薄，由 2～4 层柱状上皮组成。

睑结膜　自睑板下沟起向前由复层鳞状上皮组成。眼睑睑缘主要是皮肤覆盖。上下睑结膜的结构略有不同；上睑结膜的上皮为表里两层，表层为高柱状细胞，核呈卵圆形，里层为立方形细胞组成，核呈圆形。下睑结膜中含有杯状细胞，尤其在睑板钩后明显增多。

穹隆部结膜　穹隆部结膜由四层细胞组成，浅层细胞为锥形，中间层次为多角形，深层为方形或柱状，穹隆部结膜含有较多杯状细胞，杯状细胞能分泌黏液保护角膜。

球结膜　它与穹隆部结膜结构非常相似，从组织学的角度也是由 4 层细胞组成。与其不同之处是杯状细胞缺如，上皮的腺样成分减少，并逐渐移行为类表皮性质但却无角化特点的细胞。

角膜缘本部上皮细胞层次明显增多，由数层多边形细胞呈层状排列，基底部由乳头形成，其深层基底细胞为一层小圆柱或立方体形细胞，核大深染，常含色素颗粒。

固有层　结膜固有层即结膜下组织。该层又分为浅表的腺样层及深部的纤维层。

腺样层　由纤维结缔组织形成并交织成网状，在网眼中弥漫分布有淋巴细胞、组织细胞、肥大细胞，该层厚 50～70μm，尤其在穹隆部结膜发育良好。在睑板范围内沿睑板上缘分布着淋巴细胞集结成的淋巴结节，在慢性炎症时，该部淋巴细胞大量增生，以致形成假性乳头肥大和滤泡，临床上翻转眼睑时很易见到。

纤维层　由极致密的结缔组织即弹性纤维组成，位于结膜深层。该层在睑板结膜下缺如，后方部分在上、下穹隆部与上睑提肌、上直肌肌腱、下直肌、下斜肌肌腱等彼此融合故更为加强。前方部分与眼球筋膜融合。穿行于该层之间的尚有支配结膜的神经，供应结膜的血管。

（二）眼部的动态弓弦力学单元

眼部动态弓弦力学单元由弓（眼部骨骼）和弦（眼部肌肉）加上皮肤、脂肪和腺体组成。弓如上所述，下面阐述眼部动态弓弦力学单元中弦的组成及功能。

1. 眼睑部肌群

（1）伸展肌群　眼轮匝肌（图2-27），如眼睑括约肌，受第七脑神经即面神经支配。以眼睑裂为中心环绕眶缘及眼裂呈环形走行，其纤维由眼睑内侧韧带起又返回终止该韧带，为一薄层肌肉，其纤维互相衔接，层层重叠有如叠瓦一样，布满整个眼睑并向四周延伸：向上达眉部遮盖皱眉肌的为眉的一部分，向外达颞肌的前部，向下至颊部颧骨前，向内到鼻骨基底部。根据眼轮匝肌起源的不同可分为眶部及睑部。眶部范围大，其深部起于内眶缘，浅部起于内眦韧带，主要参与眼睑的闭合作用；睑部略小，起源于内眦韧带和泪嵴，主要参与有意的瞬目运动。从解剖生理学角度眼轮匝肌又可分为睑部、眶部和泪囊部三部分。

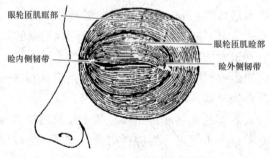

图 2-27　眼轮匝肌眶部与睑部

①睑部　睑板前肌：起于睑内眦韧带，泪后嵴上部及邻近骨膜，止于外眦颞侧的睑外侧缝及外眦韧带；肌纤维与睑缘平行呈半圆形或弓形走行，被覆在睑板表面。

眶隔前肌：介于睑板前肌与眶部轮匝肌之间，深浅层纤维分别起始于眶隔及内眦韧带。并分别止于睑外侧韧带及眼外侧水平缝。

②眶部　略呈环状位于眶部轮匝肌外围，其纤维主要起始于内眦韧带，围绕睑裂走行，最终返回止于内眦韧带（图2-28）。

眼轮匝肌受面神经支配，主要的功能为闭睑。

睑部轮匝肌收缩时能使睑裂轻度闭合，如睡眠时的闭睑，瞬目及反射闭睑等，因此为不随意肌。

眶部眼轮匝肌为随意肌，收缩时能使眼睑紧闭。

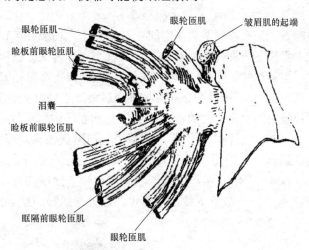

图 2-28　眼轮匝肌各部的起点

③泪囊部　此处轮匝肌称为 Horner 肌，也称为泪囊肌。分为浅深两部，深部纤维起于泪嵴后方的骨面，经泪囊后部达睑板前面混入睑部轮匝肌中，它可使眼睑与眼球表面紧贴；起自泪前嵴浅部肌纤维与起自后嵴深部肌纤维共同包裹泪囊，并分出少许肌纤维束进入泪小管周围，当肌纤维收缩与松弛交替运动时，能将结膜囊内泪液吸入泪道并排入鼻腔（图 2-29）。

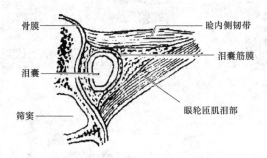

图 2-29　眼轮匝肌泪部与泪囊关系

（2）收缩肌群　上睑收缩肌群包括提上睑肌及其腱膜受交感神经支配的 Muller 肌，下睑提肌包括位于眼球筋膜内的兰斯特勒姆肌和下睑 Muller 肌。

①上睑缩肌　提上睑肌在总腱环上方经过，它起于眶尖部蝶骨小翼下方。提上睑肌肌腹长约 40mm，肌腱长 14～20mm，在上睑横韧带附近，提上睑肌由肌肉转换成肌腱。上睑横韧带常常与提上睑肌腱膜角相混淆，上睑提肌腱膜角附着点偏下并连接内外眦。外侧角附着在眶外壁结节上，内侧角附着在泪嵴上。上睑提肌腱膜被分为前后两部分，该处也是眶隔加上腱膜处。前部分由纤维的腱膜束组成，其形成隔插入睑板前肌中，这些纤维的束使睑板前组织很好的贴附于睑板上。后部分牢固的插在睑板下半部的前表面，二者间连接最紧密处约在睑缘上 3mm 处。在睑板上 2～3mm 处联结疏松，上睑提

肌腱膜外角将泪腺分割为眶上叶及睑叶，并牢固的粘附在眶壁结节上，因此较强壮，内角较弱并松弛地连接内眦韧带后部及泪嵴上。眼部炎症和外伤手术等原因导致上睑提肌腱膜麻痹、损伤、断裂、稀疏均可引起上睑下垂。

Muller 肌上下睑各一，系小而薄的平滑肌，起源于睑板上缘上方 12～15mm，提上睑肌深面横纹肌纤维中腱膜下表面，紧贴睑结膜止于睑板上缘，为受交感神经支配的平滑肌。Muller 肌宽度不定，上睑稍大宽约 10mm，下睑小而薄，起自下直肌鞘膜和下斜肌相交点，附着于下睑板下缘，可使上睑开启约 2mm，如其受累将产生轻度上睑下垂，Muller 肌在睑板上缘与结膜有较紧密的联系。在睑板上缘 Muller 肌腱膜中可见周边部动脉血管弓。

②下睑缩肌　下睑的兰斯特勒姆肌与上睑提上睑肌腱膜结构功能相类似。其头端发源于下直肌末端的肌纤维。兰斯特勒姆肌头端分开包绕并部分与下斜肌鞘相融合。两头汇合形成下睑 Lockwood 悬韧带。兰斯特勒姆肌腱膜由该点继续前行，直至下结膜穹隆。兰斯特勒姆肌腱牢固连接在下睑板下缘。眶隔也在该处与肌腱膜融合。

（3）眼外肌群（图 2-30～图 2-32）

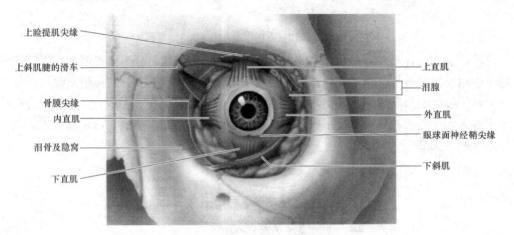

图 2-30　眼外肌前面观

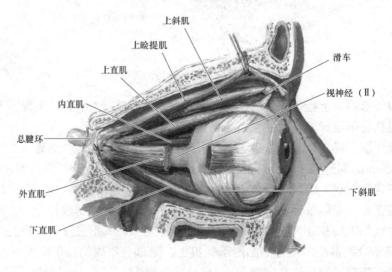

图 2-31　眼外肌右外侧面观

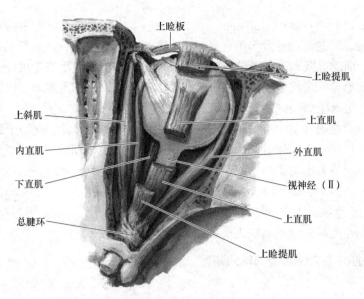

图 2-32　眼外肌上面观

①上直肌　从 Zinn 总腱环发出后沿眶内壁前行，在距角膜内缘 5.5mm 处附着在巩膜组织上，附着点宽约 1.3mm。内直肌内侧有眶脂肪及筛骨纸板，外侧为眶脂肪及眼球，上方有上斜肌，下方为眶底，内直肌有使眼球内转的作用。

②下直肌　起于 Zinn 总腱环中央，发出后沿眶底前行，几乎与眶轴平行，途中与下斜肌腱相交叉，在距角膜缘下方约 6.5mm 处附着在巩膜组织中，附着点宽约 9.8mm。下直肌鞘膜扩展并借腱膜纤维附着在下睑下。下直肌外侧为下斜肌及外直肌，上方与视神经、动眼神经下支、眶脂肪及眼球相邻；下方为眶底、下斜肌及眶下血管和神经。因为该肌的走行与眶轴平行，故该肌的作用除主要的下转外，尚有内收和外旋作用。

③外直肌　该肌起源于两个不同的部位，因此分为两个头，通常称为外直肌上头、下头。上头起于 Zinn 总腱环外侧，下头起于眶上裂外侧缘的骨突。发出后两头融合成一肌膜沿眶外壁前行，在演变为肌腱后附着于距外侧角膜缘 6.9mm 的巩膜组织中，附着点宽约 9.2mm，与眼球弧形相贴长约 12mm。在眶尖附近，外直肌起源的上下头之间有动眼神经。上支、鼻睫神经、动眼神经下支、外展神经及眼静脉通过。在前部，上方是泪腺动脉和神经，前上方与泪腺相邻；下方为眶底和下斜肌；内侧为视神经，之间有睫状神经和眼动脉；外侧为眶外壁。外展眼球是该肌的主要作用。

④上直肌　该肌起于视神经鞘及 Zinn 总腱环的上部。发出后在上睑提肌之下沿眶轴方向前行，附着于距上方角膜缘约 7.7mm 处，附着点宽约 10.6mm。该肌内侧有眼动脉及鼻神经；外侧有泪腺动脉及神经。上方与上睑提肌、额神经及眶顶相邻；下方有眶脂肪、鼻睫神经、眼动脉及视神经，前部与上斜肌的反折腱相邻；同样也是由于该肌肉走行与眶轴一致，上转眼球是其主要作用，其次有内收和内旋作用。

⑤上斜肌　该肌起始于视神经孔内上方的 Zinn 总腱环上。该处一部分覆盖着上睑提肌的起端。发出后经较短的肌腱便是呈梭形的肌腹，其沿眶顶和眶内壁之间前行到达滑车。在距滑车约 10mm 处肌腹演变为肌腱，穿过滑车，向后外下转折并延伸，与视轴成约 55°角，经过上直肌下，呈扇形附着在眼球后外上象限处，该肌全长约 62mm，肌

腱长约 30mm。附着点宽约 10.7mm。上斜肌肌腹上方为眶顶；下方为内直肌，与内直肌间有眼动脉、筛前后动脉及鼻神经通过。上斜肌与上睑提肌间由后至前有滑车神经、滑车上神经、面动脉及眼上静脉分支等通过。反折腱的上方有滑车上神经、眶上神经的内侧支及眶上血管。扇状腱膜上方有上直肌、上睑提肌、下方为眼球，该肌反折腱与视轴成 55°角。故其主要功能是下转眼球，同时也有内旋作用。

⑥下斜肌　是眼外肌中唯一不起源于 Zinn 总腱环的肌肉。它起源于眶下缘稍后、鼻泪管上端开口外侧，上颌骨眶面的粗糙区域。起点为圆形肌腱，向后外上方向伸展，经下直肌下到达外直肌与眼球之间，通过一极短的肌腱附着在眼球外侧赤道部后的巩膜上，附着点宽约 9.4mm。附着点后端距视神经约 5mm，距黄斑约 2.0mm。下斜肌上方即下直肌，有眶脂肪。下方为眶底，起始端与泪囊毗邻。该肌返折腱膜与视轴成 50°角，故其主要功能是上转眼球，其次为外展和外旋眼球。

（三）眼部弓弦力学系统的辅助装置

1. 皮肤

眼睑部皮肤是人体最薄柔的皮肤之一，易形成皱褶。睑缘部皮下结缔组织浅部可见睫毛毛囊、汗腺、皮脂腺等皮肤附件，此汗腺形状较大为螺旋形管状腺，称为 Moll 时腺，均可分为底、体、腹和颈四部分，导管开口于睫毛间，睫毛毛囊内或 Zeis 腺管中，通过导管排除皮质，通常每根睫毛有两个。另外，在睑缘睫部附近，上睑沟，内外眦皮肤及内外侧韧带粘连处均无此层。

2. 脂肪

眶脂肪充填在眶内各种组织之间，它的外界为眶骨膜，内界至眼球壁；前界为眶隔，后界至眶尖。根据其与肌锥的关系又将其分为中央及周边两部分。位于肌锥内为中央部，由疏松连接的脂肪小叶组成；位于肌锥外为周边部，由紧密结合的脂肪小叶组成。整个眶脂肪被众多的纤维隔所分隔包绕。这些纤维隔又与肌鞘膜相连接，形成广泛的网状连接系统。这一网状连接系统连同脂肪组织不仅对眼球、视神经、血管、神经及泪腺起到固定及缓冲的作用，而且在眶部炎症，眶部外伤时起到保护作用。睑板前有睑板前肌，后有睑结膜，睑板周围有较丰富的血管、神经及淋巴管。睑板的睑缘侧为游离缘，近游离缘端增厚，为睫毛毛囊所在地（图 2-33）。

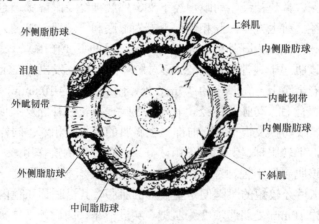

图 2-33　去除皮肤肌肉层后眶脂肪

3. 腺体

（1）睑板腺　睑板内存在许多腺体，呈单行排列，上睑 25～30 排，下睑约 20 排。上睑腺体较下睑略大，且腺体间借侧管相连并汇入大导管，在睑缘的灰线附近有大导管的开口。睑板腺属一种皮脂腺，腺泡充满皮脂腺上皮细胞，腺泡周边部为胞浆内无脂肪的立方形上皮细胞，由外向内依次增加，增大至 20μm 时，胞浆内出现脂肪，随着脂肪的增厚直至充满脂肪，然后细胞破裂，释放出脂肪物质，随着脂肪的增厚直至充满脂肪，连同细胞碎屑一同排入排泄管内。垂直走向的大导管远端为盲端，故一旦近端受阻后，睑板腺内分泌物排出不畅，管内脂肪酸分解，如无细菌感染可形成肉芽组织，继则形成睑板睑囊肿。如有急性化脓性炎症，则形成内麦粒肿。另外由于腺管呈垂直走向，故当在眼睑板行手术治疗时，应尽量避免在睑板做水平向切口。

（2）泪腺　是一种外分泌腺，为一扁平淡黄色并呈分页状物，位于眶外上 1/4 区域的泪腺窝内。提上睑肌腱膜挤压泪腺并将其分为眶部泪腺和睑部泪腺。睑横韧带正是在泪腺这两部分之间穿过并有部分纤维投射到眶外壁上。

眶部泪腺　是泪腺的上半部分，呈扁平，面微凹的豆形，体积较大约 20μm×12μm×5μm，上面略凸与额骨泪腺窝之间有细纤维相连，下面略凹与提上睑肌腱密切相连。前缘较锐，通过细纤维与额骨泪腺窝相连，几乎与眼球后极位于同一冠状面上。其内侧在提上睑肌之上，外侧位于外直肌之上并紧贴外壁骨膜（图 2-34）。

睑部泪腺　为眶部泪腺的 1/2～1/3 大小，它位于提上睑肌腱膜的下面，其前段可达眶缘之前，上穹窿结膜外上方，在翻转上睑并用力向下方注视时，有时可经结膜透见部分泪腺组织，有泪腺脱垂则更加明显。

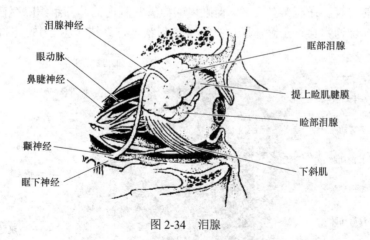

图 2-34　泪腺

外侧睑缘上约 5mm 的结膜囊内有主要的泪腺排泄导管的开口。来自眶部泪腺的排泄管穿过睑部泪腺，排泄管共约 12 根，其中 2～5 根来自眶部，6～8 根来自睑部。由于眶部泪腺排泄管穿越睑部泪腺，因此，一旦摘除或破坏睑部泪腺将导致严重的反射性泪液分泌减少。

副泪腺　即 Krause 氏腺及 Wolfring 氏腺。分别位于穹窿结膜和睑板上缘之间的结膜下。也可认为是睑部泪腺向下的延续。也是一种外分泌腺，主要成分是结膜上皮内的盂状细胞，该细胞可分泌黏液，参与泪膜的形成。这些腺无传出神经支配。

①视神经　是指从视盘起到视交叉前脚这段神经。按部位分为：眼内段、眶内段、管内段、颅内段。眼内段（即视乳头）：从视盘开始，100万～120万神经节细胞的轴突组成神经纤维束，成束穿过巩膜筛板出眼球，长约1mm。又分为筛板后区、筛板、筛板前层和神经纤维层。眶内段：长约25～30mm，位于肌锥内，较视神经孔至眼球后部的距离18mm要长，以利于眼球转动。管内段：视神经通过颅骨视神经管的部分，长约6～10mm。筋膜与骨膜相连，以固定视神经。颅内段：为视神经出视神经骨管后进入颅内到达视交叉前脚的部分。

②视交叉　是两侧视神经交汇之处，长方形，横径约12mm，前后径8mm、厚4mm的神经组织。它两侧为颈内动脉，前上方为大脑前动脉及前交叉动脉，下方为脑垂体，后方为第三脑室。

③视束　视神经纤维经视交叉后，位置重新排列的一段神经束。离开视交叉之后，分为二束绕大脑脚至外侧膝状体。

④外侧膝状体　呈卵圆形，位于大脑脚的外侧，由视网膜神经节细胞发出的神经纤维约70%在此与外侧膝状体的节细胞形成突触。

⑤视放射　是联系外侧膝状体和枕叶皮质的神经纤维结构。

⑥视皮质　位于大脑枕叶皮质相当于Brodmann分区的17、18和19区，即距状裂上、下唇和枕叶纹状区，是大脑皮质中最薄的区域。

三、眼部的神经与血管

1. 眼眶的血供

眼眶部的血管存在着某些变异，但眶内的血管与眶内的结缔组织隔存在相对恒定的位置关系。动脉通常穿行于眶脂肪中并形成放射状走行系统（图2-35、图2-36）。

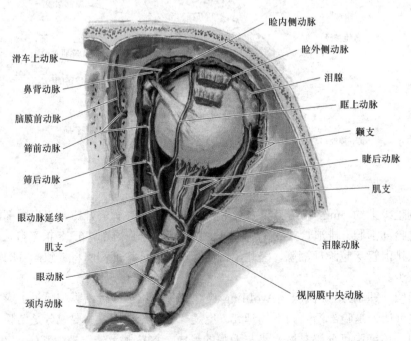

图2-35　眼部深层动脉

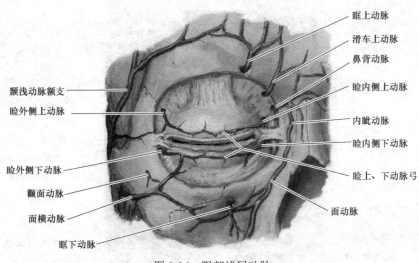

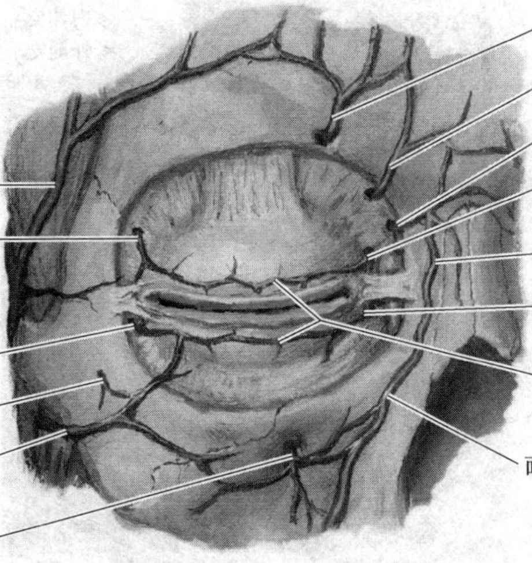
眶上动脉
滑车上动脉
鼻背动脉
睑内侧上动脉
内眦动脉
睑内侧下动脉
睑上、下动脉弓
面动脉
颞浅动脉额支
睑外侧上动脉
睑外侧下动脉
颧面动脉
面横动脉
眶下动脉

图 2-36　眼部浅层动脉

静脉常走行于结缔组织间并形成较复杂相互吻合的静脉环，该静脉环分别分布于肌锥内。另外还有微动脉系统，常呈攀状，行走于眶脂肪之间并连接动、静脉系统（图 2-37）。

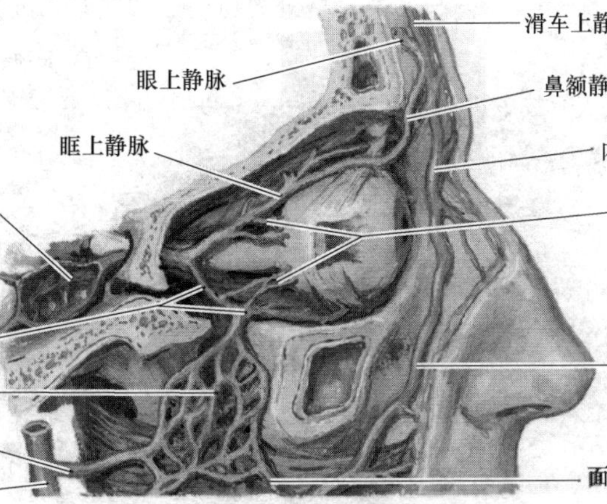
滑车上静脉
眼上静脉
鼻额静脉
眶上静脉
内眦静脉
海绵窦
涡静脉
眼下静脉
面静脉
翼丛
上颌静脉
下颌后静脉
面深静脉

图 2-37　眼部静脉

2. 眼睑的神经、血管以及淋巴管

眼睑的血管动脉主要来自两个血管系统，浅部来自颈外动脉系统，有面动脉、颞浅动脉和眶下动脉；深部来自眼动脉的终末支，有睑内侧上、下动脉，额动脉和泪腺动脉的分支（眶外侧动脉）。上述动脉在眼睑组成 3 个动脉弓，一般上睑内有上下 2 个动脉弓，下睑内有 1 个动脉弓，分布于眼轮匝肌和睑板之间。这些动脉弓发出许多小支，向前分布于眼轮匝肌，向后穿过睑板达结膜。静脉皆汇入眼、颞及面静脉中，这些静脉没有静脉瓣，因此眼睑化脓性炎症有可能蔓延到海绵窦，而导致严重的后果。三叉神经第 1 和第 2 支分别司上睑和下睑的感觉。

3. 眼外肌的神经来源与血液供应（图2-38、图2-39）

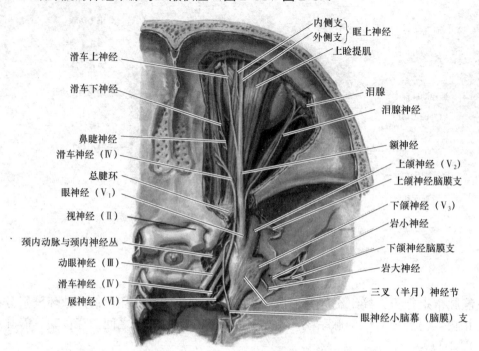

图 2-38　眼部神经

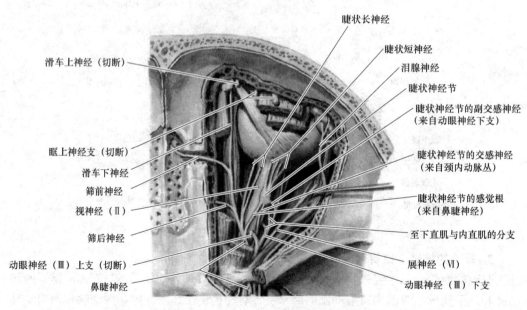

图 2-39　眼部神经（上睑提肌、上直肌与上斜肌部分切除）

（1）动眼神经　该神经来源于大脑脚内侧、脑桥上缘，中脑腹面的动眼神经沟内。出脑干后前行进入海绵窦的上、外侧壁。在海绵窦或眶上裂处，该神经分为上、下两支。上支分布到上直肌及上睑提肌；下支分布到内直肌、下直肌、下斜肌及睫状神经节。上下两分支均穿行于肌锥内并发出分支分布到直肌的内表面，瞳孔纤维与下支伴行并通过突触方式与睫状神经节相连，支配下斜肌的神经在下直肌的外缘进入肌肉。

（2）滑车神经　该神经发源于脑干的背面，也是唯一一条发源于脑干背面的脑神经。神经发出后在外侧绕过中脑，与脑上动脉交叉并向前沿海绵窦内侧壁前行。经眶上裂入眶后在 Zinn 总腱环上肌锥外前行，其横过上直肌及上睑提肌、沿上斜肌表面走行并在上斜肌后 1/3 处进入该肌。由于滑车神经途径长且通过较多结构，故在外伤时极易将其损伤。

（3）外展神经　起于桥脑下缘锥体内侧、向上绕过斜坡、通过岩下窦，在岩蝶韧带下穿过进入海绵窦。入海绵窦沿内下壁前行，该神经与动眼神经和滑车神经不同，在窦内行进过程中无固定组织支持神经。经眶上裂入眶并通过 Zinn 环分布到外直肌上。与滑车神经类似，外展神经途径长且有几处固定点，故易受外伤的影响。该神经对斜坡部位的牵拉及由于颅内压增高造成的脑干向下移位非常敏感。

眼肌的血供主要来源于眼动脉。眼动脉发出内、外侧肌支，内侧肌支较外侧肌支粗大，供给内直肌、下直肌及下斜肌，外侧肌支供给外直肌、上直肌及上斜肌。下直肌及下斜肌还接受来自眶下动脉分支的供血。分布于四条直肌的动脉组成睫状前动脉，数目不等的动脉由直肌肌腱传出。眼外肌的静脉回流血主要汇入眼上及眼下静脉。眼上静脉主要接收来自内直肌、上直肌、上睑提肌、上方涡静脉、筛前静脉及眼下静脉的吻合支回流血液。眼下静脉主要接受来自下直肌、下斜肌、下方涡静脉及外直肌的回流血液。眼上、下静脉回流入海绵窦。

4. 泪腺的血管及神经

在视神经孔附近或视神经管内由眼动脉分出泪腺动脉，分出后在视神经外并沿外直肌上缘与眶外壁平行前行到达泪腺后分出许多小支供应泪腺。个别血管异常者其泪腺动脉肥大，可超过眼动脉的直径。泪腺的静脉血汇入眼上静脉。泪腺的淋巴管首先汇入眼睑及结膜的淋巴管，后再汇入耳前淋巴结。

支配泪腺的神经共三种来源。为三叉神经眼支的泪腺神经，面神经的岩浅大神经及交感神经。三叉神经的分支泪腺神经，分布在分泌细胞及导管外并构成网状结构，支配其感觉。此外，尚有部分纤维穿过泪腺到达结膜和皮肤。岩浅大神经为泪腺的分泌神经，起始于舌咽神经核，沿面神经至膝神经节，该处为岩浅大神经的起端，岩浅大神经后与岩深大神经吻合形成翼管神经。翼管神经入蝶腭神经节，后经上颌神经颧支与泪腺神经吻合。交感神经束自颈上神经节，经泪腺动脉的交感神经，岩深大神经及泪腺神经的交感纤维到泪腺。

三叉神经眼支的泪腺神经主要反射性分泌泪液，面神经的岩浅大神经则主要控制大量泪液分泌；交感神经司正常泪腺分泌。

5. 视路的血液供应

视盘的血液供应来源于不完整的动脉吻合环，Zinn－Haller 环，而该环的血液又来源于乳头旁的脉络膜、睫状后动脉及软脑膜动脉丛。另外，脉络膜尚发出细小动脉直接通至视盘浅层。视网膜中央动脉营养视网膜，但对视神经本身却提供非常少的血供。

眶内段视神经的血供来源于眼动脉的分支动脉。在视神经骨管内及鞍上段的视神经接受颈内动脉及前交通支发出的软脑膜小分支的血供。

视交叉的血供来源于上、下两组血管。上组血管来源于大脑前动脉在交通支前发出的众多细小分支，这组血管供给视神经及视束的上表面及视交叉的外侧部分。下组血管也称为垂体上动脉网，小血管间相互吻合，非常丰富，其血液来源于颈内动脉、后交通动脉及大脑后动脉。

视放射前部接受大脑中动脉发出的分支供给的血液，这些分支血管通过壳部到内囊。在大脑侧裂内的大脑中动脉发出的分支供给视放射颞侧部分的血供。大脑侧裂颞上皮质动脉是视放射后部主要的供血支，同时其也可与大脑后部血管在枕叶后极部相吻合，故也为视皮质凸面提供了双重血液供应。

第三节　鼻部解剖

一、鼻部体表标志

鼻为呼吸道门户，也是嗅觉器官，由外鼻、鼻腔和鼻窦三部分组成。鼻腔位于颅底与口腔之间，旁与鼻窦相连，中间由鼻中隔将鼻腔分成左、右两侧，前经鼻前庭通前鼻孔、后经后鼻孔接鼻咽。鼻腔冠状切面呈三角形，顶部狭窄，底部较宽。

1. 外鼻（图2-40）

位于面部中央，形似三棱锥体，由鼻骨、上颌骨额窦、额骨鼻窦和鼻软骨构成支架。鼻骨上端窄厚，下端宽薄，故外伤时下端易骨折。其体表标志有鼻根、鼻梁、鼻尖、鼻小柱、鼻背、鼻唇沟、鼻翼、前鼻孔等。鼻的上端凹陷处为鼻根，鼻的下端向前突起的部分称为鼻准，鼻尖两侧呈半圆形隆起的部分称为鼻翼，鼻根至鼻尖为锥形隆起称为鼻梁，鼻梁两侧的斜面称为鼻背，外鼻底部两个开口称为前鼻孔，两鼻孔之间有鼻小柱相隔，鼻翼与面颊部的交界处为鼻唇沟。

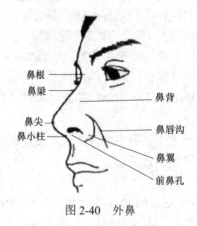

图2-40　外鼻

2. 鼻中隔

位于两侧鼻腔之间，构成鼻腔的内壁。鼻中隔主要由鼻中隔软骨、筛骨正中板（或称筛骨垂直板）和犁骨构成。

二、鼻部体表投影

鼻窦是鼻腔周围上颌骨、筛骨、颧骨、蝶骨内的含气空腔，均有窦口与鼻腔相通。鼻窦黏膜与鼻腔黏膜相延续，均为纤毛柱状呼吸上皮。鼻窦左右成对，共计 4 对。分别为上颌窦、筛窦、额窦、蝶窦（图 2-41）。

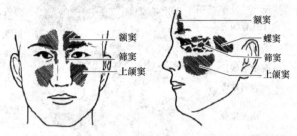

图 2-41　鼻窦的体表投影

1. 上颌窦

上颌窦位于上颌骨体内，左右各一，是 4 对鼻窦中最大的 1 对，窦腔呈不规则的三面锥体形。其前壁，相当于尖牙窝处的骨壁较薄处；上壁即眼眶下壁；下壁即上颌骨牙槽突，常低于鼻腔底。上颌窦的后外壁为颞下窝和翼腭窝的前壁。上颌窦内壁相当于鼻腔外侧壁。上颌窦开口位于中鼻道，通常在筛漏斗的中部或后部，呈椭圆形，少数为圆形或肾形，直径约 3mm。此外，上颌窦还有 1~3 个副口。

2. 筛窦

筛骨位于两眶之间，额骨之下，蝶骨之前，参与构成眼眶的内壁、鼻中隔、鼻腔上壁和外侧壁。筛骨由水平板、垂直板、鸡冠和左、右筛骨迷路 5 部分组成。筛骨水平板分隔颅腔与鼻腔，上有筛孔，孔内有嗅神经通过。筛骨迷路内含有筛窦。筛窦呈蜂房状，结构复杂，每侧筛窦大约有多个气房（3~18 个不等），筛窦的前后径长 4~5cm，高 2.5~3cm，前后宽度不等，前部宽 0.5~1cm，后部宽 1.5~2cm，

3. 额窦

额窦位于额骨内、外板之间，左右各一。额窦平均高 3 厘米，宽 2~2.5cm，从前向后深 1.5~2cm。额窦开口位于额窦底壁，或经鼻额管开口于筛漏斗的额隐窝，或直接通入中鼻道前部，少数人的额窦可以开口于前组或后组筛窦。

4. 蝶窦

蝶窦位于蝶骨体内，蝶窦中隔将蝶窦分为左、右两腔。蝶窦前壁中央的蝶嘴与鼻中隔的筛骨垂直板和犁骨后缘相接，蝶窦开口位于蝶嘴两侧，引流至蝶筛隐窝。蝶窦上壁为颅中窝的一部分，蝶窦下壁为鼻咽顶部，蝶窦内壁为蝶窦中隔，蝶窦外侧壁与海绵窦、颈内动脉及颅神经相连。

三、鼻部弓弦力学系统

（一）鼻部静态弓弦力学单元

1. 弓（图 2-42）

（1）鼻骨　鼻骨是成对的长方形骨板，位于犁状孔上方。上接额骨鼻部，形成鼻额

缝，外缘接同侧上颌骨额突，下缘与鼻外侧软骨相连，后面与筛骨正中板相接，两侧鼻骨的内线在中线处相互结合，向前隆起形成鼻梁。

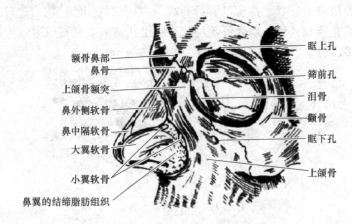

额骨鼻部
鼻骨
上颌骨额突
鼻外侧软骨
鼻中隔软骨
大翼软骨
小翼软骨
鼻翼的结缔脂肪组织

眶上孔
筛前孔
泪骨
颧骨
眶下孔
上颌骨

图 2-42　外鼻的骨与软骨支架

（2）上颌骨额突　为外鼻的骨性支架之一，与鼻骨及鼻外侧软骨相连，构成其外侧面。

（3）额骨鼻部　位于鼻根处，下接鼻骨。

（4）鼻中隔软骨　其前上缘向上与骨间缝相连，中间部与外侧软骨相连，最下部经软骨膜与这些软骨相连，其后上缘与筛骨的垂直板相连续，后下缘与犁骨及上颌骨的鼻嵴和前鼻棘相连。

（5）鼻外侧软骨　呈三角形，其上部与鼻中隔软骨相连续，下部近前处与鼻中隔之间有一狭窄的裂隙，上缘附着于鼻骨和上颌骨额突上，下缘由纤维组织连接于鼻翼大软骨上。

（6）鼻翼大软骨　位于鼻外侧软骨的下面，紧紧围绕在鼻前孔的前部。在其中间部，通过纤维组织与对侧的鼻翼大软骨和鼻中隔软骨的前下部疏松地连接在一起，形成部分活动性鼻中隔。鼻翼大软骨外侧部的上缘与鼻外侧软骨的下缘相连。

（7）鼻中隔　鼻中隔位于两侧鼻腔之间，构成鼻腔的内壁。鼻中隔分软骨部和骨部两部分。鼻中隔软骨构成鼻中隔的软骨部，筛骨正中板和犁骨构成鼻中隔的骨部。鼻小柱由两侧大翼软骨的内侧脚、皮下组织和皮肤构成，位于鼻中隔软骨的前下部，有一定的活动性，又称为鼻中隔的可动部，为鼻前庭的内壁（图 2-43）。

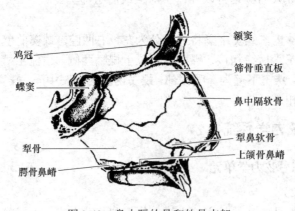

鸡冠
蝶窦
犁骨
腭骨鼻嵴

额窦
筛骨垂直板
鼻中隔软骨
犁鼻软骨
上颌骨鼻嵴

图 2-43　鼻中隔的骨和软骨支架

（8）下鼻甲　是一块独立骨，与上颌骨鼻面和腭骨垂直板相接，其下缘游离缘微屈，是最大的鼻道（图2-44）。

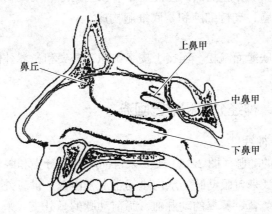

图 2-44　鼻腔外侧壁示意图

（9）中鼻甲　是筛骨迷路的中部突起，向后延伸至腭骨垂直板。在中鼻甲前端的鼻腔外侧壁上有一小丘状隆起，称为鼻丘，内含 1～3 个气房，是筛窦（前组筛窦）的最前端。在中鼻甲后端的鼻腔外侧壁上，靠近蝶窦底的部位有一个骨孔，称为蝶腭孔，为蝶腭神经和血管出入鼻腔之处。

（10）上鼻甲　位于中鼻甲后上方的一个小弯曲骨板，成为上鼻道的顶。是三个鼻甲中最小和最浅的一个。上鼻甲后上方有蝶筛隐窝，蝶窦开口于蝶筛隐窝内。

（二）鼻部动态弓弦力学单元

鼻部动态弓弦力学单元由鼻部静态弓弦力学单元加鼻部肌肉组成。静态弓弦力学单元如上所述。

1. 鼻孔扩张肌

主要有鼻孔开大肌、降眉间肌和上唇方肌。

2. 鼻孔收缩肌

主要有鼻横肌、降鼻中隔肌和降鼻翼肌。

在正常情况下外鼻肌很少起作用，只有当深吸气、闻嗅或呼吸困难时，鼻翼运动才比较明显。面神经瘫痪时，鼻翼的张闭动作消失，严重者可表现为鼻翼塌陷，影响通气功能。外鼻肌肉均受面神经支配，有司前鼻孔的扩大或缩小及参与面部表情的作用。

（三）鼻部弓弦力学系统辅助装置

1. 鼻腔黏膜

鼻前庭被覆皮肤，固有鼻腔内衬黏膜。根据黏膜的特征和功能，分为呼吸区黏膜和嗅区黏膜两部分。

（1）呼吸区黏膜　位于鼻腔下部，包括下鼻甲、中鼻甲及其相对应的鼻中隔部分被覆呼吸黏膜。呼吸区黏膜前部（鼻腔前 1/3）从前向后依次被覆鳞状上皮、移行上皮和假复层柱状上皮，呼吸区黏膜后部（鼻腔后 2/3）被覆假复层柱状纤毛上皮。鼻腔黏膜与鼻窦、鼻泪管和鼻咽部黏膜相延续。

（2）嗅区黏膜　位于鼻腔上部，包括上鼻甲以上的部分及其相对应的鼻中隔被覆嗅黏膜。嗅上皮由嗅细胞、支持细胞和基底细胞构成。

2. 外鼻皮肤

覆盖于鼻部的皮肤薄而疏松，连接于皮下组织，鼻尖和鼻翼外侧的皮肤较厚且附着紧密，有许多皮脂腺。

四、鼻部血管、神经分布和淋巴回流

1. 外鼻的血管、神经

（1）血管　外鼻的动脉（图2-45）主要来自面动脉的分支和眼动脉的分支和眶下动脉的分支。鼻背动脉（来自眼动脉）从内眦韧带上方出眶，供应外鼻上部的动脉血。面动脉的鼻外侧支供应鼻背、鼻翼的动脉血。筛前动脉的鼻外支（来自眼动脉）从鼻骨与鼻外侧软骨的交界处穿出，到达鼻尖。上唇动脉（来自面动脉）供应上唇、鼻前庭及鼻中隔前段的动脉血。外鼻的静脉经内眦静脉和面前静脉汇入颈内静脉。内眦静脉经眼上静脉和眼下静脉与颅内海绵窦相通。

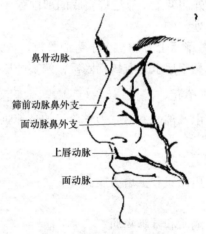

图 2-45　外鼻的动脉

（2）神经　外鼻的运动神经（图2-46）来自面神经，感觉神经来自三叉神经。鼻根、鼻梁和鼻背上部的感觉神经来自眼神经和滑车下神经。鼻翼和上唇的感觉神经来自上颌神经分出的眶下神经。

2. 鼻腔的血管、神经（图2-47）

（1）血管　鼻腔的动脉主要来自颈内动脉的眼动脉和颈外动脉的上颌动脉。眼动脉在眶内分出筛前动脉和筛后动脉两支，分别经筛前孔和筛后孔进入鼻腔。筛前动脉供应鼻腔外侧壁和鼻中隔的前上部分；筛后动脉供应鼻腔外侧壁和鼻中隔的后上部分。上颌动脉在翼腭窝内分出蝶腭动脉、眶下动脉和腭大动脉。蝶腭动脉经蝶腭孔进入鼻腔后，分为鼻后外侧动脉和鼻后中隔动脉。鼻后外侧动脉沿下鼻甲和中鼻甲走行，供应鼻腔外侧壁的后部、下部和鼻腔底；鼻后中隔动脉供应鼻中隔的后部和下部。眶下动脉出眶下孔后，供应鼻腔外侧壁的前部。腭大动脉出腭大孔后，沿硬腭向前走行，经切牙管进入鼻腔，供应鼻中隔的前下部分。

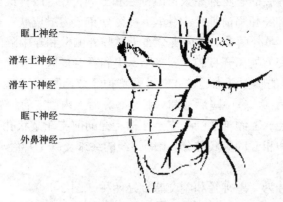

图 2-46　外鼻的运动神经

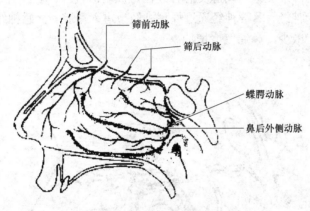

图 2-47　鼻腔外侧壁动脉

（2）神经　鼻腔神经包括嗅觉、感觉及植物神经 3 部分（图 2-48）。

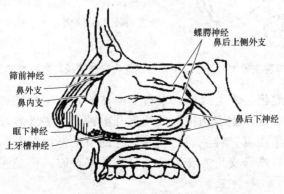

图 2-48　鼻腔外侧壁神经

①嗅神经 嗅细胞为双极神经元，周围突的末端形成嗅泡，上有嗅毛，突出于嗅黏膜表面。中枢突汇集成嗅丝（嗅神经），经筛孔穿过筛板，止于前颅窝的嗅球，在嗅球内与僧帽细胞的树突形成突触。

②感觉神经 鼻腔的感觉神经来自眼神经和上颌神经。眼神经分出鼻睫神经，鼻睫神经再分出滑车下神经和筛前神经。滑车下神经分布于内眦皮肤；筛前神经经筛前孔进入鼻腔，分为鼻内、鼻外两支。鼻内支分布于鼻腔外侧壁和鼻中隔的前上部，鼻外支经鼻骨与鼻外侧软骨交界处离开鼻腔，分布于鼻尖和鼻背皮肤。上颌神经在翼腭窝内外出蝶腭神经，蝶腭神经的感觉纤维通过或绕过蝶腭神经节，进入鼻腔后分为鼻后上内侧支，分布于鼻腔外侧壁后部、鼻中隔后部和鼻腔顶。鼻后上内侧支有一较大分支斜行于鼻中隔上，称为鼻腭神经。上颌神经的分支上牙槽神经的前支在梨状孔下内方分出一鼻支，分布于下鼻道前部和相应的鼻底部分。上颌神经的终末支眶下神经亦分出鼻内、外两支，分布于鼻翼和鼻前庭。

③植物神经 分为交感神经和副交感神经两种（图 2-49）。

鼻黏膜交感神经的传出神经纤维起始于脊髓的第一、二胸节，节前纤维在颈上神经节形成突触，节后纤维经颈内动脉交感神经丛形成岩深神经。岩深神经与岩浅大神经，在翼管内组成翼管神经。翼管神经通过蝶腭神经节进入鼻腔。交感神经兴奋时鼻黏膜血管收缩，黏液分泌减少，鼻通气度增加。

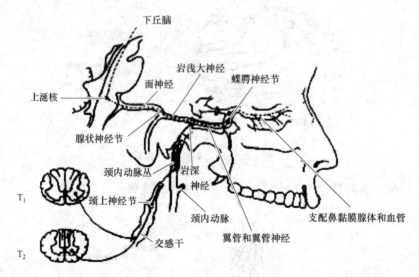

图 2-49 鼻腔黏膜植物神经示意图（实线为交感神经，虚线为副交感神经）

副交感神经纤维起始于上涎核。来自上涎核的副交感纤维加入面神经的中间神经，到达膝状神经节片，副交感神经纤维离开面神经，进入岩浅大神经。岩浅大神经与岩深神经一起组成翼管神经。与交感神经的节前纤维在翼腭窝内的蝶腭神经节交换神经元。节后纤维分支进入鼻腔。交感神经兴奋时，鼻黏膜血管扩张，腺体分泌增多，鼻阻力增大。

第四节 唇部的解剖

一、唇部的表面解剖

上唇的正中部称为人中；人中两侧堤状隆起称为人中嵴；皮肤与黏膜的交界处称为唇红缘；唇红缘在两侧人中嵴的交点称为唇峰；唇峰至上唇鼻孔基底部中点为上唇的标准长度，婴儿一般长约 12～14mm，成人 15～17mm；唇红的正中部分黏膜较突起称为唇珠；唇红缘在上唇形成的弓形曲线称为唇弓。正常上唇侧面观位于下唇上方，上唇游离缘向上翘起，构成特定的美的曲线。

二、唇部的弓弦力学系统

1. 唇部的静态弓弦力学单元

（1）弓

①上颌骨 左右各一，其是面中部最大、结构最复杂的骨结构，其中包括上颌窦。上颌骨与邻接的颧骨、鼻骨、犁骨、蝶骨等相连，参与眼眶（眶底 1/3）、鼻窝（鼻底及外侧壁）、口腔及腭的大部分构成，并于两骨中央处形成犁状孔，支持鼻骨及鼻软骨。上颌骨的上方借眶间间隙与颅骨相连接，该间隙外界为眼眶内侧壁。前界为上颌骨鼻突及鼻骨，后界为蝶骨体，鼻窝上部的筛骨蜂窝及鼻泪管均包含在此间隙内。由筛板及筛窦顶将颅前凹与眶内间隙隔开。颧上颌连接部与颅的外侧面相连。上颌骨后方借蝶骨翼突与颅底相连。上颌骨的解剖形态不规则，可分为一体和四突，及上颌体、额突、颧突、腭突、牙槽突。

②下颌骨 主要位于颜面部的下 1/3，系颅面骨中惟一能运动者。下颌骨分为水平部和垂直部。水平部即下颌体，呈弓形，为容纳牙齿的部分，垂直部又称下颌支、下颌升支，为一近似长方形骨板。下颌骨为颌面诸骨体积最大、面积最广、位置也最为突出者。

（2）弦

筋膜 唇部为浅筋膜，较疏松，与皮肤、口轮匝肌相连，并有部分肌纤维穿经此层。

2. 唇部的动态弓弦力学单元

唇部动态弓弦力学单元由唇部静态弓弦力学单元加唇部肌肉组成。静态弓弦力学单元如上所述。

（1）颧大肌 亦称颧肌，呈扁带状，起于颧颞缝前方的颧骨，肌束斜向前下，经咬肌、颊肌、面动脉和面静脉的浅面，止于口角的皮肤和颊黏膜。收缩时牵拉口角向外上，使面部出现笑容。

（2）颧小肌 曾称上唇方肌颧头，呈细扁带状，位于颧大肌的内侧，肌纤维起于颧颞缝后方的颧骨，行向内下，与颧大肌纤维平行，止于口角内侧的上唇皮肤。收缩时牵拉上唇外侧向外上。

（3）提上唇肌　位于眼轮匝肌下方和颧小肌内侧，呈宽扁带状。起点为两个头：外侧头，又称眶下头，宽而扁，始端被眼轮匝肌覆盖，起于眶下缘与眶下孔之间的上颌骨面，行向下内并与口轮匝肌纤维交织，止于上唇外侧半皮肤，其深面有眶下血管和神经走行；内侧头，又称内眦头，起于上颌骨额突下部，斜向外下分成内、外两片，内侧片止于鼻翼软骨和相应部位的皮肤，外侧片斜行向下与眶下头交织，止于上唇皮肤。该肌收缩时上提上唇。

（4）笑肌　菲薄，由少量横肌束构成，略呈尖向内的三角形，起于腮腺咬肌筋膜，但其下部的少量纤维是颈阔肌后部肌束的延续，肌束主向内略向下方集中，盖于面动脉、面前静脉的浅面，止于口角皮肤，其下部肌束常盖于颈阔肌上缘。该肌收缩时，牵拉口角向外上，呈现微笑面容。

（5）口轮匝肌　位于上、下唇皮下，为环绕口裂呈椭圆形的环形扁肌，上至鼻底，下至颏结节上方，可分为浅、中、深 3 层。浅层肌纤维为口轮匝肌的固有肌束，起于一侧口角附近的皮肤和黏膜，止于另一侧口角的皮肤和黏膜；中层肌束是提口角肌、降口角肌纤维的延续，两肌纤维在口角处交叉后行向内侧，止于中线附近的皮肤；深层肌束主要为颊肌纤维的延续，在口角处部分纤维沿上唇行向内侧、部分纤维交叉至下唇亦行向内侧，上、下两部肌纤维的左、右部均分别于正中线相互移行；深层的少部分肌束是上、下唇切牙肌纤维的延续，肌纤维平行向外，与口角处其他肌纤维相融合。颧大、小肌、提上唇肌和降下唇肌等呈放射状排列的口周肌纤维均斜行交织于口轮匝肌内。口轮匝肌的主要作用是紧闭口裂，深部斜行肌束可使唇贴近牙，交叉纤维可使唇前突做努嘴、吹口哨等动作，还有协助其他肌完成吸吮和发音等作用。

（6）提口角肌　也称尖牙肌，位于提上唇肌和颧大肌深面，起自眶下孔下方的尖牙窝，肌纤维斜向外下方集中于口角，大部止于口角皮肤，少部纤维经口角移行于下唇的口轮匝肌。其作用是上提口角。

（7）降口角肌　呈尖向上的三角形，亦称三角肌。起自颏结节与第 1 磨牙之间的下颌骨下缘，肌纤维向上集中覆盖颏孔，部分纤维止于口角皮肤，部分纤维与口轮匝肌、笑肌和提口角肌相延续。该肌收缩时降口角表现悲伤、愤怒的情感。

（8）降下唇肌　呈方形，亦称下唇方肌，其外侧部稍被降口角肌遮盖。起自颏结节与颏孔之间的下颌骨前面的斜线，行向上内，与对侧同名肌会合，止于下唇皮肤。收缩时可降下唇。

（9）颏肌　也称颏提肌，在降下唇肌的深面，是下唇最深部的肌。整肌呈圆锥状，起自下颌侧切牙根处的骨面，行向内下，止于颏部皮肤。收缩时上提颏部皮肤，并使下唇前伸。

（10）颈阔肌　为菲薄而宽阔的长方形扁肌。起自肩部的三角肌和胸大肌筋膜，斜向内上，越过锁骨浅面达颈前外侧部，继经下颌骨下缘浅面至面部，前部纤维止于下颌体下缘，部分纤维在中线处左、右交叉；中部纤维经面动脉和面静脉浅面达口角与笑肌、降下唇肌纤维融合；后部纤维与腮腺咬肌筋膜相连续。收缩时牵拉口角和下唇向外下，并可降下颌。

3. 唇部弓弦力学系统的辅助装置（图2-50、图2-51）

（1）皮肤 唇部较厚，与浅筋膜、表情肌紧密结合，含有丰富的毛囊、汗腺和皮脂腺。血运丰富，感觉灵敏。

（2）黏膜下层 由疏松结缔组织和大量唇腺组成。唇腺分泌黏液，有保护黏膜作用。在黏膜下层中含有上、下唇动脉。上、下唇动脉在平唇红缘处形成动脉环，距黏膜近，距皮肤较远。

（3）黏膜 由表面的复层鳞状上皮和深层的固有层组成，固有层为致密的结缔组织，与上连接处参差不齐。

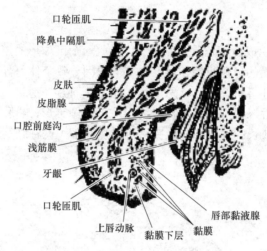

图 2-50 唇的层次（上唇矢状切面）

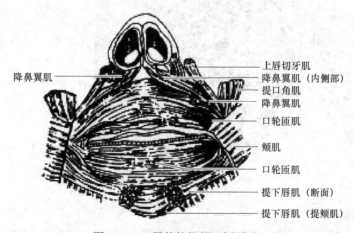

图 2-51 口周的软组织（侧面观）

第五节　乳房解剖

一、乳房表面解剖（图 2-52）

1. 乳房的位置

成年女性乳房一般位于于胸的第 2～6 肋骨之间。内界为胸骨缘，外界达腋前线。内侧 2/3 位于胸大肌之前，外侧 1/3 位于前锯肌表面。但乳房的位置变化较大，少部分外侧可达背阔肌前缘，内侧达胸骨中线，上侧达锁骨下缘。下侧达腹直肌前鞘。

2. 乳房的形态

乳房内的脂肪组织成囊状包于乳腺周围，形成一个半球形的整体，这层囊状的脂肪组织称脂肪囊。脂肪囊的厚薄可因年龄、生育等原因导致个体差异很大。脂肪组织的多少是决定乳房大小的重要因素之一。故乳房的形态因种族、遗传、年龄、哺乳等因素差异较大。我国成年女性未经哺乳者乳房多为半球形或圆锥形，哺乳后多有一定程度的下垂。95% 的乳房有一狭长的部分伸向腋窝称为乳房尾部，又称腋尾部，乳房尾部是乳房与腋部的连续。

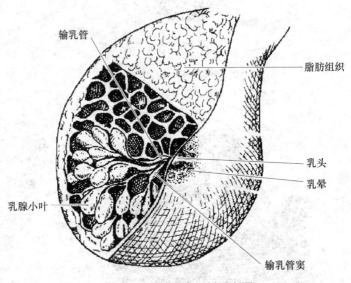

图 2-52　女性乳房解剖示意图

3. 乳头和乳晕

乳房的中心部位是乳头。乳头由致密的结缔组织及平滑肌组成。平滑肌呈环形或放射状排列，当受到机械刺激时，平滑肌收缩，使乳头勃起，并挤压导管及输乳窦排出其内容物。乳头周围有色素沉着较深的皮肤环形区，称乳晕。乳晕部皮肤有毛发和腺体。腺体有汗腺、皮脂腺及乳腺。皮脂腺在乳晕区呈小圆形凸起，又称乳晕腺，较大而表浅，分泌物具有保护皮肤、润滑乳头及婴儿口唇的作用。乳头直径0.8～1.5cm,乳晕直径3.5～4.8cm。乳头双侧对称,通常青年女性乳头一般正对第4、5肋间或第5肋骨水平。乳晕色泽深浅各异,青春期乳晕呈玫瑰红色,孕后及哺乳后色素沉着,色泽变深,呈深褐色。

4. 乳房的腺体组织

乳房的腺体组织由乳腺小叶和乳腺管组成,约占乳房体积的3%。腺体由15～20个腺叶组成,每一腺叶分成若干个腺小叶,每一腺小叶又由10～100个腺泡组成。这些腺泡紧密地排列在小乳管周围,腺泡的开口与小乳管相连。

二、乳房弓弦力学系统

(一)乳房静态弓弦力学单元

1. 弓(图2-53)

(1)胸骨　位于胸前壁正中,属扁骨,为胸骨柄、胸骨体和剑突3部分,后面稍凹。胸骨自上而下分为胸骨柄、胸骨体和剑突3部分。

①胸骨柄　上部分宽厚,下部分稍窄薄。其上缘的中份为颈静脉切迹,两侧有锁切迹与锁骨相连。胸骨柄外侧缘上份接第1肋。胸骨柄与胸骨体连接处,形成微向前突的角,称之为胸骨角。胸骨角可在体表扪到。胸骨角两侧平对第2肋,是计数肋的重要标志。胸骨角向后平对第4胸椎体下缘。

②胸骨体　是长方形的骨板,外侧缘接第2～7肋软骨。

③剑突　扁而薄,紧接胸骨体下端。其形状变化较大,下端游离。

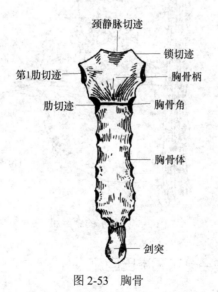

图 2-53　胸骨

(2)肋　由肋骨与肋软骨组成,共12对。第1～7对肋称真肋,其前端与胸骨相连。第8～12对肋称假肋,不与胸骨直接相连。其中,第8～10对肋前端借助软骨与上位肋软骨相连,形成肋弓:而第11～12肋的前端游离于腹壁肌层中,故称之为浮肋。肋的后端与胸椎组成关节。

2. 弦（图 2-54）

（1）皮下浅筋膜　乳腺位于皮下浅筋膜的浅层与深层之间，浅筋膜浅层位于真皮层深面，为富含脂肪的结缔组织、浅筋膜的深层则借疏松结缔组织附着于胸大肌筋膜的浅面，这样浅筋膜组织形成一个"包囊"将乳腺组织包裹于其中，但偶见乳腺组织穿过浅筋膜深层及胸大肌筋膜，深入到胸大肌内。浅筋膜还伸向乳腺组织内形成小叶间隔，对乳腺组织和脂肪组织起一定的支持作用，并保持一定的弹性和硬度。部分乳腺腺体可穿过疏松组织深入到胸大肌浅层，因此，做乳腺癌根治手术时，应将胸大肌筋膜及肌肉一并切除。纤维结缔组织深入乳腺组织之间，形成许多间隔。所以在急性乳腺炎时，脓腔也隔为好几个。

（2）乳房悬韧带　浅筋膜伸向乳腺组织内形成小叶间隔，对乳腺组织和脂肪组织起一定的支持作用，并保持一定的弹性和硬度。此间隔一端连于皮肤和浅筋膜浅层，另一端连于浅筋膜深层，称为乳房悬韧带。得乳癌的时候，肿瘤可侵犯此韧带使之收缩，所以乳房皮肤凹陷，形成"橘子皮"样表现。

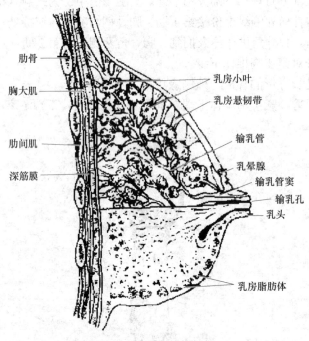

图 2-54　乳房的软组织

三、乳房血管、神经分布和淋巴回流

1. 乳房的血液供应

（1）乳房的动脉　供应乳房的动脉主要有胸廓内动脉的穿支、第 3～7 肋间动脉的穿支及腋动脉的分支，腋动脉亦进一步分为胸最上动脉、胸肩峰动脉、胸外侧动脉和胸背动脉。以上各动脉保证了乳房各部的血液供应，但分布区域并非界限分明，而是相互吻合，构成致密的动脉网。

（2）乳房的静脉回流　乳房的静脉分浅深两组，浅组皮下静脉位于浅筋膜浅层，分横走型与纵走型两种。横走型的静脉在胸骨旁走行，在中线两侧有吻合，该组静脉在胸骨旁穿过胸肌注入内乳静脉。纵走型的静脉向锁骨上窝走行，注入颈下部的浅静脉，尔后注入颈浅静脉。浅静脉在皮下形成浅静脉网，乳晕部围绕乳头形成乳晕静脉环。乳腺的深静脉分别伴随同名动脉的分支汇至无名静脉、腋静脉、奇静脉及半奇静脉。

2. 淋巴引流（图 2-55）

女性乳房淋巴管丰富，分为浅组和深组。浅组位于皮内和皮下，深组位于乳腺小叶周围和输乳管壁内，二组间广泛吻合。乳房的淋巴主要注入腋淋巴结，部分至胸骨旁淋巴结、胸肌间淋巴结和膈上淋巴结等。

（1）乳房外侧部和中央部的淋巴管　沿胸大肌注入胸肌淋巴结，其输入管注入中央淋巴结和尖淋巴结。

（2）乳房上部的淋巴管　注入尖淋巴结和锁骨上淋巴结。

（3）乳房内侧部淋巴管　注入胸骨旁淋巴结，其输出管注入锁骨上淋巴结，或右侧直接注入右淋巴导管，左侧直接注入胸导管。

（4）乳房内下部淋巴管　与腹前壁和膈的淋巴管相交通，并和肝的淋巴管吻合。

（5）乳房深部淋巴管　穿过胸大肌注入胸肌间淋巴结和尖淋巴结，胸肌间淋巴结又称 Rotter 结，位于胸大肌和胸小肌之间。

（6）乳房浅部淋巴管　与皮肤淋巴管有广泛的吻合，并与对侧乳房淋巴管交通。

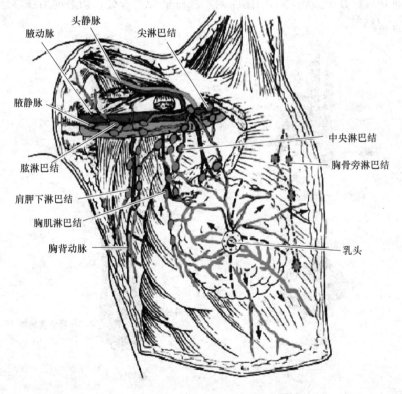

图 2-55　乳房的淋巴引流

第六节 踝部解剖

一、踝部表面解剖

内外踝 胫骨皮下内侧面相当于小腿平坦的前内侧面。远端与胫骨内踝可见的隆凸相延续。腓骨外踝在踝部的外侧面形成一显著的凸出，它比内踝下行至更远的水平且位于更靠后的平面，外踝外侧面在上部与腓骨体下部伸长的皮下三角形区相延续。

二、踝部弓弦力学系统

1. 踝部静态弓弦力学单元

（1）弓

①胫骨下端　胫骨外观呈三棱柱形，下端（图2-56）逐渐扩大，呈四边形，其终末端称为平台，即胫骨远端关节面，是踝关节的主要负重关节面。内侧面向下延伸，形成一坚强的钝锥状骨突，称为内踝。内踝的关节软骨与胫骨远端关节面的软骨相连。内踝可分为前丘部和后丘部，两者以球部结节间沟为界，前球部明显低于后球部。大隐静脉从其前侧通过，内踝处行针刀治疗时要注意勿刺破大隐静脉。胫骨下端的外侧面有一切迹，称为腓切迹。其下方粗糙的凹陷面为下胫腓韧带附着处。切迹前后缘隆起，前方隆起称为胫骨前结节，

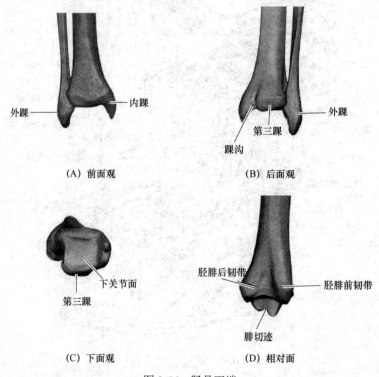

（A）前面观　　　　　　　　　　（B）后面观

（C）下面观　　　　　　　　　　（D）相对面

图2-56　胫骨下端

后方隆起称为胫骨后结节。腓切迹的后面粗糙，有浅、深两沟，外侧为浅沟，有拇长屈肌腱通过；内侧沟较深，称为踝沟，有胫骨后肌与趾长屈肌腱通过。胫骨下端关节面自前向后凹成弧形，后缘骨突形成一骨性突起，称为后踝，有些学者称其为"第三踝"。胫骨下端的前缘形成的骨突，有少数学者称其为前踝，是构成踝穴的前侧部分。

胫骨下端关节面的骨嵴，与距骨滑车上关节面中间的凹陷部分构成关节。若距骨发生侧向移位，距骨滑车上关节面中间的凹陷部分不能与胫骨下关节面的骨嵴相对应，则两骨之间有效接触面积必然减少，日久将导致踝关节损伤性关节炎的发生。

胫骨下端的冠状面与胫骨上端的冠状面不在同一平面上。国外有学者通过测量，发现胫骨下端向外扭转约 $0°\sim40°$，使得踝关节的矢状面与人体冠状面所成的角度为 $120°$。

胫骨下端的骨化中心一般出现在 $1\sim2$ 岁时，男性到 $16\sim19$ 岁，女性到 $15\sim18$ 岁时此处骨骺和骨干愈合。在儿童，内踝处常有一附加骨化中心，临床易将此骨化中心误认为骨折，特别当该处外伤后更要注意鉴别。胫骨下端骨骺未愈合前，骺板不整齐，X线表现为波浪形。踝关节周围大部分韧带均附着于骨骺上，这常是骨骺分离的原因之一。临床上，骨骺分离多发生于 $9\sim14$ 岁之间，且多合并有骨干边缘的骨折。通常骨骺分离发生于骺板的骨干侧，合并的骨干骨折块常常影响骨骺分离的复位。

②腓骨下端　虽然腓骨的重要性不如胫骨，但其下端向下突出的部分，即外踝，是构成踝关节不可缺少的部分，其外形呈锥形，约低于内踝 1cm。腓骨下端在临床上是容易发生撕脱性骨折的常见部位，也对踝关节的稳定性起着辅助加固作用。腓骨下端内侧面的前上部有微凹的关节面，称为踝关节面，与距骨相关节。其关节面多数呈梨形或三角形，少数呈菱形，外踝关节面的后下方为外踝窝，为胫腓后韧带及距腓后韧带的附着部。外踝的外侧面及其上方延长的三角区直接位于皮下，其前方有第三腓骨肌通过；后缘呈浅沟状，称为踝沟，有腓骨长短肌通过。外踝的前面较粗糙，有距腓前韧带，外踝前韧带及跟腓韧带附着。腓骨体有许多肌肉附着，上 1/3 有比目鱼肌附着，下 2/3 有拇长屈肌、腓骨长肌和胫后肌包绕，而下 1/3 因接近于体表，所以很少有肌肉附着。这样上中 1/3 交界处及中下 1/3 交界处，均为两组肌肉附着区的临界区，承受的张力较大，在外力的作用及肌肉强力收缩下，腓骨容易在这两处骨折。这也是踝关节在遭受扭转暴力损伤时，多合并腓骨中下 1/3 及中上 1/3 交界处骨折的原因。

腓骨下端和骨干愈合的年龄与胫骨大致相同。但腓骨下端骨骺的发生较胫骨早，愈合则较胫骨晚。

由于腓骨下端参与踝关节的组成，构成踝穴的外侧壁，其本身的轴线与腓骨干纵轴之间相交成向外的 $10°\sim15°$ 角，另外腓骨可以传导 1/6 体重，所以近年来人们认为凡涉及外踝部位的腓骨骨折，外踝处均应正确对位，防止发生侧方、前后、旋转或重叠移位，并要作固定，才能保持踝穴的稳定。即使在切取腓骨作游离移植或植骨时，也需保留下段腓骨 8cm 以上，并与胫骨作融合固定，以保持踝关节的稳定。

③距骨　距骨（图 2-57）位于胫骨、腓骨下端与跟骨之间的踝穴内，分为距骨头、距骨颈、距骨体 3 部分，距骨体的上部称为滑车，与胫骨下端构成踝关节，内侧的半月

形关节面与内踝相关节，外侧的三角形关节面与外踝构成关节。下方的 3 个关节面分别与跟骨上相应关节面形成距下关节，前方与舟骨相关节。距骨 75% 的表面为软骨覆盖，无肌肉附着，仅有小部分覆盖以骨膜，借以维持血供，其血液供应较差，故临床距骨骨折时，不易愈合，易形成骨坏死。

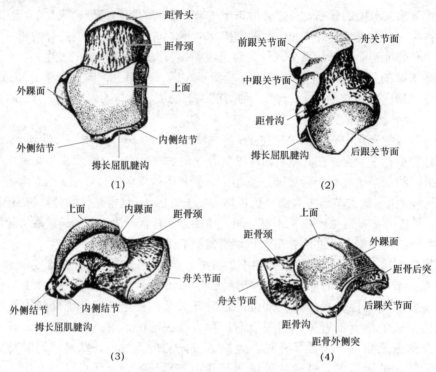

图 2-57 距骨的形态
（1）上面观；（2）下面观；（3）内侧面观；（4）外侧面观

距骨头位于距骨前部，斜向前内下方，远端凸向前，其关节面呈长卵圆形，为舟关节面，与足舟骨相关节。底面有前跟关节面和中跟关节面，分别与跟骨的相应关节面相关节。

距骨颈是介于距骨头与距骨体之间的缩窄部分，上面粗糙，为距舟韧带所附着。颈的下面有一深沟，称为距骨沟，此沟与跟骨沟之间形成跗骨窦和跗骨管，有距跟骨间韧带和血管通过。

距骨体呈不规则立方形，两边突出呈鞍形，前宽后窄。其上、下、内、外 4 个关节面均与邻近骨相关节。距骨体的前面连接距骨颈，后面为上面向后的延续。上方覆以滑车关节面，前宽后窄，与胫骨下关节面相关节。上面自前向后隆起，上关节面中央前后方向凹陷，形成滑车沟，与胫骨关节面中央隆起之嵴形成关节。距骨体的外侧面向上与上关节面相接，其下方向外突出形成距骨外侧突，有距跟外侧韧带附着。外侧结节如果未和距骨体融合即成为游离的三角骨。内侧面的上半部是半月形的内踝关节面，其前部较深，与内踝相关节。下半部粗糙为三角韧带的深层纤维附着，此处有较大的滋养孔。距骨体的后端较小，有一粗糙的向后突起称为距骨后突。距骨后突被一斜行的沟分为两个结节，斜沟内有拇长屈肌腱通过。该肌腱向远侧延伸，直至载距突下面的沟中。外侧结节通常较大，内侧结节不太隆突，正好位于载距突的后面。距骨后突的内侧部有时与跟骨载距突形成骨桥，或以纤维软骨相连。距骨体长轴伸向远侧并向外倾斜，与正中面构成45°角。外侧结节是距腓后韧带的附着处，其足底缘为距跟后韧带的附着处。内侧结节是三角韧带浅层、胫距后韧带的附着点。内侧结节的下面附着有距跟内侧韧带。体的下面自前向后的深沟称为距骨沟，与跟骨的跟骨沟合成跗骨窦。有距跟骨间韧带和颈韧带附着，并有血管通过。有人将跗骨窦前部的扩大部分称为跗骨窦，后部狭细的部分称为跗骨管。距骨沟的外侧有大的后跟关节面，与跟骨相关节。

经过距骨体的轴线与经过距骨头的轴线不在一条直线上，两者相交成20°夹角。距骨滑车是由距骨体的上关节面、内踝关节面和外踝关节面共同组成的。当足在中立位或背伸位时，距骨的宽部进入踝穴，与胫腓骨下端的关节面正好形成嵌合，此时踝关节最稳定。但当足处于跖屈位时（如下楼时），距骨体的宽部滑出关节之外，而较窄的后部进入踝关节，此时踝关节不再稳定，所以在此位置时踝关节最容易受到损伤。距骨头呈圆隆的半球形，与舟骨构成关节，距骨体与距骨颈相交成160°的交角，儿童时稍小为150°。两侧的距骨无肌肉附着，而主要负担体重的传导，所以距骨滑车关节面向下的骨小梁向前后作放射状。距骨的骨化中心一般在产生之前即出现。

（2）弦

①关节囊　踝关节的关节囊前侧由胫骨下端前缘至距骨颈，后侧由胫骨下端后缘至距骨后结节。关节囊前后松弛软弱，前侧的韧带只有少量纤维，后侧关节囊韧带最薄弱，仅有少量纤维连接于胫骨后面、下胫腓后韧带及距骨后面。关节囊左右两侧坚实紧张，附于关节软骨的周围，内侧与三角韧带纤维相连，并得到加强，外侧由距腓前韧带、距腓后韧带加固。虽然跟腓韧带位于关节囊之外，如同膝关节的侧副韧带一样，但可使踝关节囊更加坚强。其后部也有少量纤维，起自内、外踝后缘并向中央集合，再向下止于距骨后突的后内侧结节，充填于胫距后韧带及腓距后韧带的间隙内，在下面与前面附于距骨头之后，使距骨颈位于关节囊内。

在整复踝关节骨折脱位或固定踝关节周围骨折时，应注意将关节置于前后中立位（0°），以避免关节囊挛缩而产生踝关节活动受限。后侧关节囊挛缩，恢复起来相当困难，容易产生跖屈畸形。

②韧带　踝关节的韧带非常丰富，主要有以下几组：

a. 前、后侧韧带　即关节囊的前、后部，较薄弱，这样便于踝关节前后的屈伸运动。

b. 内侧韧带　踝关节内侧主要为内踝韧带，又称三角韧带，位于胫后肌腱的深面，由深、浅两部分组成。三角韧带的浅层纤维呈三角形，近端起于内踝之前丘部，远端止于舟骨、弹簧韧带、载距突的上部，小部分止于距骨；三角韧带的深层主要起于内踝之后丘部及前后丘部间沟，呈尖朝上底朝下的扇形分布，止于距骨滑车的内侧缘，由后部的内侧结节至距骨颈，并有少量纤维达舟骨粗隆。三角韧带被胫后肌穿过，并为胫骨后肌及趾长屈肌所加强。该韧带根据附着点的不同共分为4束，分别是胫跟韧带、胫舟韧带、胫距前韧带及胫距后韧带（图2-58）。

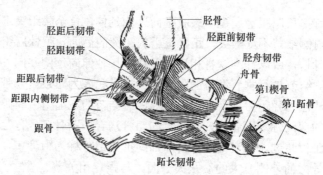

图 2-58　踝关节内侧主要韧带

胫跟韧带　是三角韧带的浅层部分，与胫距韧带相融合。此韧带肥厚而强韧，起于内踝尖向下止于距骨颈，并向下附着于载距突、舟骨及跟舟跖短韧带。此韧带甚为坚强，其下部止点很少会发生撕脱，它从内侧加强踝关节，受到向外的暴力时，其前部、内踝附着点处可发生撕裂。

胫舟韧带　是三角韧带的浅层纤维，起于内踝前面，斜向前下方，止于舟骨粗隆与跟舟足底韧带的内侧缘。

胫距前韧带　是三角韧带的前部纤维，位于胫舟部的内侧，起于内踝前面的骨端，向前下行走，止于距骨颈后部与胫跟韧带融合。

胫距后韧带　此韧带较短，略斜向后方，与外侧的距腓后韧带相对应。起于内踝后丘部及内踝内面的窝，止于距骨的内侧面及后面的内侧结节，靠近踝关节的运动轴，正常运动时维持紧张状态。

三角韧带除了前部的纤维限制足的跖屈外，主要是限制足的背伸及过度的外翻。由于解剖学的特点，三角韧带还限制了距骨向外侧移位，当三角韧带完整时，距骨向外移位不超过 2mm。三角韧带十分坚固，并与踝关节囊紧密相连，当踝关节受到外翻、外旋暴力时，常发生内踝骨折，而很少发生三角韧带的断裂，但其前部纤维可出现撕裂。当三角韧带完全断裂时，X 线显示踝关节处于外翻位，因为此时距骨向外旋转，距骨上关节面与胫骨下关节面之间呈向内开放的角度。

c. 外侧韧带　踝关节的外侧韧带又称腓侧副韧带，不如内侧的三角韧带坚强，该韧带可分为前、中、后 3 束，即距腓前韧带、距腓后韧带、跟腓韧带，分别起自外踝的前、后及尖部，止于距骨和跟骨（图 2-59）。

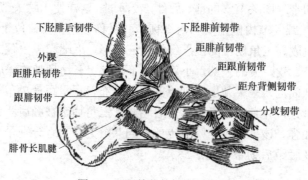

图 2-59　踝关节外侧主要韧带

距腓前韧带　该韧带甚为薄弱，几乎成水平方向，起自外踝前缘，向前内方止于距骨颈的外侧面，近跗骨窦处，紧贴外踝关节面的前方。其主要作用是在踝关节跖屈位时，限制踝关节的内旋及跖屈，而在踝关节中立位时，有对抗距骨向前移位的作用。当该韧带完全断裂时，踝关节前抽屉实验可出现阳性。

距腓后韧带　为踝关节外侧 3 束韧带中最坚强的韧带，起自外踝内侧面的外踝窝，呈三角形水平向后，经距骨后面，止于距骨后突外侧结节，并与拇长屈肌腱相融合。该韧带有限制踝关节过度背伸的作用，可阻止踝关节内收、内翻。正常情况下，由于距腓后韧带在外踝上的附着点十分坚强，以致距骨与外踝很难分离，因而胫骨和腓骨能连成一个单位。而当此韧带完全断裂时，可使距骨与腓骨分离而无骨折，其间距可达 3cm，并伴有距骨向前运动。但临床上该韧带单独损伤较少见。

跟腓韧带　为一强韧的圆形纤维束，位于腓骨长、短肌的深面。该韧带起自外踝尖前凹陷处，斜向后下，止于跟骨外侧面的一个小隆起处，其形状类似于膝关节的腓侧副韧带。该韧带为一强韧的圆形纤维索，长约 1.2cm，宽约 0.5cm。跟腓韧带位于踝关节运动轴线之后，越过踝关节及跟距关节，有限制距骨倾斜及内收的作用。由于解剖关系，仅在背伸时紧张，在跖屈时则松弛。当踝关节处于中立位时其有限制足内翻的作用。当该韧带完全断裂而被动足内翻时，距骨在踝穴内发生倾斜，可引起关节脱位，因此临床上一旦该韧带发生断裂损伤，应及时修补，以免影响踝关节的稳定。

在腓侧副韧带中，跟腓韧带最易发生断裂。当踝关节受到内翻暴力时，跟腓韧带首先断裂，踝关节外侧关节囊也可部分或全部撕裂，若暴力继续则可使下胫腓关节出现分离倾向。临床上距腓前韧带单独损伤则较少见，跟腓韧带与下胫腓前韧带的损伤多同时存在，即跟腓韧带损伤的同时，多伴随有距腓前韧带损伤。这种情况下可引起踝关节的不稳、习惯性扭伤等。当踝关节脱位、内翻骨折或踝关节内侧发生挤压骨折时，腓侧副韧带可发生断裂。

d. **下胫腓韧带**　或称为胫腓联合韧带。下胫腓韧带紧连胫腓骨下端，加深由胫腓骨下端所形成的关节窝，是维持下胫腓关节乃至踝关节稳定的重要韧带。该韧带十分坚强，有以下四部分组成，分别是：下胫腓前韧带、下胫腓后韧带、骨间韧带和下胫腓横韧带。

下胫腓前韧带　是一坚韧的三角形韧带，上起于胫骨下端的边缘，向外下附着于外踝的前面及附近的粗糙骨面上，止于胫骨及腓骨的前结节。其纤维与胫骨骨膜相融合并向上至胫骨前面约 2.5cm 处（图 2-60）。

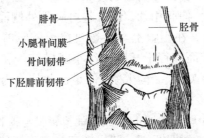

图 2-60　下胫腓前韧带（右踝关节前面观）

下胫腓后韧带　与下胫腓前韧带位置相当，是一条强韧的纤维束，其中含有弹性纤维，其纤维斜行，有加深接受距骨窝的作用。下胫腓后韧带的深部由胫骨下关节面的后缘延伸至外踝内侧后部，与内、外踝的关节面合成一腔，以容纳距骨，形成与距骨相接触最深部的韧带。

骨间韧带 为小腿骨间膜的延续，最为坚实，由胫骨向腓骨斜行，方向由内上向外下。其作用是使胫腓骨下端紧紧连在一起，以加强腓骨的稳定性，防止距骨脱位。

下胫腓横韧带 是横行于胫骨后面的下缘与外踝内侧面的胫腓骨滑膜延长部，其作用主要是防止胫腓骨在距骨面上的向前脱位（图 2-61）。

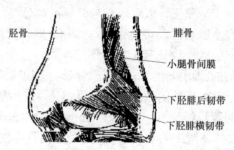

图 2-61　下胫腓横韧带（左踝关节后面观）

下胫腓关节及连接该关节的下胫腓韧带是维持踝穴完整，保持踝关节稳定的重要因素之一。下胫腓韧带除了加固下胫腓关节的稳定外，还能够防止胫腓骨前脱位及距骨的向外侧移位，临床上踝关节骨折时，常常合并有下胫腓韧带的损伤，因此在处理骨折的同时还要兼顾下胫腓韧带的处理，防止出现下胫腓关节分离。能引起下胫腓关节分离的因素有外旋与外翻暴力，但尤以外旋暴力最为重要。当踝关节受到外旋暴力时，下胫腓前韧带首先变得紧张，若暴力继续，下胫腓前韧带所受的牵引力也逐步加大，从而引起韧带撕裂。有时也会伴有胫腓骨结节的撕脱骨折。

2. 踝部动态弓弦力学单元

踝部的活动主要由小腿区肌肉控制。小腿区主要是足的外在肌，由位于小腿前侧的胫骨前肌、趾长伸肌、拇长伸肌及第三腓骨肌所组成的小腿前群肌肉和小腿外侧的腓骨长、短肌以及小腿后侧的腓肠肌、跖肌、比目鱼肌、拇长屈肌、趾长屈肌、胫骨后肌等肌肉组成（图 2-62）。这些肌肉在运动中担负大部分体重，管理足的运动，能支持足弓，既可使足背伸和跖屈，又可使足内翻、外翻和内收、外展。

（1）胫骨前肌　位于小腿前外侧面的皮下，紧贴于胫骨外侧面，其外侧的上方与趾长伸肌相邻，下方与拇长伸肌相邻。该肌起自胫骨外侧面的上 2/3 及其邻近的小腿骨间膜和小腿深筋膜深面。在小腿上半，该肌覆盖着胫前血管和腓深神经。肌束向下，约在小腿下 1/3 段前面移行于长腱，经小腿横韧带和十字韧带深面，止于第 1 楔骨内侧面和第 1 跖骨基底部。作用为背伸足，并使足内翻、内收。还帮助维持足的内侧纵弓。

（2）胫骨后肌　位于小腿三头肌的深面，趾长屈肌与拇长屈肌之间。该肌起自小腿骨间膜上 2/3 及临近的胫、腓骨骨面，肌束向下移行为长肌腱，经趾长屈肌的深面，进入内踝后的沟内。该肌腱分叉如指状，抵止于舟骨粗隆及 3 个楔骨的基底面。此肌在足部为最强大的内收肌。

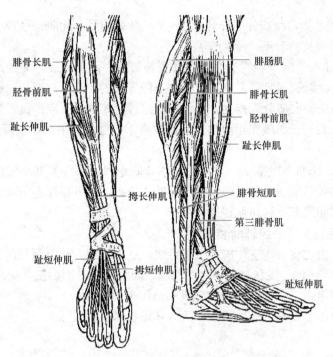

图 2-62　小腿肌前群和外侧群

（3）腓骨长、短肌　腓骨长肌起于腓骨头、腓骨外侧面上 2/3 和小腿深筋膜，腓骨短肌腱起于腓骨外侧面下 2/3 及前后肌间隔，在小腿中部腓骨长、短肌腱互相掩叠并移行为肌腱，短肌止于第 5 跖骨底，长肌下行由足的外侧缘进入足底，止于第 1 楔骨内侧及第 1 跖骨底跖侧面的外侧。

（4）腓肠肌　有内、外两头，内侧头起于股骨内侧髁上的三角形隆起，外侧头起于股骨外侧髁的压迹近侧端，在二头的深面各有一滑囊。两个头在腘窝下角会合，又互相分开，在小腿后部中点相连为一扁宽的腱膜，向下与比目鱼肌腱相融合为跟腱。

（5）比目鱼肌　比目鱼肌起于腘线水平，胫骨内侧缘中 1/3、腓骨头、及腓骨干上 1/3 的后面，向下到小腿中部以下，移行为扁腱，参与跟腱的构成。比目鱼肌的肌纤维排列呈双羽状，肌肉的起点为腱纤维所加强，构成比目鱼肌腱弓，横架于小腿的骨间隙上。该肌与腓肠肌、跖肌一起行走时起抬起跟骨的作用。

（6）第三腓骨肌　起于腓骨前面下 1/4，止于第 5 跖骨底的背侧面，能背伸及外翻足。

（7）拇长伸肌　位于胫骨前肌和趾长伸肌之间，起于腓骨内侧面之下 2/3 及其邻近的骨间膜，向下移行于长腱，经十字韧带深面，止于拇趾末节趾骨基底部的背面。作用为伸拇趾，并使足背伸和内翻。

（8）拇长屈肌　起于腓骨后面，至足底后，开始位于趾长屈肌腱的外侧，继斜向内行，与趾长屈肌腱相交叉而至其内侧。拇长屈肌腱穿过屈肌腱纤维鞘后，止于拇趾末节趾骨底。

（9）趾长伸肌　起于腓骨前面上 2/3 和邻近骨间膜、胫骨上端、前肌间隔及小腿深筋膜，在足部分为四支，止于外侧四趾，其中间束止于第 2 节趾骨底的背侧，两侧束止于第 3 节趾骨底背侧，趾长伸肌能伸第 2～5 趾及背伸足。此肌与胫骨前肌有起于胫腓骨上端及骨间膜的共同起点。

（10）趾长屈肌　起于胫骨后面，经分裂韧带的深面入足后，先经跟骨载距突的跖面斜向前外，接收拇长屈肌腱之一支或数支及跖方肌的止端，与拇长屈肌腱相交叉而经其浅面。趾长屈肌腱向前分为四支，抵达外侧四趾，各腱与相应的趾短屈肌腱偕同进入屈肌腱纤维鞘，最初长肌腱在短肌腱之下，在第 1 节趾骨的中部穿过短肌腱达其浅面，止于末节趾骨。

（11）跖肌　跖肌有时缺如，与前臂的掌长肌相似，肌腹呈细小梭形，起于股骨外上髁的下部及膝关节囊，一半为腓肠肌的外侧头掩护，向下移行为跟腱或止于跟骨的内侧面。起协助腓肠肌和比目鱼肌提跟骨的作用。

3. 踝关节弓弦力学系统辅助装置

（1）皮肤　由表皮、真皮和皮下组织组成。皮下组织为软组织与疏松结缔组织，使皮肤与深层的组织相连。皮肤具有一定的松动性及稳定性是因为皮下的浅筋膜、深筋膜、腱膜及纤维索等组织将皮肤与肌肉、骨膜联结起来的缘故。

（2）脂肪组织　踝部的脂肪组织，为人体的机械减震装置。

第七节　足部解剖

一、足部表面解剖

1. 足背部

在足背部，外踝稍前面可确定跟骨上面前部。当足被动内翻时，胫骨远端前面 3.0cm 处可见并触摸到距骨头上部和外侧部；当趾背屈时因伸肌腱使其不明显。距骨体背侧面或多或少可清楚地扪到，虽然趾伸肌腱使其趋向于不明显。第 5 跖骨粗隆形成明显的突出，沿足部外侧缘的中部可见并触摸到。

2. 足外侧

跟骨平坦的外面在足跟的外侧面可扪到，并可延伸到外踝下，该处被腓骨长肌和腓骨短肌掩盖。当腓骨结节足够大时，在外踝顶端 2.0cm 下可以触摸到。外踝正前面一个可触摸的凹陷通向跗骨窦外侧端。

3. 足内侧

在足内侧，内踝垂直向下 2.0cm 处可触到跟骨的载距突。在载距突的后下面可触摸到（不是很明显）跟骨内侧面。足内侧最显著的骨性标志是足舟骨，其常常可见并在载距突前 2.5cm 总是可扪到。在足舟骨前，追踪胫骨前肌腱可识别内侧楔骨，因该腱止于此。内侧楔骨和第 1 跖骨间关节的上部和内侧部可触之为一狭窄的沟。

4. 足底

当足着地时，它依靠跟骨后部的下面和距骨头，在较少程度上依赖足外侧缘。足背相当于足内侧纵长弓从地面升起。在跟骨下面的后部可辨别跟骨内、外侧结节，但强厚的纤维脂肪垫覆盖于上使其模糊不清。

二、足部弓弦力学系统

1. 足部静态弓弦力学单元

（1）弓

①跟骨　跟骨位于距骨下方，为足骨中最大者，其前部窄小，后部宽大，呈不规则长方形（图 2-63、图 2-64）。

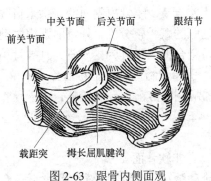

图 2-63　跟骨内侧面观

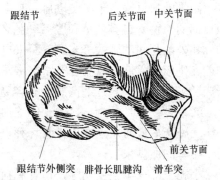

图 2-64　跟骨外侧面观

跟骨后部宽大部分为跟骨体，体的后端突出，称跟骨结节，为跟腱的附着部。跟骨结节的内侧突较大，有拇展肌、趾短屈肌附着，外侧突较内侧突小，有小趾展肌附着。跟骨内侧面呈中凹形式，有一宽厚的向内隆起，称为载距突，支持距骨颈，为跟舟跖侧韧带或弹性韧带附着处，其下有拇长屈肌腱通过。跟骨外侧面也有一突起，称为滑车突，下方有腓骨长肌腱沟，有腓骨长肌腱通过。跟骨共有四个关节面，包括三个距下关节面和跟骰关节面。三个距下关节面位于跟骨的上面，分别与距骨的三个关节面相关节，它们彼此互成一定角度由后向前排列，后 1/3 最大，称后关节面；中 1/3 位于载距突之上，向前下倾斜，称中关节面；前 1/3 较小，呈鞍形，为前关节面，与骰骨相关节。跟距关节关节面与跟结节约成 30°～45°的角度，称为 Bohler 角，为距跟关系的重要标志。当跟骨骨折时，此角常减小甚至消失，甚至成负的角度，影响足弓后臂，从而削弱了小腿三头肌的力量及足的弹簧作用，因而对足的负重功能也造成了影响。此三个关节面与距骨的相应关节面构成距下关节。跟骨的距骨关节面常有变异，最常见的是前、中关节面愈合为一连续的关节面。也有三个关节面愈合为一个连续的关节面者。

跟骨的上面后关节面的前内方有跟骨沟，和距骨沟相对组成一条漏斗形隧道称跗骨管，其外侧开口较大称为跗骨窦。窦口位于外踝的前下方，窦内有跟距骨间韧带，该韧带连接于距骨颈下外侧和跟骨上面之间，呈向上、向内、向前斜行走向，其前部的外侧部分较内侧坚强，不仅有稳定距下关节、防止足过度内翻的作用，也是距骨围绕跟骨的旋转中心。跗骨窦内含有脂肪、滑膜等组织，其间的韧带损伤后可引起脂肪垫增厚、滑膜嵌顿或无菌性炎症等病理改变，此时可伴有小腿的感觉异常等表现，称为跗骨窦综合征。

跟骨主要由松质骨组成，外面仅有薄层皮质骨。骨小梁结构是按跟骨所承受的压力和张力的方向而排列的，可分成两组二束。第一组为压力骨小梁，分为前后两束。前束从跟骨沟部厚的皮质层发出，向前下方走行。后束从跟骨后关节面后的皮质层发出，作扇形向后方跟骨结节走行。第二组为张力骨小梁，薄且长，沿跟骨两侧和下面分布。其两端呈扇状向上扩散，大部分停止于前两束骨小梁的远端，少部分入跟骨结节和跟骰关节面的皮质层。在跟骨前下部有骨小梁稀少的三角区，尖端向上，位于跟骨沟下部，为血管进入髓腔区，足跟骨的构造薄弱处，故临床在处理跟骨骨折时，要注意保护该区，而勿使其受到感染。

跟骨的血供来自于多支动脉，其上面前部的血液供给来自于足背动脉的动脉弓，上面后部的血供来自腓动脉和胫后动脉之间的跟骨上吻合支。跟骨内侧面的血供来自胫后动脉和外侧足底动脉的分支。下面来自外侧足底动脉的跟骨下分支。外侧面则由腓动脉的侧支供应。跟骨血液供应非常丰富，骨折后容易愈合但由于其为松质骨，且被骨小梁分成了多个小格，一旦细菌感染，容易大量繁殖，引起骨髓炎，且不易治愈。

②距骨　距骨分为头、颈、体三部分。其骨骼解剖特点前面已有论述，由于距骨在临床上外伤后最易发生缺血性骨坏死，在此叙述一下距骨的血供特点。

距骨的血供来自：

小腿下部三个主要动脉，借骨膜血管网供给所有非软骨面。

跗骨窦动脉，可起自足背动脉、外踝动脉或腓动脉穿支，经跗骨窦至跗骨管，在该处与跗骨管动脉吻合，共同为距骨提供血供。

跗骨管动脉，约在踝关节下方 2cm 处起自胫后动脉，向前经三角韧带，分支至距骨内侧面，最后至跗骨管与跗骨窦动脉吻合，一起供应距骨的营养（图 2-65）。

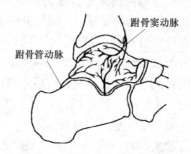

图 2-65　距骨的主要血供来源

距骨的血供主要靠后两条血管供应。由于距骨的血管孔位于距骨的上、外、下面及距骨体的内面，其中距骨颈下面最多、最大，在距骨颈处骨折并伴有显著脱位时，距骨最容易发生缺血性坏死。所以在临床上遇到此类情况时，要尽可能在第一时间使骨折解剖对位，并做有效的固定，以避免距骨缺血坏死的发生。

③足舟骨　介于距骨头和三块楔骨之间，呈前凸后凹形。前面有三个大小不同的关节面，分别与第 1、2、3 楔骨相接，后面有关节面与距骨头相接。舟骨位于足内侧纵弓的中央部分，其内缘有一向下垂的舟骨粗隆，为胫后肌腱的附着部，此处常易因胫后肌的猛烈收缩引起撕脱骨折，需与副舟骨鉴别。

舟骨的血液供应主要来自足背动脉的分支。足背动脉在舟骨的背面，分为 3～5 支，并与足底内侧动脉相吻合，在舟骨粗隆处形成弓，供应舟骨大部分的血供。而舟骨跖面的血供则来自足底内侧的动脉。

④楔骨　有 3 个，均呈楔形，分别位于足舟骨与第 1～3 跖骨之间。各楔骨之间分别有关节形成。第 1 楔骨最大最长，第 3 楔骨次之，第 2 楔骨最小。第 1 楔骨内侧面粗糙，有一浅沟，为胫骨前肌腱通过；其上面狭窄，为韧带附着部；下面粗糙有腓骨长肌、胫前肌及部分胫骨后肌腱附着。第 2 跖骨底与楔骨相接部分较第 1、3 楔骨位于较后的平面最为固定。各骨上下面的大小并非一致，第 1、3 楔骨的宽面朝上，窄面朝下，第 2 楔骨正好相反，三者互相嵌合。

⑤骰骨　呈不规则形，后面紧接跟骨，有跟骰关节面；前面与第 4、5 跖骨相接，内侧接第 3 楔骨与舟骨。骰骨的下面有一沟，有腓骨长肌腱通过，其后有一圆形隆起称为骰骨粗隆，位于跟骨平面以下。骰骨的骨化中心出现年龄男女均为出生后 1 个月～6 个月。骰骨有稳定足弓、限制跟骨旋前的作用。

⑥跖骨　跖骨位于跗骨和趾骨之间，为短管状骨，共有 5 个。第 1 跖骨短而粗，但最坚强，在负重上也最重要。第 1 跖骨头的跖面常有并行排列的两籽骨。在第 1 跖骨底的下面有一粗隆，为腓骨长肌及部分胫前肌的附着部。第 5 跖骨底大致呈三角形，并向外下方突出，形成粗隆，超越骨干及相邻的骰骨外面，是足外侧的明显标志。在其背外侧有坚强的腓骨短肌腱附着，粗隆远侧骨干有第三腓骨肌附着，在第 5 跖骨底的下面，有一浅沟，为小趾展肌腱通过，所以，在临床上第 5 跖骨基底易发生撕脱骨折。第 1 跖骨在某些方面与第 1 掌骨近似，底呈肾形，与第 2 跖骨底之间无关节，亦无任何韧带连接，故具有相当大的活动性。而其余四块跖骨间均有关节相连，并借背侧、跖侧及侧副韧带相连接，比较固定，其中尤以第 2、3 跖骨最为稳定，所以在足部外伤时，易发生第 2、3、4、5 跖骨同时脱位。第 4 跖骨底呈四边形，与第 3、5 跖骨相连。

正常第 5 跖骨的骨骺线越过第 5 跖骨基底的粗隆，与骨干平行，此骨骺线向近侧不至跖跗关节，向内不至第 4、5 跖骨间关节，此为其与骨折的鉴别点。

⑦趾骨　趾骨位于足骨的最末端，除拇趾为 2 节外，其他各趾均为 3 节，共 14 节。趾骨与指骨近似，每节趾骨也分底、体、滑车三部分。近节趾骨底与跖骨头相关节，滑车与第 2 节趾骨底相关节，第 2 节趾骨滑车与第 3 节趾骨底相关节。第 3 节趾骨前端较宽且粗糙，称甲粗隆。

（2）弦

①距下关节周围韧带

a. 距跟前韧带　位于跗骨窦入口的后侧，起于距骨颈，止于跟骨上面。

b. 距跟后韧带　起自距骨后突及拇长屈肌腱沟的下缘，止于跟骨后关节面的后侧。

c. 距骨内侧韧带　强韧但细小，起自距骨后突的内侧，斜向前下方，止于跟骨载距突的后部。此韧带与内侧韧带融合，并构成拇长屈肌腱沟底壁的一部分。

d. 距跟外侧韧带　扁而短，位于跟腓的前上方，起自距骨外突，行向后下方，止于跟骨的外侧面。此韧带有防止足向后脱位的作用。

②距舟关节周围韧带

a. 跟舟跖侧韧带　该韧带又称弹力韧带，强韧而肥厚，由纤维软骨构成。该韧带与踝关节的内侧三角韧带前部相连，起于跟骨载距突前缘，止于舟骨的下面和内侧面，对距骨头有重要的支持作用。外缘与分歧韧带跟舟部融合；该韧带上面有三角形的软骨关节面，构成距跟舟关节窝的一部分；该韧带是支持足弓的重要结构，其下面部分被胫骨后肌腱支持加强。在胫后肌瘫痪的病人，由于距骨体位于足内侧纵弓的顶点，胫后肌失去作用后，距舟跖侧韧带的负担加大，而其又没有胫后肌的强度，所以日久会引起柔性平足症。

b. 分歧韧带　为一强韧的韧带，该韧带后方起于跟骨前关节面的外侧，向前分为两歧，分别止于舟、骰二骨，内侧部称为跟舟韧带，斜向前内侧，止于足舟骨的外侧面，此韧带的上、下方分别与跟舟背侧韧带及跟舟跖侧韧带相融合；外侧部称为跟骰韧带，行向前方止于骰骨的上面。此外尚有距舟背侧韧带的参与，该韧带宽而薄，起自距骨颈上面和外侧面，止于足舟骨的上面。

③跟骰关节周围韧带

a. 分歧韧带　位于跟骰部的部分。

b. 跟骰背侧韧带　连结跟、骰骨的上面。

c. 足底长韧带　强韧而肥厚，起自跟骨下面的跟结节外侧突的前方，其另一部分纤维则向前内方，跨过骰骨腓骨长肌腱沟，止于第 2～4 跖骨底。此韧带对维持足的外侧纵弓起着重要的作用。

d. 跟骰足底韧带　为短宽而强韧的纤维带，起自跟骨下面的前端，斜向前内方，止于骰骨的下面。此韧带也有维持足外侧纵弓的作用。

e. 跖长韧带　起于跟骨结节内、外侧突的前方，深部纤维止于骰骨；浅部纤维行于深部纤维的前部止于第 2、3、4 跖骨底，深浅二部纤维之间形成一条沟，腓骨长肌腱由此沟通过。该韧带有支持足外侧纵弓的作用。

f. 跖短韧带　起于跟骨下面前端的圆形隆起，止于骰骨沟。呈扇形，被跖长韧带所覆盖。

④楔舟关节周围韧带

a. 楔舟楔背侧韧带　为 3 条细而强韧的韧带，起自足舟骨背面，行向前外方，止于 3 个楔骨的上面。

b. 楔舟楔足底韧带　位于足的跖侧，连结在足舟骨与 3 个楔骨之间。此两条韧带虽然细小，但坚强牢固，共同维持舟楔关节的稳定。

⑤舟骰关节周围韧带

a. 舟骰背侧韧带　起自足舟骨的上面，斜向前外方，止于骰骨的上面。

b. 舟骰足底韧带　为一强韧的韧带，起自足舟骨的下面，向外方止于骰骨的内侧面及下面。

c. 舟骰骨间韧带　为一强韧的横行韧带，连结足舟骨、骰骨的相对面之间。其后部纤维延伸至足跖下面，并斜向后方，与跟骰足底韧带相融合。

⑥跗跖关节周围韧带

a. 跗跖背侧韧带　由一些扁宽的纤维束组成，分别连结内侧楔骨的外侧缘与第 2 跖骨底之间、中间楔骨与第 2 跖骨底之间、外侧楔骨与第 2～4 跖骨之间及骰骨与第 4～5 跖骨之间。

b. 跗跖足底韧带　为一强韧纤维束，分别连结内侧楔骨与第 2、3 跖骨底之间。

c. 楔跖骨间韧带　共有 3 条，分别连结内侧楔骨外侧面与第 2 跖骨底的内侧面之间；中间楔骨与第 2 跖骨底之间及外侧楔骨底与第 3、4 跖骨底之间。

⑦趾间关节周围韧带

a. 侧副韧带　位于关节的两侧，连结趾间关节近、中节跖骨滑车侧面与中、远节趾骨底侧面。

b. 背侧韧带　为关节上面的膜状韧带，两侧与侧副韧带融合。

c. 足底韧带　为关节面下面的纤维软骨板，两侧与侧副韧带融合，与骨面之间有短纤维相连。

2. 足部动态弓弦力学单元

（1）趾（踇）短伸肌　位于皮下，趾长伸肌的深面，为一小的扁肌，于跗骨窦的前方起自跟骨的下面、外侧面及伸肌下支持带，扁平的肌腹向前内侧方走行，至第 5 跖骨粗隆平面移行为 3 束细的肌腱，各肌腱分别在趾长伸肌腱的外侧向前内与其交叉并会合，止于踇趾第 1 节趾骨底的背面及第 2～4 趾的趾背腱膜。

踇、趾短伸肌的神经来自腓深神经。此二肌的功能是：伸踇趾的跖趾关节及第 2～4 趾的跖趾关节和趾间关节，协助踇长伸肌和趾长伸肌发挥伸趾作用。

（2）踇展肌（图 2-66）　踇展肌位于足底浅层的内侧缘，覆盖足底血管和神经的起始部，其外侧为踇短屈肌。踇展肌主要起于跟骨结节内侧突、舟骨粗隆，部分肌束起自足底肌腱和屈肌支持带，沿足内侧缘前行，移行为扁腱，与踇短屈肌内侧头合并后止于踇趾近节趾骨底的跖面和内侧面。

踇展肌由足底内侧神经支配，有外展跗趾及维持足弓作用。

（3）踇短屈肌（图 2-66）　位于足内侧缘前端的皮下，踇展肌腱的外侧及深面，直接与第 1 跖骨相贴。起始于内侧楔骨的跖面、胫骨后肌腱和足底面的各个肌腱，肌束向前分为内、外两个肌腹，两肌腹之间的足底面沟内有踇长屈肌腱通过。内侧肌腹与踇展肌合为一腱，止于踇趾远节趾骨底跖面的内侧；外侧肌腹与踇收肌斜头合成一腱，止于踇趾近节趾骨底跖面的外侧。

踇短屈肌由足底内、外侧神经支配，其作用为屈踇趾近节趾骨，并参与维持足弓。

（4）踇收肌（图 2-66）　位于足底中部，包括斜头和横头。斜头位于趾长屈肌腱、蚓状肌和跖方肌的深面，紧贴骨间肌，斜头呈纺锤状，起始于足底长韧带，腓骨长肌腱纤维鞘，外侧楔骨跖面和第 2、3、4 跖骨底跖面，肌纤维斜向前内方与踇短屈肌内侧腹合成一腱，止于踇趾近节趾骨基底部跖面的外侧。横头较小，位于趾长屈肌腱和蚓状肌的深面，横列于第 2～5 跖骨头的基底面，此部有时可以单独成为一个小肌，即足横肌。横头以单独肌束起自第 3～5 跖趾关节囊，肌纤维横行向内，至踇趾跖趾关节后面与斜头会合成总腱，而移行为斜头肌腱。与踇短屈肌外侧腹共同止于踇趾第 1 节趾骨底跖面的外侧。

踇收肌受足底外侧神经深支支配，有内收、屈踇趾的作用。

（5）小趾展肌　位于足的外侧缘，足底腱膜的深面，前端位于小趾短肌的外侧。起始于跟骨结节足底面，肌纤维向前移行为两条肌腱，外侧腱止于第 5 跖骨粗隆，内侧腱止于小趾近节趾骨基底跖面的外侧。小趾展肌受足底外侧神经或足底内侧神经支配，其作用是外展和屈小趾（见图 2-67）。

（6）小趾短屈肌　位于足底外侧缘的前端，深面与第 5 跖骨底面紧贴，外侧部分为小趾展肌遮盖。该肌起始于第 5 趾骨底跖面及足底长韧带，止于小趾近节趾骨底跖侧面

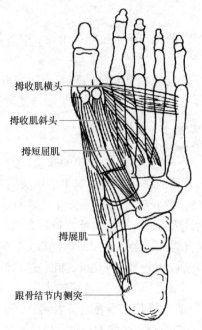

拇收肌横头

拇收肌斜头

拇短屈肌

拇展肌

跟骨结节内侧突

图 2-66　足底肌内侧群

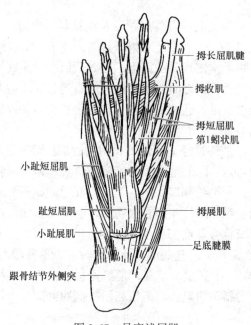

拇长屈肌腱

拇收肌

拇短屈肌
第1蚓状肌

小趾短屈肌

趾短屈肌

小趾展肌

拇展肌

足底腱膜

跟骨结节外侧突

图 2-67　足底浅层肌

的内侧。

　　小趾短屈肌受足底外侧神经浅支支配，其作用为屈小趾的跖趾关节（图 2-68）。

　　（7）趾短屈肌　位于足底中部，足底腱膜的深面，呈梭形，与跖腱膜关系密切。起自跟结节内侧突和足底腱膜。肌束向前移行为 4 条肌腱，分别止于第 2～5 趾。各肌腱经趾长屈肌腱的浅层，并共同进入趾腱鞘，在鞘内分为两束，止于中节趾骨底。

　　趾短屈肌受足底内侧神经支配，其作用为屈第 2～5 趾跖趾关节及近侧趾间关节，并参与足纵弓的维持（图2-68）。

（8）跖方肌　即足底方肌，位于足底中部，趾短屈肌的深面，为斜方形的小扁肌。有内外两头，内侧头较宽大。起自跟骨下面的内侧及足底长韧带的内缘，外侧头起自跟骨下面的外侧

及足底长韧带，肌纤维斜向前内方，两头会合后止于趾长屈肌腱的外侧缘。

该肌受足底外侧神经支配，其作用为增强第3、4趾的趾长屈肌腱，协助后者屈曲足趾（图2-68）。

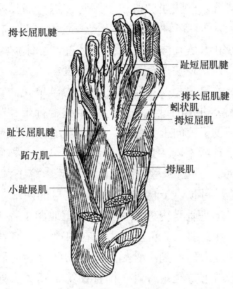

图2-68　足底深层肌

（9）蚓状肌　有4条，位于足底腱膜的前部的深面，趾长屈肌腱之间，因形似蚯蚓而得名。第1蚓状肌起自第2趾趾长屈肌腱的内侧缘，其余3条起于第2～5趾趾长屈肌腱的相对缘。各蚓状肌经相应的趾长屈肌腱的内侧向前，跨过跖骨深横韧带的跖面移行为肌腱，向上绕过第2～5趾的近节趾骨底的内侧，止于各相应趾近节趾骨的趾背腱膜。各肌腱与跖趾关节囊之间有蚓状肌囊。

第1～2蚓状肌受足底内侧神经支配，第3～4蚓状肌受足底外侧神经支配。蚓状肌有屈第2～5趾的跖趾关节、伸趾间关节的作用，并可使第2～5趾内收（图2-68）。

（10）骨间肌　包括4条骨间背侧肌和3条骨间足底肌。

骨间背侧肌有4条，位于4个跖骨间隙内。分别起于相邻两个跖骨的侧面，向前经跖骨深横韧带的足背侧止于第2～4趾近节趾骨基底部。第1骨间背侧肌的肌腱向前，绕过第2趾的近节趾骨底之内侧面，部分止于该节趾骨基底部的内侧，部分移行于趾背腱膜。其作用是屈跖趾关节、伸趾骨间关节，使第2趾内收。第2～4骨间背侧肌分别经第2～4趾骨的外侧，部分止于第2～4趾近节趾骨底的外侧面，部分止于趾背腱膜。其作用为屈第2～4趾的跖趾关节、伸趾间关节、使第2～4趾外展。

骨间足底肌有3条，位于第2～4跖骨间隙内，骨间背侧肌的外侧。分别起始于第3～5跖骨近侧端的内侧面，肌腱向前经跖骨深横韧带的足背侧，绕过第3～5趾的近节趾骨

底的内侧面，止于第 3～5 趾近节趾骨底的内侧，其中部分纤维移行于趾背腱膜。其作用为屈跖趾关节、伸趾间关节、使第 3～5 趾内收（向着第 2 趾的中轴线运动）。

骨间足底肌和骨间背侧肌均受腓深神经和足底外侧神经支配。

3. 足部弓弦力学系统辅助装置

（1）皮肤、脂肪　皮肤属于弓弦力学系统的辅助装置覆盖在人体表面，直接与外部环境接触。成人皮肤面积平均为 $1.6m^2$，约占人体体重的 16%。皮肤在消化、呼吸、泌尿生殖管道的开口处，皮肤与黏膜相延续，在眼睑边缘皮肤与结膜相连。皮肤与脂肪都是弓弦力学系统的辅助装置，皮肤通过借皮下脂肪组织与筋膜相连，筋膜系统属于静态弓弦力学单元中的弦，皮肤具有多种感受器和丰富的感觉神经末梢分布，能感觉冷、温、痛、触和压等刺激，脂肪组织是人体的机械减震装置，可保护深层组织免受异常力学损伤，同时可增加皮肤的张力，使皮肤有一定的活动度。

（2）足弓　足弓是个非常典型又很形象的弓弦力学单元，详述如下：

①足弓的构成　在人类进化的过程中，为了负重、行走和吸收震荡，足骨的跗骨、跖骨及其连接的韧带，形成了突向上方的弓，此称为足弓。人的足弓是一个富有弹性的结构，可随姿势的改变而有所不同。足弓可分为内侧纵弓、外侧纵弓和横弓。

a. 内侧纵弓（图 2-69）：内侧纵弓较高，自前至后由第 1 跖骨、内侧楔骨、足舟骨、距骨、跟骨构成。距骨是足弓顶，于直立姿势时，足弓的两端与地面接触，前为 1 跖骨头，后为跟骨结节下面。足舟骨是内侧纵弓顶端，距地面 15～18mm。体重负荷在内侧纵弓上造成的应力线汇合在距骨上，负重应力线在内侧纵弓诸骨上的配合与骨小梁的排列方向是一致的。体重的应力传递到距骨后，其应力线分为前后两组：前组由胫骨下端后部皮质发出，斜行走向前下方经足舟骨、楔骨在第 1 跖骨头处传达到地面；后组应力线起自胫骨下端前部皮质，斜行向后下，经跟骨体后端与地面接触。

内侧纵弓主要由胫骨后肌、拇长屈肌、趾长屈肌、足底的小肌、跖腱膜及跟舟跖侧韧带维持，此弓曲度大、弹性强，故有缓冲震荡的作用。

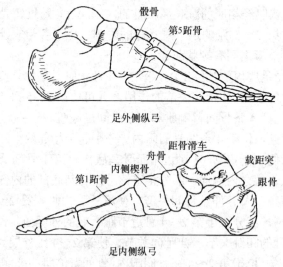

足外侧纵弓

足内侧纵弓

图 2-69　外侧纵弓与内侧纵弓的组成

b. 外侧纵弓（图 2-69）：自前向后由第 4、5 跖骨、骰骨及跟骨构成。其中第 4、5 跖骨头为弓的前部着地点，跟骨结节后外侧为后部着力点。骰骨位于足弓的顶部，骰骨底一般距地面垂直距离为 3～5mm。外侧纵弓的应力也分为前后两组：前组应力线起自胫骨下端后部皮质，呈扇形经骰骨与第 5 跖骨，由第 5 跖骨头传达到地面；后组应力线起自胫骨下端前部皮质，经踝关节传到距骨后部，然后呈扇形分开，再呈弧形由跟骨传达到地面。

维持外侧纵弓的结构有腓骨长肌、腓骨短肌、趾长伸肌、趾短展肌、跖前韧带及跟骰足底韧带等。外侧纵弓曲度小、弹性弱，主要与维持身体的直立有关。但由于该弓与骨间韧带联合较强，故比较稳定。

由此可见，跟骨为内、外侧纵弓的后柱，跟骨结节与距骨头为负重点，两者比较，外侧纵弓低，各节运动范围甚小。外侧纵弓覆被以肌肉及其他软组织，站立时几乎全着地；内侧纵弓则较高。

c. 横弓：由 5 个跖骨基底及跗骨的前部构成（图 2-70）。足底自前向后共有 3 个横弓，依次是跖骨头平面横弓、楔骨平面横弓、足舟骨与骰骨平面横弓。全体作拱桥，其背侧面较跖侧面大，上宽下窄，在足的跖面形成一个很深的凹，整体成为横弓。横弓的前部由第 1～5 跖骨构成，相当于跖骨头平面横弓。非负重时第 1、5 跖骨与地面接触，而第 2、4 跖骨头离开地面，负重时此横弓扁平，所有跖骨都紧贴地面。维持此横弓的主要肌肉是拇收肌横头及跖骨横韧带。中部的横弓由第 1～3 楔骨及骰骨构成，横弓的外侧由骰骨接触地面，3 块楔骨均离地面组成穹窿状结构，其中以中间楔骨离地面最高，此处横弓较强劲有力，主要由腓骨长肌腱延续的腱纤维止于此弓诸骨上，维持弓的紧张度，在负重时不会完全变扁平而仍能维持弓状。足后部的横弓由足舟骨与骰骨构成，骰骨与地面接触，足舟骨离地。与前面两个横弓相比此弓弧度大，足舟骨离地最高。该弓主要由胫骨后肌维持。构成横弓的各骨关节面的方向并非一致，舟骨及第 1 楔骨的背侧面向上向内，第 2、3 楔骨的背侧面向上，骰骨的背侧面向上向外，骰骨的内侧面向上

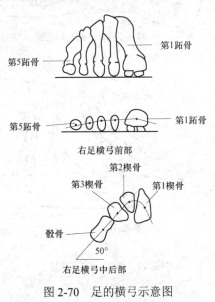

图 2-70　足的横弓示意图

向内。整个足横弓主要由腓骨长肌、拇收肌的横头及跖筋膜等结构维持。

②维持足弓的结构　维持足弓的结构有足骨、韧带和肌肉三部分。

a. 足骨：足骨的背侧面凸出，较跖侧面为宽，无论从前后方向或从左右方向看，均向上弓起。两足并立时，足横弓形成一个完整的足弓。人的足弓以纵弓为重要，横弓的维持有赖于纵弓的完整，如纵弓破坏，横弓必然要受影响。

b. 韧带：维持足弓的韧带在足弓的凹面，有牵拉足弓前后端的作用。主要韧带有跟舟跖侧韧带、骨间韧带、三角韧带、跖长、短韧带、跖腱膜等。跟舟跖侧韧带及跖长、短韧带的解剖及功能特点前面已有介绍，不再赘述；骨间韧带分布于除第 1 跖骨外的跖骨底及各跗骨间，这些韧带按照功能有一定的排列次序。外侧纵弓的骨间韧带有抵抗肌肉向后牵引及因走路或跑跳时在第 4~5 趾引起的后冲力量的作用。内侧纵弓的骨间韧带有使因行走或跑跳加于第 1 跖骨的后冲力量分散至第 2~3 跖骨，然后间接经楔、舟、距骨传达至胫骨的作用；三角韧带的作用是在维持踝关节稳定的同时，有使跟骨外翻的作用；跖腱膜是维持足纵弓极为重要的结构。

c. 肌肉：足底的肌肉是维持足弓最重要的因素，能将足弓的两端牵拉、靠拢或直接向上牵起弓顶。内收与内翻足的肌肉能增加纵弓的宽度，外展与外翻足的肌肉则使纵弓变扁。维持足弓的肌肉主要有胫骨前肌、胫骨后肌、腓骨长肌、拇长屈肌、趾长屈肌、拇收肌横头等（图 2-71）。

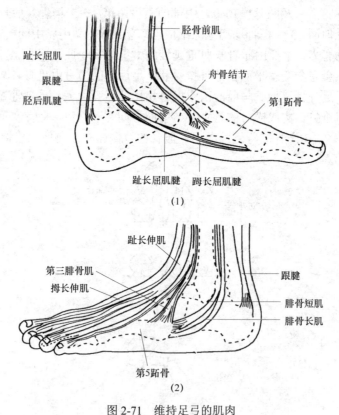

图 2-71　维持足弓的肌肉

虽然在足弓的维持上，肌肉的作用很重要，但在不同姿势下，它们的作用是有变化的。对足跖屈来说，胫骨后肌、拇长屈肌、趾长屈肌、连同腓骨长肌的作用并非很大。这些内、外翻肌肉的主要作用是使距骨头所承担的力量维持在一定平衡。腓骨长肌可使外侧跖骨头转移至第 1 跖骨头的压力，比起胫骨后肌及趾长屈肌由第二跖骨头转移至外侧跖骨头的压力要大 4 倍。行走时，如前足重量落于趾端，胫骨前肌则完全处于松弛状态，对足弓维持不起作用。

当足平行着地时，胫骨后肌、腓骨长肌也处于松弛状态，只有当足跟离地，重量落于前足时，它们才开始收缩。所以维持足弓的因素是足骨、韧带和肌肉共同作用的结果，其中肌肉最重要，但这些因素是在动态下完成的，不能只片面地去强调某一方面。

足骨、韧带和肌肉的发育异常，或因足部受到外伤引起足弓塌陷，引起扁平足。平足人群中有疼痛症状者才称为平足症，有一部分人虽有平足表现但无任何症状，只是长时间行走后足部劳累加重，此时不能称之为平足症。因韧带或肌肉的异常引起的足弓塌陷有人称之为软性平足症，可通过软组织手术矫正。而骨骼异常引起的足弓变化称之为硬性平足症，则需行截骨术才能矫正。平足症病人常有下肢力线的改变，如跟骨外翻等，治疗时也应充分考虑。

④足弓的功能 足弓是人类直立行走后的产物，也是进化的结果。由于人类要进行各种各样的活动，对于长期从事承担身体重量的足来说，难免会发生疲劳，甚至结构被破坏，这就要求足底有一定的弹性，对来自于全身的重量要有缓冲。人的内外侧纵弓和横弓在人体的足部形成了一个力学性能非常合理的拱形弹力结构系统，能够使足底应力分布均匀，足弓和维持足弓的韧带、肌肉共同能够完成吸收能量、缓解震荡，保护足部以上的关节，防止内脏损伤的作用。

第三章
针刀美容整形科学理论基础

第一节 皮肤的结构、功能与类型

一、皮肤的基本结构

皮肤是人体最大的器官，皮肤覆盖在人体表面，直接与外部环境接触。成人皮肤面积平均为 $1.6m^2$，约占人体体重的 16%。在消化、呼吸、泌尿生殖管道的开口处，皮肤与黏膜相延续，在眼睑边缘皮肤与结膜相连。皮肤具有多种感受器和丰富的感觉神经末梢分布，能感觉冷、温、痛、触和压等刺激，脂肪组织是人体的机械减震装置，可保护深层组织受到异常力学损伤，同时可增加皮肤的张力，使皮肤有一定的活动度。

皮肤分为上皮性的表皮和结缔组织性的真皮两部分。从表皮衍生来的附属器官有毛发、指（趾）甲，其内大量的脉管和神经，以及真皮内的皮脂腺、汗腺等腺体也属附属器官，真皮内有适应于各种感觉和生理代谢活动的感受器（图 3-1）。

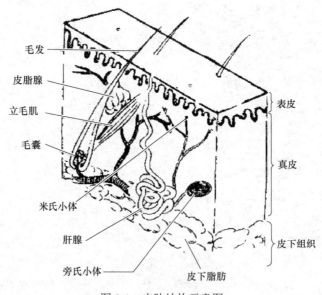

图 3-1 皮肤结构示意图

1. 表皮

表皮是由外胚层分化而来的角化复层鳞状上皮，主要由角朊细胞、黑色素细胞、朗格汉斯细胞及少量淋巴细胞和麦克尔细胞组成。

根据细胞的分化特点，表皮由内向外依次分为基底层、棘层、颗粒层和角质层。此外，在掌跖等角膜质层肥厚的表皮区，在角质层下方还可见到一薄层均匀一致的嗜酸性带，称为透明层，可防止水及电解质通过。基底层借助基底膜带与真皮连接。

（1）基底层　位于表皮的最深层，借基膜与真皮的乳头层相接。由一层柱状或立方状的基底细胞组成。基底细胞是表皮的生发细胞，能产生新的角质形成细胞向上进入棘细胞层，所以基底层又称为生发层，是分裂增生能力最强的一层。

（2）棘层　位于基底层上方，由4～10层棘细胞组成。棘细胞的张力原纤维特别丰富，维持细胞间连接，以适应皮肤的伸张牵引等外力的机械作用。该层的深部细胞也有增生分裂能力，所以也有人将基底层和棘层合称生发层。

（3）颗粒层　位于棘层之上，由2～4层梭形细胞组成。细胞胞质中出现大量的透明角质蛋白颗粒，以胞吐方式排入细胞间隙，形成多层膜状结构，成为阻止物质透过表皮的主要屏障。细胞间桥粒不明显，细胞无分裂能力。

（4）角质层　为表皮的最浅层，由数层至十数层扁平的死亡角化细胞重叠堆积而成。角质层细胞虽已角化死亡，但能够抗御酸、碱和物理因素的刺激，对皮肤具有重要的保护作用。

此外，基底膜带位于表皮和真皮之间，除紧密连接真皮外，还有渗透和屏障作用。表皮无血管，营养物质可通过此带进入表皮，代谢产物则通过此带进入真皮，但又限制分子量大于40000的大分子物质通过。当基底膜带损伤时，炎症细胞、肿瘤细胞和一些大分子可通过此带进入真皮（图3-2）。

2. 真皮

真皮由排列致密而不规则的致密结缔组织构成，由胶原纤维、弹力纤维、网状纤维、细胞和基质组成，皮肤有很大的弹性和韧性。此层又分为乳头层和网状层，层间无明显界限。乳头层紧贴表皮深面，大量的胶原纤维和少量的弹性纤维交织成网，网眼中散布着细胞。此层含有丰富的毛细血管和毛细淋巴管，并有游离神经末梢和触觉小体。乳头层下方是网状层，此层较厚，是真皮的主要组成部分。此层含有较大的血管、淋巴管、神经及皮肤附属器、肌肉等。

（1）胶原纤维　胶原纤维呈条束状交织成网，是真皮结缔组织的主要成分。乳头层的胶原纤维较细小，不成束，方向不规则；网状层的胶原纤维较粗，数量多，囊状，呈水平方向排列。胶原纤维的韧性大，抗拉力强，但是无弹性。

（2）网状纤维　较细小，有较多分支，互相交织成网状。主要分布在乳头层、皮肤附属器、血管和神经周围及基底膜带的网板层等处，是胶原纤维的前身。

（3）弹力纤维　弹性纤维较细，富于弹性，多盘绕在胶原纤维束上及皮肤附属器和神经末梢周围。它对皮肤附属器和神经末梢起支架作用，使皮肤具有弹性，拉长后可恢复原状。

（4）基质　基质为无定形的均质胶状物，充填于纤维和细胞之间，主要化学成分为黏多糖、水、电解质、血浆蛋白等。黏多糖使基质形成有许多微小孔隙的分子立体构型。

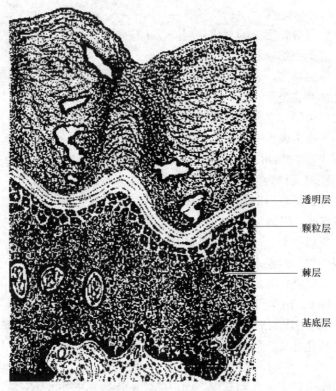

图 3-2　表皮结构示意图

小于孔隙直径的物质可自由通过，进行物质交换，大于孔隙者，如细菌等则被限于局部，有利于吞噬细胞的吞噬和消灭。

（5）细胞　真皮结缔组织可见纤维细胞、肥大细胞、巨噬细胞、淋巴细胞和其他白细胞。

3. 皮下组织

真皮下方为皮下组织，由疏松结缔组织及脂肪小叶组成，又称皮下脂肪层，此层内有汗腺、毛囊、淋巴管及神经等。

4. 皮肤附属器

由表皮衍生而来，包括毛发、毛囊、皮脂腺、汗腺及指（趾）甲等。

（1）毛发　毛发来自外胚层，人体表面除手掌、足底等处外，毛发分布全身。毛发分为毛干和毛根两部分，毛干是指露在皮肤外面，由角化细胞构成的部分，毛根是埋在皮肤内的部分，其周围有毛囊包绕。毛囊是由上皮组织和结缔组织构成的鞘状囊。毛发具有抗摩擦、保温和缓冲外力等作用。

（2）皮脂腺　皮脂腺位于毛囊和竖毛肌之间，除手掌、足底和阴茎头无皮脂腺外，全身其他部位均有分布，尤其在头皮、前额、鼻翼、躯干中部、腋窝及外阴等部位分布较多。皮脂腺开口于毛囊，分泌皮脂，可润滑和保护皮肤、毛发。另外，皮脂腺分泌的皮脂还能在体表形成薄膜，起到一定的保温、防水和抑制细菌的作用。

（3）汗腺　汗腺位于真皮下和皮下组织内，由分泌部和导管部构成。分泌部为柱状上皮，导管部为复层立方上皮，在腺细胞和基膜间有肌上皮细胞，收缩时可助汗液排出。

透明层

颗粒层

棘层

基底层

汗腺通过排汗，可以带走一部分热量，维持体温恒定，防止体温过高；汗液中含有少量的钾、纳、氯、尿素、尿酸和乳酸等代谢产物，对于维持体内酸碱平衡有重要作用。

（4）指（趾）甲　指（趾）甲是由排列紧密坚实的角化上皮增厚形成的，相当于皮肤的角化层。甲的生长可受营养状况、生活习惯、工作情况及微循环障碍、感染等不同因素影响。正常指（趾）甲表面平滑光亮，不仅可以保护指和趾的末端，协助手指的灵活动作，而且对于人的美容效果也甚为重要。

5. 皮肤的血管、淋巴管、肌肉和神经

（1）皮肤的血管　皮肤的血管来源于肌肉动脉的皮穿支，肌间隙的分支及皮动脉的终末支。动脉由深层进入皮肤，共形成 4 层血管网，即首先在皮肤脂肪和真皮交界处形成真皮下血管网，由此血管网发出分支形成真皮内血管网到皮肤附件，再由上行小动脉延伸到乳突下，形成乳突下血管网，并由此发出小动脉终末支到乳突构成毛细血管网（图 3-3）。

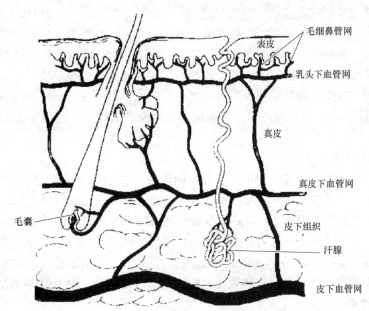

图 3-3　皮肤血管网示意图

（2）皮肤的淋巴管　皮肤的淋巴管比较发达。盲端起自真皮乳头的结缔组织间隙，汇集成皮下淋巴网。由于毛细淋巴管内压力低于毛细血管及周围组织间隙，且通透性较大，所以皮肤中的游离细胞、病理产物、细菌、肿瘤细胞等均易达到淋巴结，在淋巴结内被吞噬，或引起免疫反应，甚至进一步扩散。

（3）皮肤的肌肉　皮肤的平滑肌主要包括立毛肌、阴囊内膜、乳晕的平滑肌和血管壁中的平滑肌。面部表情肌和颈部颈阔肌属横纹肌。

（4）皮肤的神经　皮肤中有感觉神经及运动神经。

①皮肤的感觉神经　皮肤的感觉神经末梢可分为以下 3 类。

a. 末端变细的游离神经末梢，主要分布到表皮下及毛囊周围。

b. 末端膨大的游离神经末梢。

c. 有囊包括的神经末梢：只占皮肤感觉器的一小部分，形态结构特殊。而且多位于感觉敏感的特定部位，主要有环层小体、触觉小体、Ruffini 小体等。

②皮肤的运动神经　交感神经肾上腺素能纤维支配立毛肌、血管和一部分汗腺。小汗腺分泌细胞受交感神经的胆碱能纤维支配。

二、皮肤的功能

皮肤不但有细微的结构，而且还有许多重要生理功能。皮肤功能的正常发挥，对于人体的健康、健美十分重要。

1. 保护作用

皮肤覆盖在人体表面，坚韧、柔软、富有弹性，对机体是一种良好的保护屏障。可以保护机体内各种器官和组织免受外界环境中的机械性、物理性、化学性和生物性等各种有害因素的损伤。其皮脂腺分泌的皮脂及角化过程中产生的角质脂肪、皮脂与汗液、脱落的上皮细胞等形成的皮脂汗液乳胶膜，既能够阻止水分、有害物质和微生物的渗入，又能防止组织内的各种营养物质、电解质和水分的丧失。另外表皮角质层可将大部分的日光反射回去，表皮各层细胞交错排列，使透入表皮的紫外线发生散射以减轻直接照射损伤，表皮黑色素细胞产生的黑色素有较好的吸收和遮挡紫外线的作用，可以有效地阻止紫外线穿透，对防止紫外线损伤具有重要作用。正常皮肤表面形成一层 pH 值为 5.5 左右的"酸性膜"，不利于细菌、霉菌和病毒的生长和繁殖，一定程度上抵抗了微生物的侵袭。

2. 调节体温的作用

体温是机体内物质代谢过程中产生热量的表现，也是机体细胞进行各种生化反应和生理活动必不可少的条件之一。人类体温恒定于 37℃左右，皮肤在体温调节功能中起了重要作用。外界温度高于体温时，皮肤血管扩张，血液流动速度加快，血液流动量可能增加至百倍，皮肤红热，汗腺大量分泌汗液，通过汗液蒸发散热而使身体凉爽。每蒸发 1ml 汗液，大约可带走 2100J（500cal）的热量。当外界温度低于体温时，皮肤毛细血管网收缩，血液的流动量减少，皮肤表面收缩，汗液分泌减少，防止了热量散失。

3. 感觉作用

皮肤是人类最大的感觉系统。皮肤的表面面积约为 $2m^2$，其内有大量的感觉神经末梢和各种感受器（感觉小体）。外界的刺激可引起神经冲动传到大脑皮层中央后回，产生感觉。当物体接触皮肤表面而不引起皮肤变形时就产生触觉；当物体接触皮肤表面并引起皮肤变形时便产生压觉；振动的物体与身体接触会产生振动觉；皮肤表面温度的变化产生温度觉；机械的、物理的、化学的、温度的、放射能的以及电的各种刺激对皮肤组织起破坏作用时，都会产生痛觉；另外，手的皮肤感觉和动觉紧密结合，会产生了一种特殊的感觉触摸觉，即是鉴别干、湿、粗糙、细腻、光滑、坚硬、柔软、震颤等感觉。身体的不同部位，各种感受器的数目各不相同，对各种感觉的感受性也有很大的差异。皮肤的感觉是人体能及时了解外界的各种变化，及时采取措施，避免损伤。

4. 分泌和排泄作用

皮肤具有一定的分泌和排泄功能，主要是通过汗腺和皮脂腺两个主要的分泌排泄器来完成。

汗腺分泌汗液和体内代谢废物，起到散热降温、保护皮肤、排泄废物、代替肾脏部分功能等作用。汗液是无色透明液体，一般情况下呈酸性（pH4.5～5），大量排汗时 pH 可以到达 7，其中水分占 99%以上，另外含有钠、钾、氯、乳酸、尿素等物质，所以在大量排汗时，要注意水分和电解质的补充。

皮脂腺分泌皮脂，具有形成皮表脂质膜、润泽毛发及皮肤的作用，其分解产生的游离脂肪酸还能抑制皮肤上的细菌繁殖，起到良好的屏障作用。分泌的皮脂在皮脂腺内积累，使排泄导管内压力增加，而能从毛囊口排出。排出的皮脂与汗腺分泌的汗液以及皮肤表面的水分形成一层乳化膜。根据乳化膜的厚度和皮脂的黏稠度，就可产生一种抗皮脂排出的反压力，这两种压力相互作用，调节着皮脂的排出的多少。

皮脂的排泄受年龄与性别的影响。青春期时性腺和肾上腺产生的雄性激素增加，使皮脂腺增大，皮脂的排泄也增多，青春期后一段时间内比较稳定，到老年时，又有下降。女性在停经后皮脂的排泄就明显减少。男性较女性皮脂的排泄多。

5. 渗透能力和吸收作用

皮肤有渗透能力和吸收作用。它的结构虽然致密，但不是绝对严密的无通透性的屏障，某些物质可以通过角质层、毛囊、皮脂腺和汗管而进入体内，这对维护身体健康是不可缺少的。完整的皮肤能够吸收脂溶性物质，而对水溶性物质吸收力很小。若皮肤损伤或有炎症时，则其吸收能力显著增强。

（1）皮肤吸收的途径主要有以下几种

①使角质层软化，通过渗透作用由角质层细胞膜进入角质层细胞，然后再进入表皮各层，此种途径是皮肤吸收的重要途径。

②大分子和一些不能渗透的脂溶性、水溶性物质，不易通过角质层，可以通过毛囊口、毛囊，再通过皮脂腺及毛囊壁进入真皮，再从真皮向周围播散吸收。

③少量大分子物质还可通过角质层细胞间隙渗透进入皮肤组织而吸收。

（2）影响皮肤吸收的因素有以下几点：

①部位不同，角质层厚薄不同，吸收也不相同。

②皮肤的含水量不同，含水量多的其吸收作用也加强。

③物质的性质与皮肤吸收也有关系。一般水溶性物质不易被皮肤吸收，而脂溶性物质如维生素 A、维生素 D、维生素 E 和激素等则可经毛囊、皮脂腺吸收。此外，化学物质的浓度、接触皮肤时间的长短也可影响皮肤吸收的多少。

④皮肤的完整性受到破坏或皮肤有炎症、充血，则吸收作用增强。

6. 代谢作用

皮肤表皮细胞由基底层细胞分裂、分化而产生，最后形成角质层，这是一种不断代谢转变的过程。真皮及皮下组织中贮存有大量水分、脂肪、蛋白质、盐类、葡萄糖等，使得皮肤润泽而丰满。正常皮肤中含水量为 62%～72%，在机体脱水时可提供其水分的 5%～7%，来补充血循环的水分。皮肤与机体代谢紧密相关，相互影响。如铜在皮肤中的含量甚少，但它是色素形成过程中所需的酪氨酸酶的主要成分之一，皮肤内色素代谢的异常可产生雀斑、黄褐斑、白色糠疹等色素性皮肤病。在皮肤表皮中含有 7-去氢胆固醇，在日光、紫外线照射下能合成维生素 D，与人体的钙磷代谢关系非常密切。另外，皮肤细胞产生的胶原酶对于延缓皮肤的衰老有重要意义。

7. 免疫作用

皮肤还是一个重要的免疫器官，皮肤组织内存在多种免疫相关细胞，对接触皮肤表面或进入皮肤内的细菌、病毒或其他物质可以发生免疫反应，保护机体免受病原微生物或其他物质的侵害。例如许多传染病的预防接种、药物敏感试验以及某些疾病的诊断性皮试、变态反应情况的观测等都是通过皮肤进行的。如果皮肤的免疫相关细胞出现异常，可产生多种皮肤病，如湿疹、荨麻疹等。

8. 内分泌作用

皮肤内的多种细胞如成纤维细胞、表皮细胞、肥大细胞、血管内皮细胞等有自分泌和旁分泌多种细胞因子的功能，这些因子能够改变局部的微环境，可以促进伤口的愈合或引起瘢痕增生。

9. 呼吸作用

皮肤具有一定的呼吸作用，经皮肤能吸收少量的氧气，主要通过皮肤的角质层，吸收量仅为肺吸收量的 1/160；每天约有 4L 二氧化碳经皮肤排出。

另外，皮肤还是人体健康的晴雨表。我们可以通过观察皮肤色、质的改变来推断某些疾病。如皮肤黄染时，考虑肝胆系统疾病。皮肤发绀是缺氧表现，考虑到心、肺的病变。皮肤上的红肿热痛，考虑是否有炎症反应或过敏反应等。

三、皮肤的分类

人的皮肤按皮质来分类，可以分为五大类：中性皮肤、干性皮肤、油性皮肤、混合性皮肤、敏感性皮肤。这五大类皮肤各有其特点。

1. 中性皮肤

中性皮肤是一种非常理想、健美的皮肤，多见于 16 岁以前的青少年。皮肤的水分和皮脂分泌量保持平衡状态，皮肤有较厚的胶原纤维和弹性纤维，而且弹性纤维处于正常状态，所以皮肤外观光滑柔软、细腻富有弹性、湿润而有光泽。此类皮肤特征是：pH 值在 4.5～5.6 之间，皮肤滋润光滑、细腻，肤色红润而有弹性，皮纹中等，毛孔不明显。

2. 干性皮肤

干性皮肤皮质较薄不保水，皮脂腺分泌少而均匀。特点为 pH 大于或等于 5.6，皮纹细腻，毛孔不明显，皮肤干燥无光泽，耐受力差，易于起皱纹，皮肤缺乏弹性，冬季皮肤容易龟裂或起皮屑。

干性皮肤又可分为缺油性干性皮肤和缺水性干性皮肤，两种类型经常同时存在。

（1）缺油性干性皮肤 主要由于皮肤表面的油脂缺乏引起，原因有：

①皮脂腺功能障碍，如有先天性皮脂腺发育不良、活动力弱、维生素 A 缺乏等。

②洗澡次数过多或水温过高。

③护肤用品碱性过大。

④烈日暴晒，寒风吹裂等。此种皮肤经不起外界刺激，受刺激后容易变得粗糙，皮肤颜色倾向于变红或发灰。

（2）缺水性干性皮肤 主要由于皮肤含水量降低引起，主要原因有：

①汗腺功能障碍。

②机体脱水。

③自然环境干燥。

④在有暖气或空调的房间待得时间过久等。此种皮肤往往能够生成许多的油性成分，故皮肤表面有油但是皮肤水分缺乏。

3. 油性皮肤

油性皮肤多见于青春期，皮脂腺分泌功能旺盛，皮脂分泌量大。皮肤的 pH 值小于或等于 4.5。表现为皮肤光亮，油脂多，特别是在面部及 T 型区可见油光，皮肤较厚，弹性好，纹理较粗，毛孔明显，不易出现皱纹，抗菌力弱，毛孔易被皮脂堵塞形成毛囊炎或痤疮。

4. 混合性皮肤

同时存在两种不同性质的皮肤为混合性皮肤，大多数女性的皮肤属于此种类型。表现为具有两种类型皮肤的特点，一般是面部中央区，如前额部、鼻周部、下颌部呈油性皮肤，毛孔粗大，油脂分泌较多，容易发生痤疮，而其他部位如两侧面颊部为干性或者中性皮肤的特点。

5. 敏感性皮肤

敏感性皮肤表皮较薄，真皮毛细血管网较浅，肤色较红润，皮肤对外界刺激敏感，接触化妆品或受到日晒后容易发生红肿痒痛、皮温升高、脱水等刺激症状。

有的学者把患有痤疮、酒糟鼻、黄褐斑、雀斑等在生活中影响美容，但没有传染性，也不危及生命的皮肤，统称为问题性皮肤。我们按照其病理性质和发病原因不同分为四类，分别为痤疮皮肤（暗疮）、色斑皮肤、过敏性皮肤、衰老皮肤。

1. 痤疮皮肤（暗疮）

痤疮皮肤常见于青春期，病程长，皮肤较暗，比较粗糙，多伴有单个或成片的炎性病灶，脓包中有白色或黄色的分泌物。其病因多为皮脂分泌过多、雄性激素过多、消化功能的疾病、精神因素、月经期相关疾病、内分泌失调等。

2. 色斑皮肤

色斑又分为雀斑、黄褐斑、老年斑、色素痣等。不同的斑点形成的原因也不一样。雀斑与遗传有关，斑点表面光滑，呈棕褐色，散点状分布面部，多从小时候开始，青春期明显。黄褐斑又称蝴蝶斑、妊娠斑、肝斑，具有对称性，多见于中青年妇女；老年斑表面粗糙，成乳头状，像整个皮疹贴在皮肤上；色素痣也简称为色痣、斑痣或黑痣，为常见的皮肤良性肿瘤，多发于面部、颈部、背部等。

3. 过敏性皮肤

过敏性皮肤主要是指当皮肤受到各种刺激，如有不良反应的化妆品、化学制剂、花粉、某些食品、污染的空气等，导致皮肤出现红肿、痒痛、脱皮及过敏性皮炎等异常现象。敏感性皮肤可以说是一种不安定的皮肤，是一种随时处在高度警戒中的皮肤。

4. 衰老性皮肤

衰老性皮肤表现为：弹性纤维变得松散，水分丢失，皮肤浅层脂肪减少，使皮肤松弛，无弹性，无光泽，皮质薄，出现皱纹。其产生的原因主要有：皮脂腺的功能减弱，皮肤营养障碍，过多过丰富的表情，长期睡眠不足，日晒、气候，不恰当的减肥方法，应用不当的化妆品等等。

综上所述，问题性皮肤我们很容易通过观察来判断是那种分型，正常皮肤我们也可以通过观察毛孔的大小，油脂的多少，有无光泽，皮肤的弹性，接触化妆品是否过敏等方面来判断分型。另外还可以通过一个简单的测试来判断：晚上睡前用中性洁肤品洁净皮肤，不擦任何化妆品后休息，次日早晨起床后，用纸巾轻拭前额和鼻部，观察纸巾，若纸巾上有大片油迹，即是油性皮肤，若纸巾上仅有星点油迹或没有油迹，即时干性皮肤，若纸巾上油迹在这二者之间，即是中性皮肤。

第二节　瘢　痕

一、瘢痕的类型

目前瘢痕的分类尚无统一的方法，我们仅就几种常见的瘢痕类型作一介绍。

1. 表浅性瘢痕

这是指皮肤浅表的一种瘢痕，是由于皮肤受到轻度擦伤，或浅Ⅱ度烧伤，或受到表浅的感染所引起的。这种瘢痕除了外表与正常皮肤稍有不同和表面粗糙、有色素沉着外，一般没有功能障碍，所以大多不需要处理。

2. 增生性瘢痕

增生性瘢痕，又称增殖性瘢痕、肥厚性瘢痕、肥大性瘢痕或隆起性瘢痕。通常出现于深Ⅱ度烧伤愈合后。增生性瘢痕早期局部肿胀、硬结、充血，表面被一层萎缩的上皮细胞所覆盖，底层是大量增生的结缔组织、扩张的毛细血管并有炎性细胞浸润。此时因为毛细血管极度充血，局部呈现红色或紫色，并有痒痛难忍的感觉，尤其是环境温度增高、情绪激动或食辛辣刺激食物时更加难以忍受。一般在 6 个月之后这种急性增生现象开始逐渐消退，也有部分病人需要经过 1～2 年或更长的时间才能渐渐消退，表现为痒痛减轻，充血消退，质地变软、凸起高度降低、色泽转淡。增生性瘢痕发生的部位不定，病变局限于创口范围内。也有大面积的增生性瘢痕，特点为瘢痕肥厚而硬，可厚达 2cm以上，但与皮下深部组织粘连。

一般发生在躯干、四肢、肩背部的增生性瘢痕不产生严重的功能障碍，故可等待其自然萎缩而不需治疗，但发生在手背、手腕、颈部及关节等部位的大块增生性瘢痕，可对手部及关节活动有极大妨碍，或者发生在面部的增生性瘢痕，损坏了正常容貌，常需要进行手术治疗。

3. 瘢痕疙瘩

瘢痕疙瘩实质上是皮肤上的一种纤维组织肿瘤，是具有持续性强大增生力的瘢痕，它不断向四周增长，在真皮层有大量增生胶原纤维组织，并且向周围正常皮肤扩张，虽可在身体各个部位同时出现，但有特定部位的好发倾向，容易发生于上颈、耳朵、胸部、肩部和上臂等部，很少发生在腕踝关节以下的手足部位。

瘢痕疙瘩与皮肤损伤的轻重程度没有明显关系，有些轻微外伤也可引起。表现为色红、坚硬，突出皮肤表面，病变范围超过原损伤范围，病程较长，常顺着皮纹方向发展，不越过皮纹扩张，无自行萎缩消退倾向，有时呈蟹足样，又称为蟹足肿。在显微镜下观察，可见到较多的幼稚成纤维细胞增生，胶原纤维透明样改变明显，排列紊乱，有丰富的黏液性基质。

4. 萎缩性瘢痕

萎缩性瘢痕是最不稳定的瘢痕组织，又称为不稳定性瘢痕。通常出现于较大面积的Ⅲ度烧伤，特别是深及脂肪层的创面，未经植皮治疗，仅依靠周围边缘上皮生长而使创面愈合者。这种瘢痕组织很薄，表面平坦，局部血液循环极差，质地较为坚硬。其浅表仅覆盖一层萎缩的上皮细胞，常常经受不住外力作用从而破裂出现溃疡，经久不愈，或者时愈时溃，在晚期有发生恶变的可能。瘢痕基底层因含有大量的胶原纤维，与深部组织紧密粘连，故具有很大的收缩性，常可牵拉周围正常的组织造成严重的功能障碍。所以萎缩性瘢痕需要早起预防，早期治疗。

5. 挛缩性瘢痕

挛缩性瘢痕是以瘢痕所引起的功能障碍特征而命名的。可以是由皮肤缺损面积较大的开放性创面经过肉芽形成、创缘向心性收缩、上皮再生覆盖等步骤形成，也可以是由不恰当的手术切口愈合而形成。由于瘢痕的收缩，常引起外形改变和功能障碍，由挛缩性瘢痕所引起的功能障碍和形态改变，称为瘢痕挛缩畸形，简称为瘢痕挛缩。常见的为发生在四肢的屈侧和器官聚集的面部，引起睑外翻、唇外翻、颏胸粘连、手部瘢痕挛缩畸形等。如在皮面宽阔的躯干等部位，皮肤的代偿作用较强，一般不引起严重的功能障碍。瘢痕挛缩畸形若长期不经治疗，可影响骨骼、肌肉、血管、神经等组织的发育，引起继发性改变，如果发生在儿童，甚至会影响其发育，故挛缩性瘢痕应及早处理。

6. 凹陷性瘢痕

瘢痕表面明显低于四周正常皮肤而呈现凹陷畸形者，称之为凹陷性瘢痕。凹陷性瘢痕多是由于皮肤、皮下组织或深部组织缺损的创伤愈合后所遗留。若缺损仅限于皮肤和皮下组织，则形成的凹陷较浅，面积一般也较小，瘢痕较为稳定，多不伴有功能障碍。若缺损累及到深部组织如肌肉、肌腱或骨骼，则凹陷较深，面积一般也较大，瘢痕常与基底组织发生粘连，引起功能障碍，或者瘢痕容易破溃而不稳定。此种瘢痕畸形的矫正不仅要处理皮肤的瘢痕，还要根据凹陷的程度采取不同的办法来进行修复。

二、瘢痕的形成机制

皮肤的瘢痕愈合过程，因缝合或开放创口以及有无皮肤软组织缺损而不同。外科手术缝合的闭合性创口，一般无皮肤软组织缺损或缺损不多。经皮下潜行剥离致创缘组织松动以后，分层缝合创口，其愈合一般经过三个阶段。

1. 渗出阶段

最初 4～5 天主要是急性炎症表现。创口部有血浆、淋巴液、白细胞、吞噬细胞等渗出。通过吞噬、移除、吸收等作用和辅助受损细胞释放的酶所引起的自溶过程，清除坏死组织和沾染的细菌异物等，并由纤维素形成的网状结构将创口的表层和深层初步粘合在一起。临床上所见局部轻度红肿，内层敷料上有少量血液渗液，一般已干燥。

2. 胶原形成阶段

随炎性渗出之后、逐渐出现成纤维细胞和毛细血管内皮细胞的增殖。成纤维细胞，按一定模板产生以甘氨酸、羟脯氨酸、羟赖氨酰为基本成分的，以 3 条肽链互成螺旋状盘绕逐级聚合而形成的胶原纤维，胶原纤维有高度的韧性，使创口的抗张力强度增加。胶原纤维的形成，在第 2～3 周时达到高峰，成为瘢痕组织的主要构成成分。临床所见，皮肤瘢痕色淡红，微微隆起，质硬韧。患者常有张力感，气温变化时局部发痒，偶有痛感。

3. 成熟阶段

于胶原纤维不断合成的同时。由于创口组织内所含胶原酶的作用，在不停地进行分解，但合成高于分解。约经 1 个月后、合成代谢与分解代谢渐趋平衡，成纤维细胞转变为纤维细胞，胶原纤维逐渐由原杂乱排列变为排列整齐有序的束状，毛细血管闭塞、数量减少、皮肤瘢痕开始发生退行性变化。临床所见，瘢痕充血消退，颜色为较正常肤色稍深的淡褐色。或呈略浅的粉白色，较前平坦，质地逐渐趋柔韧，基底日益松动，最后可以仅留下少许痕迹。

开放性创腔、创面一般都有皮肤、软组织的缺失，由于创缘互相远离，不能直接对合，其瘢痕愈合过程则较无皮肤缺损外科缝各的伤口复杂。病理组织变化过程除与闭合性创口基本相同外。根据形态观察，还包括以下三个步骤：

①肉芽组织的形成　创伤部位，由于成纤维细胞和毛细血管芽的增殖，形成大量肉芽组织将创腔逐渐填满，创面铺垫平整，从四周皮肤表皮新生的上皮向创面中心生长，提供良好的血管床。

②创缘的向心性收缩　皮肤具有一定的弹性。破损后创缘则被牵拉后缩，呈现出较实际皮肤缺损为大的创面。此与是否与皮肤张力线垂直有直接关联，平行时创面较小、垂直时创面较大。其后，经渗出阶段，由于纤维素的作用使创缘与局部组织粘合固定，创缘的向心性收缩随即开始。据研究认为，创缘的向心性收缩，主要是由于创缘的作用，在创缘的真皮下组织内，出现从成纤维细胞分化生成的肌成纤维细胞，因其收缩、牵拉四周正常皮肤向内移动，使创缘互相聚拢接近，创面随之日益缩小。故创缘的收缩是完成皮肤缺损修复过程中极为重要的步骤。但须以广泛调动周围皮肤组织的弹性和松动性的代偿能力为基础。如有皮扶缺损且面积较大，超出四周皮肤代偿能力的限度并在骨关节活动部位或在颜面器官附近时，即可能导致皮肤的过度紧缩，成为日后引起瘢痕挛缩畸形的基本原因。临床上很早就发现伤口有明显的收缩倾向，认为收缩力来自活细胞。近年来，Gabbiam 等已在肉芽组织中识别出一种特殊细胞型，它是引起伤口收缩的因素。此细胞兼有成纤维细胞和平滑肌细胞超微结构的特性，故称之为成肌纤维细胞。生理测定证实，它来自正在收缩的伤口的肉芽组织，含有与子宫内平滑肌细胞同样多的肌动蛋白和肌凝蛋白。人类的抗平滑肌血清可标记成肌纤维细胞的细胞浆，含有大量改变了的成纤维细胞的肉芽组织可进行活跃的收缩、其表现如血管平滑肌组织。局部应用抗平滑肌制剂能完全抑制伤口收缩。与过去看法相反，上皮化本身并不抑制伤口收缩。

成肌纤维细胞又称为可收缩的成纤维细胞，电镜下细胞内含有皱折线或呈锯齿形的核、发达的高尔基复合体、丰富的粗面内质网。胞浆内有多量平行于细胞长轴的微丝束，其直径为 4～8nm，少数可达 12～16nm，微丝中有较多电子致密区，与平滑肌细胞的电子致密小体相似，这些致密小体存在于肌浆中并附着在细胞膜上，与细胞的收缩功能有关。细胞表面相互粘着，存在着桥粒和缝隙连接，与成纤维细胞互相紧密连结而成细胞合胞体。成肌纤维细胞（MFB）表现还通过半桥粒和周围细胞间质、胶原纤维、胶原基板粘着，类似平滑肌和其周围基板的粘着方式。也有人把 MFB 和其周围基质的连接称为成肌纤维细胞固定线，此结构与 MFB 把收缩力传导给周围胶原纤维组织有关。此外，MFB 还含有直径为 22nm 的微管在细胞中能起骨架支撑和蛋白质转运作用。

肉芽组织中至少有 30% 为成肌纤维细胞（具有荧光持性）。免疫荧光研究，用抗平滑肌血清可以证实这种细胞中肌蛋白形蛋白（肌凝蛋白）。5-羟色胺、异丙嗪、苯海拉明或吗啡等均可使肉芽组织收缩，而罂粟碱与前列腺素 E 可使其放松。这种药物试验证明肉芽组织本身就有收缩的性能。

Maddeu 等在动物试验中观察到，在兔背上切去一块皮肤，如果局部涂以有效的平滑肌松弛剂，即可防止其挛缩。而停药后 10 天，创口继续挛缩。说明创口的挛缩可暂时用药物制止。

有坏血病的豚鼠，胶原产生虽受到抑制，但仍有挛缩，而细胞毒素如氰化物可以使伤口永久不挛缩。有人用药物损伤细胞以抑制平滑肌收缩也可使伤口不收缩。这些现象都说明伤口收缩是细胞的作用，而胶原的沉积并非收缩的主要因素。

Rudolph 在电镜下观察肉芽创面、中厚植皮与全厚植皮创面愈合时成肌纤维细胞的变化。在这三种不同情况下，成肌纤维细胞在 2 周时均达到高峰。成纤维细胞中 40%～50% 具有成肌纤维细胞的特性。肉芽组织伤口很快收缩，其成肌纤维细胞存在的时间长。中厚植皮后的创面挛缩少，成肌纤维细胞消失较快。全厚植皮的侧面挛缩量最少，成肌纤维细胞消失最快，4 周时已见不到成肌纤维细胞。全厚植皮的创面挛缩最少的原因，并非它能制止成肌纤维细胞的生成，而是因其生活周期很快完成、消失。从这一观察还了解到，创面挛缩与植皮的绝对厚度并无明显关系，其关键在皮片组织学上的厚度，即全层真皮的存在，可促使成肌纤维细胞的生活周期早日完成，早期停止挛缩。也就是说，挛缩的根本原因在于创面细胞的组成及其活跃情况。

创面一旦开始收缩，缺损区的皮肤移植对于抑制创面收缩收效甚微。因此、早期皮肤覆盖，加上由所在区域的骨骼组织或由外用设备提供机械支撑，是减少伤口收缩的最有效方法。相反，深在的深 II 度烧伤创面，虽不经皮片移植亦能愈合，但脆弱的上皮带反复破溃感染，遗留残余创面经久不愈，且常遗留增生性挛缩性瘢痕，造成晚期严重瘢痕增生与挛缩畸形。

③上皮再生　随着肉芽的形成，创缘的内缩，源于创缘的皮肤表皮的新生上皮向创面中心推进逐渐从肉芽组织表面形成上皮覆盖，创面最终愈合。

这种由表皮爬行形成的皮肤瘢痕，组织切片检查，表层为菲薄的上皮结构，仅由几层上皮细胞组成，缺乏皮钉（脚）和真皮乳突囊。

三、影响瘢痕形成的因素

1. 年龄

有学者统计，增生性瘢痕在 10～20 岁时发生率最高，在 20～30 岁时发生率次之。临床观察可发现胎儿创伤愈合后一般无瘢痕形成，青年人瘢痕的发生率比老年人高，瘢痕增生的厚度比老年人要厚。主要认为青少年的组织生长旺盛而且皮肤张力大，而老年人皮肤松弛，张力较小，胶原纤维反应低下。

2. 皮肤色素

据统计发现有色人种瘢痕疙瘩的发生率较高，尤其是黑色人种中发生率更高，有统计发现黑人中瘢痕疙瘩的发生率是白人的 6～18 倍；在垂体的功能活跃期如青春期和怀孕期瘢痕的发生率较高，而此时常是色素增生的时候；人体色素集中的部位瘢痕疙瘩的发生率较高，色素较少的手掌或脚掌则发生较少。

3. 皮肤张力与部位

身体不同部位的皮肤张力不同，瘢痕增生的部位也有所不同。下颌、前胸、三角肌、上背部、肘部、膝部、髋部、踝部等部位的皮肤张力大，活动较多，所以成为瘢痕增生的好发部位；而眼睑、前额、背部下方、外生殖器、前臂、小腿和乳晕等处的皮肤张力小，增生性瘢痕与瘢痕疙瘩发生率则较低。

4. 感染

创面感染后易发生瘢痕。感染后细菌毒素可抑制上皮细胞的移行和增殖，消耗组织蛋白和真皮的多糖，肌成纤维细胞和成纤维细胞迅速增多，肉芽组织过度增生，形成增生性瘢痕或瘢痕疙瘩。并且感染越久，则形成瘢痕的程度越严重。

5. 异物

如果创面有灰尘、滑石粉、棉花纤维、线结等异物或某些化学物质等，则可刺激瘢痕组织增生，引起瘢痕或瘢痕疙瘩。另外有的学者认为，毛囊皮脂腺或汗腺遗留在组织内也可引起异物反应，使瘢痕增生。

6. 手术切口的方向

皮肤有张力松弛线，若切口与松弛线平行，则皮肤的张力就小，瘢痕发生的概率就小，若垂直于此线，则瘢痕发生的概率就高。如果垂直于皮肤表面切开，则瘢痕形成较小，如果刀片与皮肤表面倾斜角度比较大，则愈合后瘢痕形成较明显。

7. 创面的深度

若损伤平面仅伤及真皮的浅层，愈合后创面呈淡红色，损伤后 2～3 个月常自行消退而不遗留明显的瘢痕。若损伤平面深达真皮网状层，则可产生增生性瘢痕。

8. 创面修复时间

创面愈合修复所需时间长短与伤后瘢痕发生率有直接关系，创面愈合的时间越早，瘢痕的发生率就越低。有学者临床观察发现创面在 10 天后愈合就可能出现瘢痕，发生率为 0～6%，10～14 天愈合的瘢痕发生率为 4%～19%，伤后 14～21 天愈合者，发生率为 30%～35%，伤后 21 天以后愈合者，瘢痕发生率高达 50%～83%。而且愈合时间延长，愈合后多是增生性瘢痕。

另外瘢痕的形成还与身体的营养状况、个人体质、所用的药物、家族遗传等因素相关。

第三节　面部皱纹

一、面部皱纹形成的机制

按照皱纹产生的原因和机制不同，我们可将面部皱纹大体分为三类：体位性皱纹、动力性皱纹和重力性皱纹。

1. 体位性皱纹

在人体凡是运动幅度较大的部位都有宽松的皮肤，以适应肢体完成各种生理运动。这些充裕的皮肤在处于松弛状态时即自然形成宽窄、长短和深浅不等的皱纹线；当皮肤被拉紧时，皱纹线随即消失；当体位发生改变时，皱纹线出现的部位亦发生改变。这种随体位的不同而出现的皮肤皱纹线称为体位性皱纹线。这种皱纹线均出现在关节附近，人出生时即已存在，属于正常生理现象，而非皮肤老化表现。例如颈部、肘部和膝部的横行皮肤皱纹线即生来有之，随关节的屈伸状态的不同（即体位的不同），皱纹出现的侧别（前、后、内、外侧）和程度亦不相同，但皱纹线总是出现在皮肤松弛的一侧。但当人们进入壮年之后，随之年龄的不断增加和全身生理机能的逐渐降低、皮肤弹性亦逐渐减退，其表现为原来的体位性皱纹线逐渐加深和增多，这就是皮肤老化的表现。

2. 动力性皱纹

动力性皱纹线的产生是面部表情肌收缩牵拉皮肤的结果。表情肌属皮肌，即起于骨面或筋膜，止于皮肤，收缩时牵拉皮肤，使皮肤呈现出各种不同的形态、大小和深浅的皱纹，同时引起眼耳鼻口等器官在形态、位置上发生相应的改变，从而显露出多姿多彩的表情，抒发和传递着内心世界各种复杂多变的情感和信息。由于万物之灵的人类具有高度的思维和语言能力，其表情常是千变万化、奥妙莫测的，因此表情肌数量多，结构精细，功能灵活，各肌或肌群间舒缩运动配合完美，从而使动力性皱纹线在形态和程度上也表现出多样性。当表情肌收缩时，肌纤维缩短，牵引皮肤形成与肌纤维长轴相垂直的皮肤皱纹线，这是动力性皱纹的特点之一；另一特点是此线一旦形成，即使该表情肌未收缩；皱纹线也不会完全消失。因此，动力性皱纹线的出现，亦为老化的征象。对于个别人来说，只是出现时间的早晚和轻重程度的不同而已，这常与体质、情绪、工作环境和性质、职业等有关，瘦者或体弱者出现较早，胖者或体健者出现较晚，女性较男性出现要早；经常夸张性的面部表情可以加速此类皱纹线的提早出现或程度的加深。若皱纹明显加重，则更应视为老化的表现之一。

面部主要的动力性皱纹线有：

（1）额纹　俗称抬头纹，位于眉和眉间的上方至邻近前额发际处，成横向排列，为额肌收缩所致，恰与额肌纤维走行方向垂直。沟纹一般为 3～6 条，可分为正中组和外侧组，前者在眉间上方，后者在眉的上方，正中组与外侧组之间可稍有连续或有分叉，外侧组的产生乃因额肌直接收缩所致，中间组的产生则系两侧额纹共同牵拉正中皮肤的结果。正常时，左右额纹对称。额肌受面神经颞支支配，一侧面神经额支同时接受双侧皮质核束发来的冲动，故当面神经核下瘫（下运动神经元损伤）时，病灶侧额肌瘫痪，额纹消失；当面神经核上瘫（上运动神经元损伤）时，两侧额纹均正常存在。

额纹出现较早，少数人可于 20 多岁即开始出现。随着年龄的增长，皮肤逐渐老化，弹性下降，额纹也随之加深。坚持每天按摩皮肤，促进血液循环，改善皮肤营养，可延缓额纹的出现或加深。

（2）眉间纹　位于两眉之间，多为 2～3 条，主要为垂直走向，但下部纹常向两侧略呈八字形展开，亦与眉间肌纤维方向垂直。

（3）鼻根纹　是位于鼻根部的横纹，常为 1～2 条，位于左右内眦连线上方，此为纵行的降眉间肌收缩所致。

（4）眼睑纹　分布于上下眼睑皮肤，为眼轮匝肌收缩所致。上睑纹细密明显，中间部呈垂直方向，内侧部稍向内上方辐射，外侧部亦逐渐向外上方散开。下睑纹稍粗浅，呈垂直状或稍斜向外下，如有眼袋时皱纹不明显。

（5）鱼尾纹　呈粗细不等的条纹状，沿外眦部作放射状排列，闭眼时因眼轮匝肌收缩致使皱纹纹理更为明显。随着年龄的增长，皮肤弹性降低而松弛，鱼尾纹会逐渐加深并向两侧稍延伸。

（6）鼻唇沟纹　构成鼻唇沟外侧缘，即位于颊脂肪垫与口轮匝肌相交处的皮肤皱襞，多为一条，但有时在主纹的内侧或外侧可有一与主纹相平行的次纹，次纹常较短浅。任何人在微笑时均可出现此纹，但年轻人在不笑时可消失。中年起则逐渐显露，不笑时也可存在，笑时则更明显。鼻唇沟纹是上唇外上侧呈放射状排列的表情肌收缩所致，在年老者，也有的与皮肤松弛所致的重力性皱纹相混，故亦有将鼻唇沟纹看作是混合性皱纹者。

（7）颊纹　位于颊部，鼻唇沟纹的外侧，为一或数条，并略与鼻唇沟纹平行。较明显的颊纹常上延过颧部，并可与下睑外侧纹和下部鱼尾纹相连续。其产生原理同鼻唇沟纹，但出现较晚。瘦人的颊纹更为明显。

（8）唇纹　是上下唇的皮肤皱纹，在唇中部成垂直状，两侧的纹理逐渐向外上（上唇）或外下（下唇）倾斜，在口角处则呈放射状排列。唇部因缺乏皮下组织，皮肤与口轮匝肌紧连。口轮匝肌又较宽，故皱纹呈现出密而细的特点，红唇处较明显；拱嘴时皮肤部可有2～3条粗纹，上唇者较明显。

（9）额纹　位于额部，横行走向，多不明显，为额部肌收缩所致。

（10）耳前纹　位于耳轮脚与颧弓根之间及其上方，呈纵行走向，一般为1～2条，老者和瘦者明显，此纹为耳前肌收缩所致。

3. 重力性皱纹

重力性皱纹出现的时间较晚，多在40岁以后逐渐发生。其产生机制是因骨骼的萎缩、肌肉的松弛和皮肤弹性的减弱，加之皮下脂肪逐渐减少，在重力作用下皮肤松弛下垂所致。随着年龄的不断增长，上述变化越来越明显，重力性皱纹线也越来越多和加重。因此，在正常情况下，重力性皱纹线的出现亦是老化的征象之一。但在体弱多病和重症营养不良的情况下，也可出现重力性皱纹线，呈现出"小老头""小老太"的征象，这种情况就不应该视为老化的表现。不管什么情况，重力性皱纹线的出现，都与美容格格不入，必须尽早预防。

在额部，由于颅顶骨（包括额骨）的萎缩，额肌和帽状腱膜松弛，额部皮肤弹性减弱而下垂所致的重力性皱纹线已融于动力性皱纹线，使额部皱纹加深。

在睑部，由于皮肤薄，皮下组织疏松，脂肪较少，当眼轮匝肌和额肌（额肌的少部分纤维交错止于眼轮匝肌）松弛时，上睑皮肤即逐渐下垂形成所谓的"肿眼泡"，以上睑外侧部位甚；在下睑，还因眶隔萎缩，眶内脂肪疝出，致皮肤臃肿下垂，形成所谓"眼袋"。

当额肌和皱眉肌萎缩松弛时，眉间皮肤下垂可加重鼻根横纹。

因颧骨萎缩和口周辐射状肌松弛，颊脂体缩小，致使颧颊部皮肤一并下垂。由于口角皮肤较固定，故下垂皮肤在口角外侧明显臃肿，甚至与松弛的下颌皮肤共同形成"重下颌"。

针刀医学认为，面部皱纹的产生是由于面部动态弓弦力学系统和静态弓弦力学系统的力学平衡失调，在面部形成的条索状瘢痕。根据慢性软组织损伤病理构架的网眼理论，用针刀松解面部弓弦力学的粘连和瘢痕，恢复面部皮肤等软组织的营养，就能够减少甚至消除皱纹。

二、影响面部皱纹产生的因素

1. 年龄

皮肤老化是随着年龄逐渐加重的，面部皱纹随着年龄的增长而越来越多且深。一般在 30 岁左右面部皮纹逐渐明显，出现了细小的鱼尾纹，上睑皮肤轻度松弛；到 40 岁时，逐渐加重，额部出现了较为明显的皱纹，出现明显的下眼袋，鼻唇沟轻度加深；当到 50 岁时，上述的变化更加明显，颈部皮肤形成皱褶，下颌的皮肤松弛下垂；60 岁时，面部的皮肤皱纹非常明显，皮肤松弛下垂，面部形态发生很大的改变。

2. 紫外线

有研究发现，长期受紫外线照射是导致皮肤衰老产生皱纹的最常见、作用最强的外在因素。紫外线照射可使弹力蛋白变性，使真皮弹力纤维增粗聚集成块，另外，紫外线照射可引起炎症，使细胞分泌一种蛋白酶，可以水解破坏胶原纤维，致使皮肤松弛，出现永久性皱纹。紫外线还可引起色素沉着，形成色斑，长期吸收紫外线，皮肤患癌症的几率大大增加。

3. 不良生活习惯

许多不良的生活习惯会加速皮肤的衰老，促进皱纹的产生。

（1）经常熬夜或长期的睡眠不足可降低皮肤细胞分裂增殖能力和更新代谢能力。

（2）长时间在光线暗的环境下看书、工作等，致使面部肌肉长时间处于紧张的收缩状态；平时忧愁过度或面部表情过于夸张丰富，若皮肤弹性和张力不佳，则会加速皱纹的产生或增多。

（3）不正确的减肥，突然消瘦或缺乏体育锻炼使皮肤松弛而形成皱纹。

（4）劣质化妆品刺激皮肤，或过多地使用吸水的粉而吸去了皮肤表层的水分，致使皮肤粗糙、老化。

（5）过度饮酒、饮浓茶、浓咖啡等，对皮肤产生刺激而促使其衰老。

4. 其他因素

地心引力的长期作用，可使松弛的皮肤下垂，形成皮肤皱襞或皱纹，如眼袋、颈部皮肤皱褶等的形成；皮肤长期暴露在高温、寒冷、干燥等恶劣的环境下或环境突然改变，皮肤难以适应，会加速衰老，出现皱纹；长期吸烟或者长期暴露在烟雾环境中，可加速皮肤皱纹的发生和增加其程度；机体营养不良如缺乏维生素 A、C 或微量元素硒等抗氧化剂，影响正常代谢，则会加速皮肤老化，增加皱纹。

第四章

骨与软组织的力学系统
——人体弓弦力学系统

第一节　人体与力学的关系

一、人类的基本属性与力的关系

1. 人类有两大属性

第一是人的自然属性，第二是人的社会属性。人的自然属性告诉我们，人为了生存，必须进行物质索取（比如衣食住行），人类为了延续必须自我再生产（性欲）；人的社会属性告诉我们，人的一切行为不可避免地要与周围所有的人发生各种各样的关系，比如生产关系、亲属关系、同事关系等等。现实社会中的人，必然是一个生活在一定社会关系中的人。这种复杂的社会关系就决定了人的本质，形成了人的社会属性。人类的这两大基本属性中离不开一个共同点，就是人的运动性。运动是物质的固有性质和存在方式，是物质的根本属性，世界上没有不运动的物质，也没有离开物质的运动。同时运动具有守恒性，即运动既不能被创造又不能被消灭，人类的一切行为都离不开运动。

2. 力是运动中不可缺少的最重要的元素

力是一个物体对另一个物体的作用，物体间力的作用是相互的，力可以改变物体的运动状态，也可以改变物体的物理状态。人生活在地球上，首先会受到地心引力的影响。要维持人体的正常姿势，包括卧姿、坐姿、站姿，就必须形成与重力相适应的解剖结构，其次，人体为了生存要劳动、运动，会受到各种力的影响。

3. 人体内部的解剖结构分为两大类即固体物质和流体物质

固体物质包括各种软组织（如肌肉、韧带、血管、淋巴管、神经、腱鞘、滑囊、关节囊、筋膜、大脑、脊髓和各种内脏器官）和骨骼；流体物质包括血液和各种组织液。因此，人体内的力学系统就包括固体力学系统和流体力学系统。这两大系统所表现的力学形式是多种多样的，但是概括起来说，只有 3 种基本的力学形式，即拉力、压力、张力。

二、人体内的 3 种基本力学形式

力的反作用力，又称为应力。各种力作用于人体时，都有一个反作用力，所以在研

究力对人体影响时，都采用应力这个概念，这样人体内的 3 种基本的力学形式称之为拉应力、压应力、张应力。

（1）拉应力 拉应力是方向沿一条线向两端方向相反的离心作用力（图 4-1）。

（2）压应力 压应力是方向沿一条线方向相对的向心作用力（图 4-2）。

图 4-1 拉力与拉应力　　　　　　　图 4-2 压力与压应力

（3）张应力 张应力是方向从一个圆的中心或一个球的中心向周围扩散的作用力（图 4-3）。

（4）组成人体的各种物质从外部物理性质来分类，可分为刚体、柔体和流体。骨组织属于刚体，各种软组织，包括大脑、脊髓、各内脏器官、肌肉、韧带、筋膜、腱鞘、神经、滑囊、关节囊等都属于柔体，各种体液（包括血液）都属于流体。压应力主要作用于刚体。它是沿一条线方向的相对向心作用力，不管是刚体、柔体，还是流体都可能受到压力的影响，但

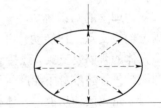

图 4-3 张力与张应力

主要是刚体；拉应力主要作用于柔体，它是沿一条线方向的离心作用力；张应力主要作用于流体，它是当流体在流动时，管腔容量小而流体的流量大而产生的张力或流体被堵塞、滞留而产生的作用力。人体的所有关节都是由骨性组织（刚体）构成它的主要部分，故关节大多受到压应力的影响；大脑、脊髓和内脏器官（柔体）在人体内都呈悬挂式，因受到地球引力的作用，它自身的重量就形成了对抗性的拉力，所以都受到拉应力的影响，其他的软组织（柔体）的两端或周边都附着在其他的组织结构上，因此也都受到拉应力的影响；而体液（包括血液）容易产生张力，在组织器官内都易受到张应力的影响。

三、人体对异常应力的 3 种自我调节方式

1. 当异常力学状态影响和破坏组织结构和生理功能时，人体通过自我调节进行纠正，恢复正常，这是最佳的结果。

2. 当异常力学状态影响和破坏骨关节时，人体通过对抗性的调节进行自我修复，即通过软组织的增生、硬化、钙化、骨化来对抗这种异常力学状态，阻止力的继续影响和破坏作用，但这种调节造成新的病理因素，形成新的疾病。如肌肉增生和各种软组织硬化、钙化、骨化最终形成骨质增生，引发临床表现。

3. 当异常的力学状态对人体的组织结构和生理功能产生较大强度的破坏时，以上两种调节方法已经无效，人体则被迫采取第 3 种调节方法，即适应性调节方法。这种调节只能保持一部分组织结构和生理功能不被破坏，而另一部分被破坏。比如，小儿髋关节

半脱位长期得不到正确治疗和纠正，直至长大成人，人体就通过适应性的调节功能使髋臼变形，股骨头变形，股骨头外侧肌肉硬化和钙化，来保持髋关节的部分伸屈功能。

四、人体是一个复杂的力学结构生命体

根据人类的自然属性、社会属性及运动属性得知，人体是一个复杂的力学结构生命体，比如，人体为了生存和自我保护，人体的形体结构形成了类似于圆形外形，这种近似圆形的形体结构最大限度地保护了人体免受外界的损伤。同时，人体将重要的结构均置于身体的内部或者内侧，比如，人体将神经系统置于颅腔和椎管内，将心血管系统置于胸腔内，将四肢的重要神经血管置于肢体的内侧深层，以保证人体重要器官组织不受外界干扰和损伤。

第二节　骨杠杆力学系统

从物理学的知识得知，一个直的或者曲的刚体，在力的作用下，能围绕一固定点或者固定轴（支点）作转动，并克服阻力而做功。这个刚体在力学上称为杠杆。

人体的骨骼是支架，连接骨骼的软组织是维持这个支架保持正常位置和完成运动功能的纽带。骨骼本身不能产生运动功能，只有在软组织的牵拉作用下，才会完成运动功能。为了完成运动功能，人体根据其自身的特点形成了骨杠杆力学系统。所谓骨杠杆力学系统，是指骨相当于一硬棒（刚体），它在肌肉拉力（动力）作用下，围绕关节轴（支点）作用，并克服阻力而做功。为了完成不同的生理功能，人体形成了不同类型的关节连结，如单轴关节、双轴关节和多轴关节（图4-4），以保证关节能够沿冠状轴面进行屈伸运动，沿矢状轴面进行内收外展运动、沿垂直轴面进行内旋外旋以及环转运动。

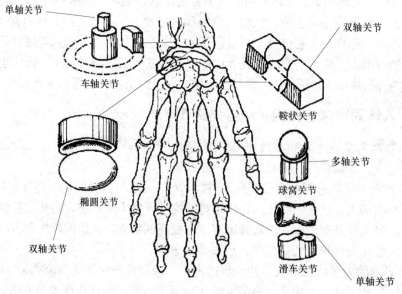

图4-4　骨杠杆系统示意图

综上所述，运动是人体的根本属性之一，力是人体运动的基本元素。所以，人体的力学结构就成为我们研究人体的生理病理的一个重要部分。那么，人体运动系统的力学结构是什么？这些力学结构的组成成分有哪些？它们之间的关系如何？力学结构如何影响疾病的发生、发展和转归？针刀治疗的原理是什么？不搞清楚这些问题，就不可能从学术的高度来认识针刀神奇的疗效，不可能解释针刀治疗众多临床疑难杂症的机理，不可能将针刀医学作为一门新兴的医学学科进行推广应用。经过上万例的针刀临床实践，作者发现了人类运动的力学解剖结构是人体弓弦力学系统，并根据弓弦力学系统提出了慢性软组织损伤的病理构架理论——网眼理论，现分述如下。

第三节　人体弓弦力学系统

一副完整的弓箭由弓、弦和箭 3 部分组成，弓与弦的连结处称之为弓弦结合部，一副完整弓弦的力学构架是在弦的牵拉条件下，使弓按照弦的拉力形成一个闭合的静态力学系统。弦相当于物理学的柔体物质，主要承受拉力的影响；弓相当于物理学的刚体物质，主要承受压力的影响。射箭时的力学构架是在弦的拉力作用下，使弓随弦的拉力方向产生形变，最后将箭射出（图 4-5）。

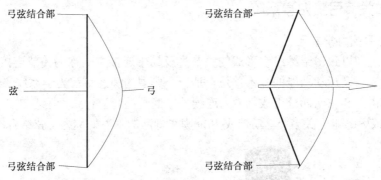

图 4-5　弓弦组成示意图

人类在逐渐进化过程中，各骨骼与软组织的连结方式类似弓箭形状的力学系统，作者将其命名为人体弓弦力学系统。通过这个系统，人体能够保持正常的姿势，完成各种运动生理功能。人体弓弦力学系统是以骨为弓，关节囊、韧带、肌肉、筋膜为弦，完成人体特定运动功能的力学系统。它由动态弓弦力学单元和静态弓弦力学单元和辅助装置 3 个部分组成。静态弓弦力学单元是维持人体正常姿势的固定装置；动态弓弦力学单元是以肌肉为动力，是人体骨关节产生主动运动的基础；辅助装置是维持人体弓弦力学系统发挥正常功能的辅助结构，包括籽骨、副骨、滑液囊等，籽骨、副骨的作用是在人体运动应力最集中部位，将一个弓弦力学单元分为两个，从而最大限度地保持该部位的运动功能。比如，髌骨是人体最大的籽骨，它将膝关节前面的弓弦力学系统一分为二，减少了股四头肌的拉应力，避免了股四头肌腱与股骨和胫骨的直接磨擦，尤其是膝关节屈曲超过 90° 以后的肌肉与骨的磨擦。滑液囊的作用是在弓弦结合部周围分泌润滑液，减少软组织起止点与骨骼的磨擦。

人体弓弦力学系统分为 3 类，即四肢弓弦力学系统、脊柱弓弦力学系统和脊-肢弓弦力学系统。这 3 个弓弦力学系统相互联系，相互补充，形成了人体完整的力学构架。每个系统由多个单关节弓弦力学系统组成。由此可见，要理解人体弓弦力学系统，首先要掌握单关节弓弦力学系统（图 4-6），因为它是人体弓弦力学系统的基础。

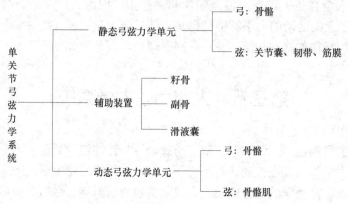

图 4-6　弓弦力学系统的组成构架示意图

一、单关节弓弦力学系统

1. 静态弓弦力学单元

骨与骨之间以致密结缔组织形成的关节囊及韧带连接方式称为关节连接。关节连接是人体保持姿势及运动功能的基本单位，是一个典型的静态弓弦力学系统。一个静态弓弦力学单元由弓和弦两部分组成，弓为连续关节两端的骨骼；弦为附着在关节周围的关节囊、韧带或/和筋膜，关节囊、韧带或/和筋膜在骨骼的附着处称为弓弦结合部（图 4-7）。

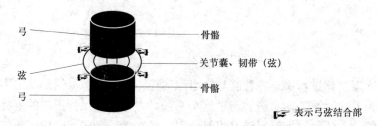

图 4-7　静态弓弦力学单元示意图

由于关节囊、韧带及筋膜本身没有主动收缩功能，它们的作用是保持关节正常的对合面，同时又维持关节稳定性，所以，静态弓弦力学单元的作用是维持人体正常姿势的固定装置。

2. 动态弓弦力学单元

人体进化为直立行走，其关节连接的形状和关节受力方式也发生了变化。骨骼本身不能产生运动，关节是将骨骼连接起来的一种高度进化模式，只有骨骼肌收缩，才能带动关节的运动，从而完成关节运动，也就是说，正常的关节是运动的基础，肌肉收缩是运动的动力。我们的骨骼肌都是跨关节附着，即肌肉的两个附着点之间至少有一个以上的关节，肌肉收缩会使这些关节产生位移，完成特定的运动功能。一个动态弓弦力学单元包括一个以上的关节（静态弓弦力学系统）和跨关节附着的骨骼肌，骨骼肌在骨面的附着处称为弓弦结合部（图4-8）。

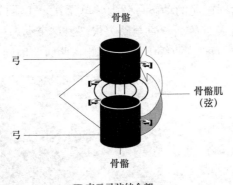

图 4-8　动态弓弦力学单元示意图

由于动态弓弦力学单元以肌肉为动力，以骨骼为杠杆，是骨杠杆系统的力学解剖结构。骨骼肌有主动收缩功能，所以，动态弓弦力学单元是骨关节产生主动运动的力学解剖学基础。

二、腰部弓弦力学系统

人体的腰部以单关节弓弦力学系统为基础，构成了众多的形状腰椎关节的正常位置。

1. 腰部静态弓弦力学单元

腰部静态弓弦力学单元以腰椎关节连结的骨为弓，以关节囊、韧带、筋膜为弦，维持腰椎关节的正常位置及静态力学平衡。腰椎关节如关节突关节、椎间盘等连结以及由韧带或者筋膜连结起来的棘突连结都属于腰部单关节静态弓弦力学单元。

图 4-9 显示一个 L_4～L_5 关节突关节的静态弓弦力学单元，它是以 L_4～L_5 关节突的骨骼为弓，以关节囊为弦，关节囊在骨骼的附着处称为弓弦结合部。各种原因引起关节囊受力异常，人体会通过粘连、瘢痕、挛缩来代偿这些过大的应力，导致关节囊增厚。如果这种异常应力不解除，人体就会在关节囊的附着处即弓弦结合部进行对抗性的调节，即在此处形成硬化、钙化、骨化，最终形成骨质增生。

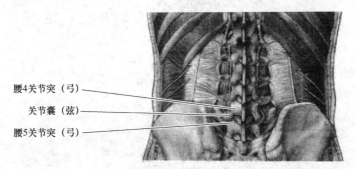

图 4-9　L_4～L_5 关节突关节的静态弓弦力学单元

2. 腰部动态弓弦力学单元

腰部动态弓弦力学单元以腰椎关节连结的骨为弓，以骨骼肌为弦，完成腰部运动功能及动态力学平衡。如关节突关节、腰椎间盘运动都属于单关节动态弓弦力学单元。

图 4-10 显示 $L_4 \sim L_5$ 回旋肌的动态弓弦力学单元。$L_4 \sim L_5$ 回旋肌起自 L_5 横突上后部，止于 L_4 椎骨椎弓板下缘及外侧面，直至棘突根部。这个动态弓弦力学单元的功能参与 $L_4 \sim L_5$ 的旋转功能，当一侧肌肉收缩 L_4 转向同侧，两肌肌肉同时收缩，加大腰屈。

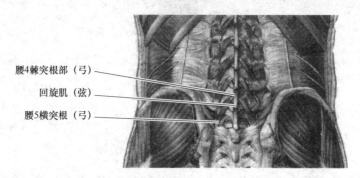

腰4棘突根部（弓）
回旋肌（弦）
腰5横突根（弓）

图 4-10　单关节动态弓弦力学单元

三、脊柱弓弦力学系统

脊柱是人体的中轴线，人体为了生存的需要，在脊柱的矢状面上逐渐形成了一个曲线形状，这就是脊柱弓弦力学系统，也就是我们常说的脊柱的生理曲度。脊柱弓弦力学系统由多个单关节弓弦力学系统组成，由颈段、胸段、腰段、骶尾段的弓弦力学系统组成（图 4-11）。

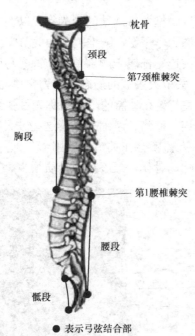

枕骨
颈段
第7颈椎棘突
胸段
第1腰椎棘突
腰段
骶段
● 表示弓弦结合部

图 4-11　脊柱弓弦力学系统

（1）颈段弓弦力学系统　以枕骨、颈椎为弓，连结颈椎的软组织如椎间关节的关节突关节韧带、颈椎间盘、项韧带、黄韧带、椎枕肌、前斜角肌、中斜角肌、后斜角肌、竖脊肌颈段等软组织为弦所形成的一个弓弦力学系统，颈段弓弦力学系统的功能是维持颈椎的生理曲度，完成颈部的部分运动功能，另一部分颈部的运动功能由脊肢弓弦力学系统完成。

（2）胸段弓弦力学系统　以胸椎及肋骨、胸骨为弓，连结这些骨骼的软组织如椎间关节的关节突关节韧带、肋横突韧带、黄韧带、前后纵韧带、胸段、胸椎间盘等软组织为弦所形成的一个弓弦力学系统，胸段弓弦力学系统的功能主要是维持胸椎的生理曲度，并参与胸椎在矢状面的运动功能。

（3）腰段弓弦力学系统　以腰椎为弓，连结腰椎的软组织如椎间关节的关节突关节韧带、腰椎间盘、前后纵韧带、黄韧带、髂腰韧带、竖脊肌腰段等软组织为弦所形成的一个弓弦力学系统，腰段弓弦力学系统的功能是维持腰椎的生理曲度，完成腰部的部分运动功能，另一部分腰部的运动功能由脊肢弓弦力学系统完成。

（4）骶尾段弓弦力学系统　以骶尾椎为弓，连结骶尾椎的软组织如骶棘韧带、骶结节韧带、竖脊肌腰段等软组织为弦所形成的一个弓弦力学系统，骶尾段弓弦力学系统的功能是维持骨盆平衡。

（5）颈段、胸段、腰段、骶尾段的弓弦力学系统共同组成脊柱矢状面的整体弓弦力学系统，竖脊肌、项韧带、斜方肌等软组织在枕骨的附着处及第7颈椎的附着处为颈段的弓弦结合部，前纵韧带在第1胸椎、第12胸椎前面的附着处为胸段的弓弦结合部，竖脊肌、棘上韧带、背阔肌等软组织在第1腰椎、第5胸椎后面的附着处为腰段的弓弦结合部，骶棘韧带、骶结节韧带等软组织在骶椎侧面、坐骨结节、坐骨棘的附着处为骶尾段的弓弦结合部。

根据数学曲线变化规律，当一段曲线弧长一定时，这段曲线其中的一部分曲率变小，剩下的那一部分曲线的曲率会相应的增大。由于这些弓弦结合部都是脊柱矢状轴发生转曲的部位，所以，此部位的软组织尤其容易受到损伤。当弓弦结合部的软组织发生粘连、瘢痕、挛缩等损伤时，就会引起脊柱生理曲度的变化，引发颈椎病、腰椎病、颈-腰综合征等众多临床疑难病症。

四、脊-肢弓弦力学系统

躯干是人体的主干，人体要完成复杂的运动功能，如肢带关节（肩关节、髋关节）的运动，上、下肢同时运动，就需要围绕脊柱的多个关节的联合协调运动。从而形成了脊-肢弓弦力学系统。后者由多个单关节弓弦力学系统组成，分为胸廓与肢体弓弦力学系统及脊柱与肢体弓弦力学系统。脊-肢弓弦力学系统以脊柱为中心，相互协调，相互补充，保证了脊动肢动、肢动脊动的统一。这个弓弦力学系统从形状上看，类似斜拉桥的结构，斜拉桥的桥塔相当于脊柱，斜拉桥的桥面相当于肢带骨，连续斜拉桥的拉索相当于连结脊柱和肢带骨的软组织。桥塔和桥面相当于弓，拉索相当于弦（图4-12）。

根据斜拉桥的原理，我们得知，斜拉桥由桥塔、拉索和桥面组成。我们以一个索塔来分析。桥塔两侧是对称的斜拉索，通过斜拉索将桥塔和桥面连接在一起。假设索塔两侧只有两根斜拉索，左右对称各一条，这两根斜拉索受到主梁的重力作用，对桥塔产生

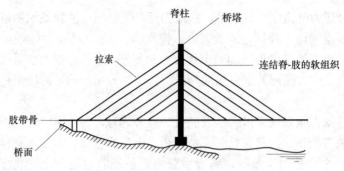

图 4-12　脊-肢弓弦力学系统示意图

两个对称的沿着斜拉索方向的拉力，根据受力分析，左边的力可以分解为水平向左的一个力和竖直向下的一个力；同样的右边的力可以分解为水平向右的一个力和竖直向下的一个力；由于这两个力是对称的，所以水平向左和水平向右的两个力互相抵消了，最终主梁的重力成为对桥塔的竖直向下的两个力，这样力又传给索塔下面的桥墩了。斜拉索数量越多，分散主梁给斜拉索的力就越多。

脊柱与肢带骨的连结类似于斜拉桥的力学原理，脊柱两侧肌肉、韧带、筋膜等软组织的正常应力是维持脊柱和肢带骨的正常力学传导的必要元素。如果这些软组织受到异常的拉应力，就会造成脊柱的移位。换言之，脊柱的错位不是脊柱本身引起的，而是由于脊柱两侧软组织的应力异常导致的。当脊柱一侧的软组织的拉应力异常，脊柱就会向拉力侧倾斜，在影像学上就会发现脊柱在矢状面、冠状面、垂直面出现单一的或者多方向的移位表现。而且一侧的软组织的拉应力异常引起了脊柱的移位，必然引起对侧的软组织的拉应力异常。

与颈椎病有关的脊柱与肢体的弓弦力学系统：一是以颈椎、肩胛骨为弓，肩胛提肌为弦的动态弓弦力学单元，二是以脊柱、肱骨、肩胛骨为弓，斜方肌、背阔肌为弦的动态弓弦力学单元，三是以颈椎横突、肋骨为弓，前、中、后斜角肌为弦的动态弓弦力学系统。以斜方肌、背阔肌的动态弓弦力学单元为例，当斜方肌、背阔肌慢性劳损，人体在修复过程中在肌肉的起止点形成粘连、瘢痕，造成局部的应力异常，根据斜拉桥的力学原理，必然引起颈椎在冠状面的受力异常，最终引起颈椎侧弯，引起颈椎病的临床表现；同时，由于斜方肌与背阔肌有部分相同的起点，斜方肌的损伤后期会引起背阔肌慢性劳损，背阔肌又是腰部的脊肢弓弦力学系统，当背阔肌损伤应力异常以后，必然引起腰椎弓弦力学系统的代偿，严重者引起腰椎错位，引发腰神经根的卡压，引起下肢神经压迫的临床表现。这就是颈-腰综合征的病理机制。

综上所述，我们可以得出以下结论：

（1）人体的弓弦力学系统是物理学的力学成分在人体骨关节与软组织之间的具体表现形式，是人体运动系统的力学解剖结构，它的基本单位是关节，一个关节的弓弦力学系统包括静态弓弦力学单元和动态弓弦力学单元及其辅助结构。

（2）由于人体骨关节周围软组织起止点的不同，在同一部位的骨骼上可以有一个或者多个肌肉、韧带的起止点。起于同一部位的肌肉、韧带可止于不同的骨骼，起于不同骨骼的多条肌肉、韧带等软组织也可止于同一骨骼。各部分的弓弦力学单元相互交叉，形成人体整体弓弦力学系统。

（3）脊柱弓弦力学系统对维持脊柱的生理曲度具有重要意义，脊柱前、后面软组织损伤是引起脊柱生理曲度变化的始发原因。

（4）脊-肢弓弦力学系统找到了脊柱与四肢的力学传导的路径，从力学层面实现了脊柱与四肢的统一。动、静态弓弦力学单元的关系可归纳为四句话，即动中有静，静中有动，动静结合，平衡功能。

（5）弓弦力学系统组成部分的慢性损伤，必然引起弓弦组成部的受力异常。在弓弦力学系统中，应力集中的部位首先是弓弦结合部即软组织的起止点，其次是弦即软组织的行经路线，最后是弓即骨关节。这就是为什么骨关节周围的软组织损伤在临床上最为多见，其次才是软组织行经路线的损伤，最后是骨关节本身的损伤如骨质增生、创伤性关节炎、骨性关节炎等。

（6）弓弦力学系统的创立，阐明了慢性软组织损伤及骨质增生等临床疑难杂症的病理机制和疾病的病理构架，完善和补充了针刀医学基础理论，将针刀治疗从"以痛为输"的病变点治疗提升到对疾病的病理构架治疗的高度上来。解决了针刀治疗有效率高、治愈率低的现状，为针刀治愈困扰全人类健康的慢性软组织损伤性疾病，骨质增生症提供了解剖力学基础。

第五章
针刀操作技术

第一节　针刀手术室的设置

　　针刀是一种闭合性手术，与普通手术一样，必须在无菌手术室进行，国家对手术室有严格的规定。但由于针刀是一个新生事物，由于投入少，疗效好，所以几乎所有专业的临床医生都有学习针刀的，有外科、骨科、内科、儿科、中医科、针灸科、推拿按摩科、神经内科、皮肤科等，还有一些医技人员。所以，大家对针刀手术的无菌观念不强，学习针刀的医生对针刀手术器械也缺乏严格的消毒，仅在消毒液中做短时间的浸泡，即重复使用，这样难以达到杀灭肝炎、HIV 等病毒的消毒效果，极容易造成伤口感染，也容易染上肝炎和 HIV 等经血液传播的疾病。

　　有条件的医院应建立针刀专用手术室，一般医院要开展针刀，也必须有单独的针刀手术间。手术室基本条件包括：手术区域应划分为非限制区、半限制区和限制区，区域间标志明确，手术室用房及设施要求必须符合有关规定。为了防止手术室空间存在的飞沫和尘埃所带有的致病菌，应尽可能净化手术室空气。

　　1. 空间消毒法

　　（1）紫外线消毒法　多用悬吊紫外线灯管（电压 220V，波长 253.7mm，功率 30W），距离 1m 处，强度＞$70\mu W/cm^2$，每立方米空间用量大于 $115W/m^3$，照射时间大于 30 分钟。室温宜在 20℃～35℃，湿度小于 60%。需有消毒效果监测记录。

　　（2）化学气体熏蒸法

　　①乳酸熏蒸法：每 $100m^3$ 空间用乳酸 12ml 加等量的水，加热后所产生的气体能杀灭空气中细菌。加热后手术间要封闭 4～6 小时。

　　②福尔马林（甲醛）熏蒸法：用 40%甲醛 $4ml/m^3$ 加水 $2ml/m^3$ 与高锰酸钾 $2g/m^3$ 混合，通过化学反应产生气体能杀灭空气中细菌。手术间封闭 12～24 小时。

　　除了定期空间消毒法外，尽量限制进入手术室的人员数；手术室的工作人员必须按规定更换着装和戴口罩；患者的衣物不得带入手术室；用湿法清除室内墙地和物品的尘埃等。

　　2. 手术管理制度

　　（1）严格手术审批制度，正确掌握手术指征，大型针刀手术由中级职称以上医师决定。

　　（2）术前完善各项常规检查，如血常规检查、尿常规检查、凝血功能检查，对中老年人应做心电图、肝肾功能检查等。

（3）手术室常用急救药品如中枢神经兴奋剂、强心剂、升压药、镇静药、止血药、阿托品、地塞米松、氨茶碱、静脉注射液、碳酸氢钠等。

（4）手术室基本器械配置，应配有麻醉机、呼吸机、万能手术床、无影灯、气管插管、人工呼吸设备等。

第二节　针刀手术的无菌操作

（1）手术环境：建立针刀治疗室，室内紫外线空气消毒 60 分钟，治疗台上的床单要经常换洗、消毒，每日工作结束时，彻底洗刷地面，每周彻底大扫除 1 次。

（2）手术用品消毒：针刀、骨科锤、手套、洞巾、纱布、外固定器、穿刺针等需高压蒸气消毒。

（3）医生、护士术前必须洗手。用普通肥皂先洗 1 遍，再用洗手刷沾肥皂水交替刷洗双手，特别注意指甲缘、甲沟和指蹼，继以清水冲洗。

（4）术野皮肤充分消毒，选好治疗点，用棉棒沾紫药水在皮肤上做一记号。然后用 2%碘酒棉球在记号上按压一下使记号不致脱落，以记号为中心开始逐渐向周围 5cm 以上涂擦，不可由周围再返回中心。待碘酒干后用 75%酒精脱碘 2 次。若用 0.75%碘伏消毒皮肤可不用酒精脱碘。之后，覆盖无菌小洞巾，使进针点正对洞巾的洞口中央。

（5）手术时医生、护士应穿干净的白大衣、戴帽子和口罩，医生要戴无菌手套。若做中大型针刀手术，如关节强直的纠正、股骨头缺血性坏死、骨折畸形愈合的折骨术，则要求医生、护士均穿无菌手术衣，戴无菌手套，患者术后常规服用抗生素 3 天预防感染。

（6）术中护士递送针刀等手术用具时，均应严格按照无菌操作规程进行。不可在手术人员的背后传递针刀及其他用具。

（7）一支针刀只能在一个治疗点使用，不可在多个治疗点进行治疗，以防不同部位交叉感染。连续给不同患者做针刀治疗时，应更换无菌手套。

（8）参观针刀操作的人员不可太靠近术者或站得太高，也不可随意在室内走动，以减少污染的机会。

（9）术毕，迅速用创可贴覆盖针孔，若同一部位有多个针孔，可用无菌纱布覆盖、包扎，嘱患者 3 天内不可在施术部位擦洗，3 天后，可除去包扎。

第三节　患者的体位选择与术前麻醉

一、患者的体位选择

1. 仰卧位（图 5-1）

患者平卧于治疗床上，项部加软枕，头后仰。此体位适用于胸腹部及四肢前侧的针刀治疗。

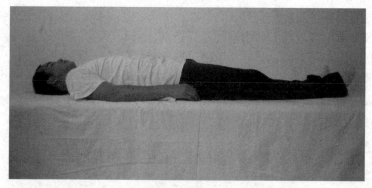

图 5-1　仰卧位

2. 侧卧位（图 5-2）

患者侧卧于治疗床上，下肢屈曲 90°。此体位适用于身体侧面的针刀治疗。

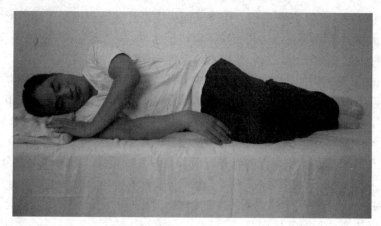

图 5-2　侧卧位

3. 俯卧位（图 5-3）

患者俯卧在治疗床上，腹部置软枕。此体位适用于身体背面脊柱区域的针刀治疗。

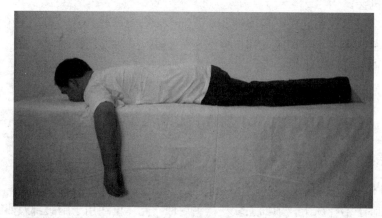

图 5-3　俯卧位

4. 坐位（图 5-4）

患者端坐于治疗床前，将患侧上肢屈曲 90° 放于治疗床上，并将前臂下置软枕。此体位适用于上肢前外侧的针刀治疗。

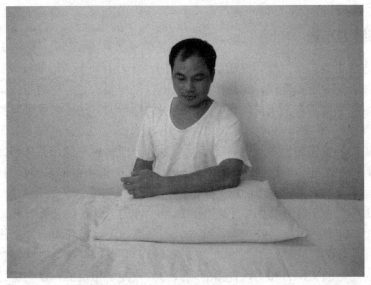

图 5-4　坐位

5. 俯卧低头位（图 5-5）

患者俯卧，胸部置软枕，头部突出于床缘，尽量收紧下颌，低头。此体位适用于颈项部位的针刀治疗。

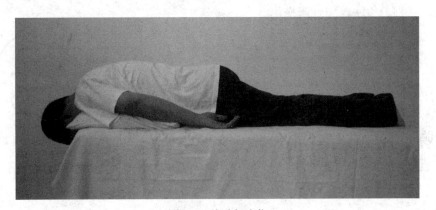

图 5-5　俯卧低头位

二、术前麻醉

针刀用于面部美容，一般无需局部浸润麻醉，可适当涂抹麻醉药膏；其他部位疾病多选用局部浸润麻醉。由针刀手术者完成局部麻醉。选用 1% 利多卡因，一次总量不超过 100mg。

第四节　常用针刀刀法

一、持针刀方法

持针刀方法正确是针刀操作准确的重要保证。针刀不同于一般的针灸针和手术刀，针刀是一种闭合性的手术器械，在人体内可以根据治疗要求随时转动方向，而且对各种疾病的治疗刺入深度都有不同的规定。因此正确的持针刀方法要求能够掌握方向，并控制刺入的深度。

以医者的右手食指和拇指捏住针刀柄，因为针刀柄是扁平的，并且和针刀刃在同一个平面内，针刀柄的方向即是刀口线的方向，所以可用拇指和食指来控制刀口线的方向。针刀柄扁平呈葫芦状，比较宽阔，方便拇、食指的捏持，便于用力将针刀刺入相应深度。中指托住针刀体，置于针刀体的中上部位。如果把针刀总体作为一个杠杆，中指就是杠杆的支点，便于针刀体根据治疗需要改变进针刀角度。无名指和小指置于施术部位的皮肤上，作为针刀体刺入时的一个支撑点，以控制针刀刺入的深度。在针刀刺入皮肤的瞬间，无名指和小指的支撑力和拇、食指的刺入力的方向是相反的，以防止针刀在刺入皮肤的瞬间，因惯性作用而刺入过深（图5-6）。另一种持针刀方法是在刺入较深部位时使用长型号针刀，其基本持针刀方法和前者相同，只是要用左手拇、食指捏紧针刀体下部。一方面起扶持作用，另一方面起控制作用，防止在右手刺入针刀时，由于针刀体过长而发生针刀体弓形变，引起方向改变（图5-7）。

以上两种是常用的持针刀方法，适用于大部分的针刀治疗。治疗特殊部位时，根据具体情况持针刀方法也应有所变化。

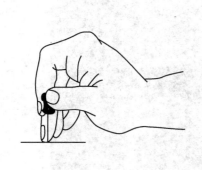
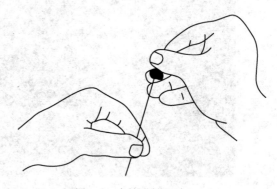

图5-6　单手持针刀法　　　　　　图5-7　夹持进针刀法

二、进针刀四步规程

1. 定点

在确定病变部位和精确掌握该处的解剖结构后，在进针部位用紫药水做一记号，局部碘酒消毒后再用酒精脱碘，覆盖上无菌小洞巾。

2. 定向

使刀口线和大血管、神经及肌肉纤维走向平行，将刀口压在进针点上。

3. 加压分离

在完成第 2 步后，右手拇、食指捏住针柄，其余 3 指托住针体，稍加压力不使刺破皮肤，使进针点处形成一个长形凹陷，刀口线和重要血管、神经以及肌肉纤维走向平行，神经和血管就会被分离在刀刃两侧。

4. 刺入

当继续加压，感到一种坚硬感时，说明刀口下皮肤已被推挤到接近骨质，稍一加压，即穿过皮肤。此时进针点处凹陷基本消失，神经和血管即膨起在针体两侧，此时可根据需要施行手术方法进行治疗。

所谓四步规程，就是针刀进针时，必须遵循的 4 个步骤，每一步都有丰富的内容。定点就是定进针点，定点的正确与否，直接关系到治疗效果。定点是基于对病因病理的精确诊断，对进针部位解剖结构立体的微观掌握。定向是在精确掌握进针部位的解剖结构前提下，采取各种手术入路确保手术安全进行，有效地避开神经、血管和重要脏器。加压分离，是在浅层部位有效避开神经、血管的一种方法。在前 3 步的基础上，才能开始第 4 步的刺入。刺入时，以右手拇、食指捏住针刀柄，其余 3 指作支撑，压在进针点附近的皮肤上，防止刀锋刺入过深，而损伤深部重要神经、血管和脏器，或者深度超过病灶，损伤健康组织（图 5-8）。

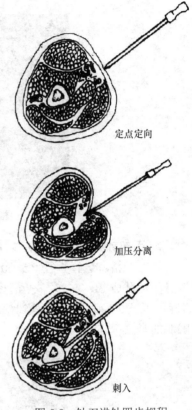

定点定向

加压分离

刺入

图 5-8　针刀进针四步规程

三、常用针刀手术入路

1. 针刀入皮法

按照针刀四步进针规程，当定好点，将刀口线放好以后（刀口线和施术部位的神经血管走行方向平行，无神经血管处和肌肉纤维的走行方向平行），给刀锋加一适当压力，不使刺破皮肤，使体表形成一长形凹陷，这时刀锋下的神经、血管都被推挤在刀刃两侧，再刺入皮肤进入体内，借肌肉皮肤的弹性，肌肉和皮肤膨隆起来，长形凹陷消失，浅层的神经血管也随之膨隆在针体两侧，这一方法可有效地避开浅层的神经、血管，将针刀刺入体内。

2. 按骨突标志的手术入路

骨突标志是在人体体表都可以精确触知的骨性突起，依据这些骨性突起，除了可以给部分病变组织定位外，也是手术入路的重要参考。骨突一般都是肌肉和韧带的起止点，也是慢性软组织损伤的好发部位。

四、常用针刀刀法

1. 面部针刀平刺法（图 5-9）

根据松解范围选择针刀规格，以直径 0.5～0.6mm，长度为 4～5cm 为宜。刀口线与皮肤平面平行，针身与皮肤成 20°～30° 夹角进针入皮下筋膜层，再将针刀放平与皮肤呈 15° 左右夹角，先探刀下阻力，再快速逐段平刺。本刀法主要松解皮下 SMAS 筋膜的紧张挛缩和粘连。

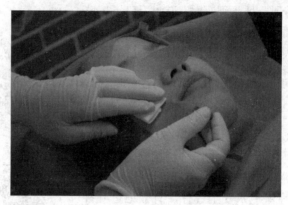

图 5-9 面部针刀平刺法示意图

2. 面部针刀斜刺法（图 5-10）

针刀规格：选择直径 0.5～0.6mm，长度为 3～4cm 为宜。刀口线与皮肤平面平行，针身与皮肤成 30°～45° 夹角进针，先入皮下筋膜层，再根据刀下阻力感由浅入深逐层切刺，可至骨面，但不强求到骨面，刀下落空感为度。本刀法主要松解面部表情肌和咀嚼肌的紧张挛缩。

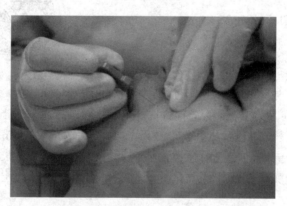

图 5-10 面部针刀斜刺法示意图

3. 纵行疏通剥离法

针刀刀口线与重要神经、血管走行一致，针刀体以皮肤为圆心，刀刃端在体内做纵向的弧形运动。主要以刀刃及接近刀锋的部分刀体为作用部位。其运动距离以 cm 为单位，范围根据病情而定，进刀至剥离处组织，实际上已经切开了粘连等病变组织，如果疏通阻力过大，可以沿着肌或腱等病变组织的纤维走行方向切开，则可顺利进行纵行疏通（图5-11）。

4. 横行剥离法

横行剥离法是在纵行疏通法的基础上进行的，针刀刀口线与重要神经、血管走行一致，针刀体以皮肤为圆心，刀刃端在体内做横向的弧形运动。横行剥离使粘连、瘢痕等组织在纵向松解的基础上进一步加大其松解度，其运动距离以cm为单位，范围根据病情而定（图5-12）。

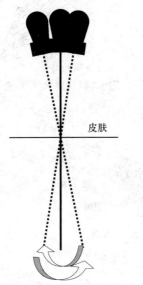

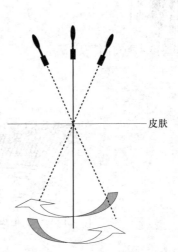

图 5-11　针刀纵行疏通剥离法示意图　　图 5-12　针刀横行剥离法示意图

纵行疏通法与横行剥离法是针刀手术操作的最基本和最常用的刀法。临床上常将纵行疏通法与横行剥离法相结合使用，简称纵疏横剥法，纵疏横剥1次为1刀。

5. 提插切开剥离法

针刀刀口线与重要神经、血管方向一致，刀刃到达病变部位以后，切开第1刀，然后当针刀提至病变组织外，再向下插入，切开第2刀，一般提插3～5刀为宜（图5-13）。适用于粘连面大、粘连重的病变。如切开挛缩的肌腱、韧带、关节囊等。

6. 骨面铲剥法

针刀到达骨面，刀刃沿骨面或者骨嵴切开与骨面连接的软组织的方法称为铲剥法，此法适用于骨质表面或者骨质边缘的软组织（肌肉起止点、韧带及筋膜的骨附着点）病变（图5-14）。

7. 电生理线路接通法

适用于因电生理线路紊乱或短路引起的各种疾病。从病变的电生理线路的两端经皮刺入，让两支针刀的刀刃反复接触（务使两针刀在同一条直线上），一般选择2～3条这样的直线进行上述操作，操作完毕出针（图5-15）。

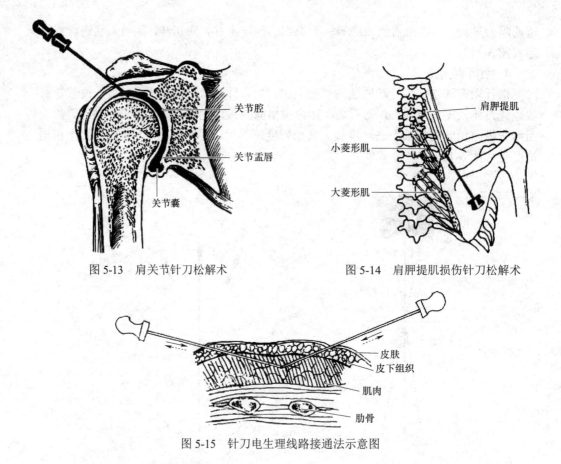

图 5-13 肩关节针刀松解术

图 5-14 肩胛提肌损伤针刀松解术

图 5-15 针刀电生理线路接通法示意图

五、常用针刀术后手法

（一）针刀术后手法的原理

针刀手法学是以西医学的解剖学、病理学为基础，经过几十年的临床反复实践形成的精细入微、疗效可靠的一整套手法治疗学体系。针刀手法是针对针刀术后对残余的粘连和瘢痕进行徒手松解的治疗手段。根据网眼理论，针刀松解病变的关键点（软组织的起止点和顽固性压痛点等），针刀手法则是在针刀手术破坏整个病理构架的结点的基础上，进一步撕开局部的粘连和瘢痕。脊柱疾病常引起内脏功能障碍，针刀术后手法主要是恢复内脏的生理功能。

（二）针刀手法的 3 个标准

针刀手法要达到的 3 个标准为稳、准、巧。

1. 稳

所谓稳就是针刀医学手法的每一个操作的设计，都以安全为第一，避免因手法设计的错误，而导致后遗症和并发症（由于不遵照针刀手法规定的操作规程而造成的事故，与手法设计的本身无关），增加患者痛苦。如第三腰椎横突综合征针刀术后的手法设计就体现了安全第一，稳为先的原则。针刀术后，患者立于墙边，背部靠墙，医生一手托住患侧腹部令其弯腰，另一手压住患者背部。当患者弯腰至最大限度时，突然用力压背部 1 次，然后让患者作腰部过伸，既能撕开 L_3 横突的粘连、瘢痕，又不损伤附近的组织。

2. 准

所谓准就是针刀手法的每一个操作，都能够作用到病变部位，不管是间接的还是直接的，尽量避免健康组织受到力的刺激，即使为了手法操作的科学性和精确性而通过某些健康组织来传递力的作用，也不能使健康组织受到损害性的刺激。

3. 巧

所谓巧是指针刀手法要达到操作巧妙，用力轻柔的目的。从手法学上来说，巧是贯穿始终的一个主题，没有巧无法达到无损伤、无痛苦而又立竿见影的效果。怎么才能达到巧呢？巧来源于对生理、病理、解剖学的熟悉和对力学知识、几何知识的灵活运用。

第五节　针刀术后处理

一、针刀术后常规处理

（一）全身情况的观察

针刀手术后，尤其是强直性脊柱炎等严重病变的针刀手术后，应注意观察患者生命体征变化，如出现生命体征异常变化，随时通知医生，及时处理。

（二）预防感染

（1）针刀术后立即用创可贴覆盖针眼，防止针眼感染，72 小时后去除创可贴。

（2）术后用抗生素常规预防感染 3 天。

二、针刀意外情况的处理

（一）晕针刀

晕针刀是指在针刀治疗过程中或治疗后半小时左右，患者出现头昏、心慌、恶心、肢冷汗出、意识淡漠等症状的现象。西医学认为晕针多为"晕厥"现象，是由于针刀的强烈刺激使迷走神经兴奋，导致周围血管扩张、心率减慢、血压下降，从而引起脑部短暂的（或一过性）供血不足而出现的缺血反应。

晕针刀本身不会给机体带来器质性损害，如果在晕针出现早期（患者反应迟钝，表情呆滞或头晕、恶心、心慌等）及时采取应对措施，一般可避免发生严重晕针现象。据统计，在接受针刀治疗患者中，晕针的发生率为 1%～3%，男女之比约为 1:1.9。

1. 发生原因

（1）体质因素　有些患者属于过敏性体质，血管、神经功能不稳定，多有晕厥史或肌肉注射后的类似晕针史，采用针刀治疗时很容易出现晕针现象。

在饥饿、过度疲劳、大汗、泄泻、大出血后，患者正气明显不足，此时接受针刀治疗亦容易导致晕针。

（2）精神因素　恐惧、精神过于紧张是不可忽视的原因。特别是对针刀不了解，怕针的患者。对针刀治疗过程中出现的正常针感（酸、胀、痛）和发出的响声，如针刀在骨面剥离的"嚓嚓"声，切割硬结的"咯吱、咯吱"声，切割筋膜的"嘣、嘣"声往往使患者情绪紧张加剧。

（3）体位因素　正坐位、俯坐位、仰靠坐位等体位下针刀治疗时，晕针发生率较高。卧位治疗时晕针发生率较低。

（4）刺激部位　在肩背部、四肢末端部位治疗时，针刀剥离刺激量大，针感强，易出现晕针。

（5）环境因素　严冬酷暑，天气变化、气压明显降低时，针刀治疗易致晕针。

2. 临床表现

（1）轻度晕针　轻微头痛、头晕、上腹及全身不适、胸闷、泛恶、精神倦怠、打呵欠、站起时有些摇晃或有短暂意识丧失。

（2）重度晕针　突然昏厥或摔倒，面色苍白，大汗淋漓，四肢厥冷，口唇乌紫，双目上视，大小便失禁，脉细微。

（3）通过正确处理，患者精神渐渐恢复，可觉周身乏力，甚至有虚脱感，头部不适，反应迟钝，口干，轻微恶心。

3. 处理方法

（1）立即停止治疗，将未起的针刀一并迅速拔出，用创可贴保护针孔。

（2）扶患者去枕平卧，抬高双下肢，松开衣带，盖上薄被，打开门窗。

（3）症轻者静卧片刻，或给予温开水送服即可恢复。

（4）症重者，在上述处理的基础上，点按或针刺人中、合谷、内关穴。必要时，温灸关元、气海，一般 2～3 分钟即可恢复。

（5）如果上述处理仍不能使患者苏醒，应给予吸氧或做人工呼吸、静脉推注 50%葡萄糖 10ml 或采取其他急救措施。

4. 预防

（1）初次接受针刀治疗的患者要先做好解释工作，打消其顾虑。

（2）选择舒适持久的体位，一般都可采取卧位治疗。

（3）治疗前应询问病史、过去史，对有晕针史的患者及心脏病、高血压病患者，治疗时应格外注意。

（4）选择治疗点要精、少，操作手法要稳、准、轻、巧。

（5）患者在大饥、大饱、大醉、大渴、疲劳、过度紧张、大病初愈或天气恶劣时，暂不宜做针刀治疗。

（6）对个别痛觉敏感部位，如手、足部、膝关节部或操作起来较复杂、较费时间的部位，可根据情况用 0.5%～1%利多卡因局麻。必要时也可配合全麻、硬膜外麻醉等。

（7）对体质较弱、术中反应强烈、术后又感疲乏者，应让患者在候诊室休息 15～30 分钟，待恢复正常后再离开，以防患者在外面突然晕倒。

（二）断针刀

在针刀手术操作过程中，针刀突然折断没入皮下或深部组织里，是较常见的针刀意外之一。

1. 发生原因

（1）针具质量不好，韧性较差。

（2）针刀反复多次使用，在应力集中处也易发生疲劳性断裂。针刀操作中借用杠杆原理，以中指或环指做支点，手指接触针刀处是针刀体受剪力最大的部位，也是用力过猛容易造成弯针的部位，所以也是断针易发部位，而此处多露在皮肤之外。

（3）长期使用消毒液造成针身有腐蚀锈损，或因长期放置而发生氧化反应，致使针刀体生锈，或术后不及时清洁刀具，针刀体上附有血迹而发生锈蚀，操作前又疏于检查。

（4）患者精神过于紧张，肌肉强烈收缩，或针刀松解时针感过于强烈。患者不能耐受而突然大幅度改变体位。

（5）发生滞针，针刀插入骨间隙，刺入较硬较大的变性软组织中，治疗部位肌肉紧张痉挛时，仍强行大幅度摆动针刀体或猛拔强抽。

2. 临床现象

针刀体折断，残端留在患者体内，或部分针刀体露在皮肤外面，或全部残端陷没在皮肤、肌肉之内。

3. 处理方法

（1）术者一定要保持冷静，切勿惊慌失措。嘱患者不要紧张，切勿乱动或暂时不要告诉患者针断体内。保持原来体位，以免使针刀体残端向肌肉深层陷入。

（2）若断端尚留在皮肤之外一部位，应迅速用手指捏紧慢慢拔出。

（3）若残端与皮肤相平或稍低，但仍能看到残端时，可用左手拇、食指下压针孔两侧皮肤，使断端突出皮外，然后用手指或镊子夹持断端拔出体外。

（4）针刀断端完全没入皮肤下面，若断端下面是坚硬的骨面，可从针孔两侧用力下压，借骨面做底将断端顶出皮肤。或断端下面是软组织，可用手指将该部捏住将断端向上托出。

（5）若针刀断在腰部，因肌肉较丰厚，深部又是肾脏，加压易造成断端移位而损伤内脏。若能确定断针位置，应迅速用左手绷紧皮肤，用 2%利多卡因在断端体表投影点注射 0.5cm 左右大小的皮丘及深部局麻。手术刀切开 0.5cm 小口，用刀尖轻拨断端，断针多可自切口露出。若断针依然不外露，可用小镊子探入皮肤内夹出。

（6）若断针部分很短，埋入人体深部，在体表无法触及和感知，必须采用外科手术探查取出。手术宜就地进行，不宜搬动移位。必要时，可借助 X 线照射定位。

4. 预防

（1）术前要认真检查针具有无锈蚀、裂纹，左手垫小纱布捋一下针刀体，并捏住针刀体摆动一下试验其钢性和韧性。不合格的针刀不宜使用。

（2）术前应叮嘱患者，针刀操作时绝不可随意改变体位，尽量采取舒适耐久的姿势。

（3）针刀刺入深部或骨关节内治疗应避免用力过猛，操作时如阻力过大时，绝不可强力摆动。滞针、弯针时，也不可强行拔针。

（4）医者应熟练手法，常练指力，掌握用针技巧，做到操作手法稳、准、轻、巧。

（5）术后应立即仔细清洁针刀，洗去血污等，除去不合格针刀，一般情况下针刀使用两年应报废。

（三）出血

针刀刺入体内寻找病变部位，切割、剥离病变组织，而细小的毛细血管无处不在，出血是不可避免的。但刺破大血管或较大血管引起大出血或造成深部血肿的现象屡见不鲜，不能不引起临床工作者的高度重视。

1. 发生原因

（1）对施术部位血管分布情况了解不够，或对血管分布情况的个体差异估计不足而盲目下刀。

（2）在血管比较丰富的地方施术不按四步进针规程操作，也不问患者感受，强行操作，一味追求快。

（3）血管本身病变，如动脉硬化使血管壁弹性下降，壁内因附着粥样硬化物而致肌层受到破坏，管壁变脆，受到突然的刺激容易破裂。

（4）血液本身病变，如有些患者血小板减少，凝血时间延长，血管破裂后，出血不易停止。凝血功能障碍（如缺少凝血因子）的患者，一旦出血，常规止血方法难以遏制。

（5）某些肌肉丰厚处，深部血管刺破后不易发现，针刀术后又行手法治疗或在针孔处再行拔罐，造成血肿或较大量出血。

2. 临床表现

（1）表浅血管损伤　针刀起出，针孔迅速涌出色泽鲜红的血液，多为刺中浅部较小动脉血管。若是刺中浅部小静脉血管，针孔溢出的血多是紫红色且发黑、发暗。有的血液不流出针刀孔而瘀积在皮下形成青色瘀斑，或局部肿胀，活动时疼痛。

（2）肌层血管损伤　针刀治疗刺伤四肢深层的血管后多造成血肿。损伤较严重，血管较大者，则出血量也会较大，使血肿非常明显，致局部神经、组织受压而引起症状，可表现局部疼痛、麻木，活动受限。

（3）大血管破裂出血　由于不熟悉脊柱解剖，或者不知道针刀的刀口线方向，可能切断血管，引起严重的医疗事故。

3. 处理方法

（1）表浅血管出血　用消毒干棉球压迫止血。手足、头面、后枕部等小血管丰富处，针刀松解后，无论出血与否，都应常规按压针孔1分钟。若少量出血导致皮下青紫瘀斑者，不必特殊处理，一般可自行消退。

（2）较深部位血肿　局部肿胀疼痛明显或仍继续加重，可先做局部冷敷止血或肌注止血敏。24小时后，局部热敷、理疗、按摩、外擦活血化瘀药物等以加速瘀血的消退和吸收。

（3）肩部大血管破裂出血，需立即进行外科手术探查。若出现休克，则先做抗休克治疗。

4. 预防

（1）熟练掌握治疗局部精细、立体的解剖知识。弄清周围血管运行的确切位置及体表投影。

（2）严格按照四步进针规程操作，施术过程中密切观察患者反应。认真体会针下感觉，若针下有弹性阻力感，患者有身体抖动、避让反应，并诉针下刺痛，应将针刀稍提起、略改变一下进针方向再刺入。

（3）术前应耐心询问病情，了解患者出凝血情况。若是女性，应询问是否在月经期，平素月经量是否较多。有无血小板减少症、血友病等，必要时，先做出凝血时间检验。

（4）术中操作切忌粗暴，应中病则止。若手术部位在骨面，松解时针刀刀刃应避免离开骨面，更不可大幅度提插。值得说明的是针刀松解部位少量的渗血有利于病变组织修复，它既可以营养被松解的病变组织，又可以调节治疗部位生理化学的平衡，同时又可改善局部血液循环状态。

（四）周围神经损伤

临床上治疗时，针刀多在神经、血管周围进行操作，如对各种神经卡压综合征的治疗。但因在针刀技术培训时，已经特别强调针刀治疗的基础是精细、立体、动态的解剖知识，针刀临床医生对神经的分布、走向等情况一般都掌握较好，所以针刀损伤周围神经的案例并不很多。只有少数因针刀操作不规范，术后手法过于粗暴而出现神经损伤，大多数也只引起强烈的刺激反应，遗留后遗症者极少。

1. 发生原因

（1）解剖知识不全面，立体概念差，没有充分考虑人体生理变异。

（2）手术部位采用局麻，特别是在肌肉丰厚处，如在腰、臀部治疗时针刀刺中神经干，患者没有避让反应或避让反应不明显而被忽视。

（3）盲目追求快针，强刺激，采用重手法操作而致损伤。

（4）针刀术后，用手法矫形时过于粗暴，夹板固定太紧、时间太久。尤其是在全麻或腰麻情况下，针刀、手法操作易造成损伤，如关节强直的矫形。

2. 临床表现

（1）在针刀进针、松解过程中，突然有触电感，或出现沿外周神经向末梢或逆行向上放散的一种麻木感。若有损伤，多在术后1日左右出现异常反应。

（2）轻者可无其他症状，较重者可同时伴有该神经支配区内的麻木、疼痛、温度觉改变或功能障碍。

①正中神经损伤　表现为手握力减弱，拇指不能对指对掌；拇、食指处于伸直位，不能屈曲，中指屈曲受限；后期大鱼际肌及前臂屈肌萎缩，呈猿手畸形；手掌桡侧半皮肤感觉缺失。

②尺神经损伤　表现为拇指处于外展位，不能内收；呈爪状畸形，环、小指最明显；手掌尺侧半皮肤感觉缺失；骨间肌，小鱼际肌萎缩；手指内收、外展受限，夹纸试验阳性；Forment试验阳性，拇内收肌麻痹。

③桡神经损伤　表现为腕下垂，腕关节不能背伸；拇指不能外展，拇指间关节不能伸直或过伸；掌指关节不能伸直；手背桡侧皮肤感觉减退或缺失；高位损伤时肘关节不能伸直；前臂外侧及上臂后侧的伸肌群及肱桡肌萎缩。

④腋神经损伤　表现为肩关节不能外展；肩三角肌麻痹和萎缩；肩外侧感觉缺失。

⑤肌皮神经损伤　表现为不能用二头肌屈肘，前臂不能旋后；二头肌腱反射丧失，屈肌萎缩；前臂桡侧感觉缺失。

3. 处理方法

（1）出现神经刺激损伤现象，应立即停止针刀操作。若患者疼痛、麻木明显，可局部先行以麻药、类固醇类药、维生素 B 族药等配伍封闭。

（2）24 小时后，给予热敷、理疗、口服中药，按照神经分布区行针灸治疗。

（3）局部轻揉按摩，在医生指导下加强功能锻炼。

（4）对保守治疗无效的患者，应作开放手术探查。

4. 预防

（1）严格按照四步进针规程操作。尤其要确定刀口线与重要神经血管方向一致。病变部位较深者，治疗时宜摸索进针，若刺中条索状坚韧组织，患者有触电感沿神经分布路线放射时，应迅速提起针刀，稍移动针刀位置后再进针。

（2）在神经干或其主要分支循行路线上治疗时，不宜针刀术后向手术部位注射药物，如普鲁卡因、氢化考的松、酒精等，否则可能导致周围神经损害。

（3）术前要检查针具是否带钩、毛糙、卷刃，如发现有上述情况应立即更换。

（4）术后手法治疗一定不要粗暴，特别是在腰麻或全麻下手法矫形，患者没有应有的避让反应等，最易造成损伤。

（5）针刀操作时忌大幅度提插。但需注意的是，刺伤神经出现的反应与刺中经络引起的循经感传现象有着明显的区别，不可混淆。刺伤神经出现的反应是沿神经分布线路放射，有触电感。其传导速度异常迅速，并伴有麻木感。刺中经络或松解神经周围变性软组织时，患者的感觉则是酸胀、沉重感，偶尔也有麻酥酥感，其传导线路是沿经络线路，其传导速度缓慢，术后有舒适感。

常见美容减肥与整形科疾病针刀
整体松解治疗与康复

第一节　黄褐斑

【概述】

　　黄褐斑亦称肝斑、蝴蝶斑，是一种常见的发生于颜面部的局限性淡褐色到深褐色的色素沉着性皮肤病。多见于中青年妇女。一般认为与内分泌激素代谢异常有关，由于黄褐斑的发病机理复杂，影响因素众多，西医方面无统一认识和特效治疗手段；中医方面目前关于黄褐斑辨证分型也无统一的标准，不同医家持有不同的观点，无法制定统一的治疗方法，不利于临床推广应用。而针刀整体松解术治疗该病疗效较好（图6-1）。

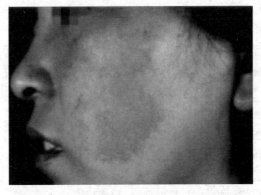

图6-1　黄褐斑

【病因病理】

　　目前病因尚不清，常认为与内分泌功能改变有关。见于妇女妊娠期或口服避孕药者及其他因素。妇女妊娠期的黄褐斑（妊娠性黄褐斑），开始于妊娠3～5个月，分娩以后色素斑渐渐消失。面部色素沉着可能是由于雌激素与黄体酮联合作用，刺激黑色素细胞，而孕激素促使黑素体的转运和扩散，增加了黑色素的生成，促使色素沉着。

　　也见于慢性胃肠疾病、肝病、结核、癌瘤、恶性淋巴瘤和慢性酒精中毒等。长期应用某些药物如苯妥英钠、冬眠灵、避孕药均可发生黄褐斑。此外，强烈的日晒、化妆品的应用也可诱发黄褐斑。黄褐斑也见于未婚、未孕的正常女性或男性，其原因不明。

其在皮肤中的病理改变是：表皮中色素过度沉着，真皮中噬黑素细胞有较多的色素。真皮血管和毛囊周围有少许淋巴细胞浸润。

针刀医学认为，黄褐斑是由于头面部弓弦力学系统的力平衡失调，面部的弓弦力学结构出现粘连、瘢痕、挛缩，导致皮肤应力异常，随着病情的发展，面部软组织的粘连瘢痕又引起颈部的弓弦力学系统的粘连和瘢痕，卡压了支配面部的神经和血管，使皮肤营养不足，局部微循环障碍，引起皮肤色素沉着。

【临床表现】

皮损为淡褐色或黄褐色斑，边界较清，形状不规则，对称分布于眼眶附近、额部、眉弓、鼻部、两颊、唇及口周等处，无自觉症状及全身不适。在夏天强烈阳光照晒后、月经行经期、孕期时，色素斑色素加深变黑；分娩后或停用避孕药后部分患者色素斑可以减退，甚至消失。但大多数患者病程难以确定，可持续数月或数年而不退。

【诊断要点】

本病是一种比较常见的色素性皮肤病，不难诊断。好发于女性面颊部、鼻梁、口唇周围，其为褐色或淡黑色的斑，形状、大小不等，表面光滑，不痛不痒，呈对称性分布，状如蝴蝶。

【针刀治疗】

根据对病因病理的分析可知，根据慢性软组织损伤病理构架的网眼理论，用针刀调节面部的弓弦力学的异常应力，恢复面部皮肤等软组织的营养，使其恢复正常，斑痕消失。

1. 第1次针刀治疗

松解面部动静态弓弦力学单元的粘连、瘢痕和挛缩。

（1）体位　仰卧位。

（2）体表定位　面部皮肤、皮下及弓弦结合部。

（3）消毒　施术部位用活力碘消毒2遍，然后铺无菌洞巾，使治疗点正对洞巾中间。

（4）麻醉　1%利多卡因局部定点麻醉。

（5）刀具　应用面部专用美容针刀，0.5mm×30mm。

（6）针刀操作（图6-2）

①第1支针刀松解面额部软组织的粘连瘢痕　刀口线与人体纵轴一致，针刀体与皮肤垂直，严格按四步进针刀规程进针刀，针刀经皮肤、皮肤组织筋膜达额骨面，纵疏横剥3刀，然后调转刀口线90°，铲剥3刀，范围不超过0.5cm。

②第2支针刀松解右侧额部软组织的粘连瘢痕　刀口线与人体纵轴一致，针刀体与皮肤垂直，严格按四步进针刀规程进针刀，针刀经皮肤、皮下组织筋膜达额骨面，纵疏横剥3刀，然后调转刀口线90°，铲剥3刀，范围不超过0.5cm。然后提针刀于真皮内，针刀体与皮肤平等，向左提插切割3刀，范围不超过1cm，以松解真皮层内的粘连和瘢痕。

③第3支针刀松解右侧颞部软组织的粘连瘢痕　刀口线与人体纵轴一致，针刀体与皮肤垂直，严格按四步进针刀规程进针刀，针刀经皮肤、皮下组织筋膜达颞骨面，纵疏横剥3刀，然后调转刀口线90°，沿颞骨骨面上下铲剥3刀，范围不超过0.5cm。然后

提针刀于真皮内，针刀体与皮肤平行，向左提插切割 3 刀，范围不超过 1cm，以松解真皮层内的粘连和瘢痕。

④第 4、5 支针刀松解左侧额、颧部软组织的粘连瘢痕，针刀操作方法与第 2、3 支针刀的操作方法相同。

⑤第 6 支针刀松解左侧颌部软组织的粘连瘢痕　刀口线与人体纵轴一致，针刀体与皮肤垂直，严格按四步进针刀规程进针刀，针刀经皮肤、皮肤组织筋膜达下颌角骨面，纵疏横剥 3 刀，然后调转刀口线 90°，向下铲剥 3 刀，当刀下有落空感时停止进针刀，一般铲剥的范围不超过 0.5cm。然后提针刀于真皮内，针刀体与皮肤平行，向左提插切割 3 刀，范围不超过 1cm，以松解真皮层内的粘连和瘢痕。

⑥第 7 支针刀松解右侧颌部软组织的粘连瘢痕，针刀操作方法与第 6 支针刀的操作方法相同。

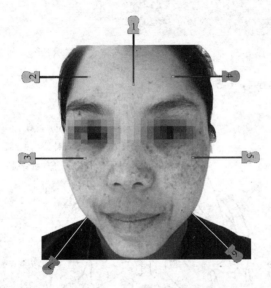

图 6-2　黄褐斑针刀松解示意图

2. 第 2 次针刀治疗

颈项部大"T"形针刀整体松解术。

（1）体位　俯卧低头位。

（2）体表定位（图 6-3）

①横线为 5 个点　中点为枕外粗隆，在上项线上向两侧旁开 2.5cm 为 2 个点，再向外旁开 2.5cm 为 2 个点。这 5 点为项韧带的止点，胸锁乳突肌的后侧止点，斜方肌的起点，头最长肌的止点，头半棘肌的止点。

②竖线为 5 个点　分别为 $C_3 \sim C_7$ 棘突顶点。这 5 个点为项韧带、头夹肌、斜方肌及颈夹肌等软组织的起点。

（3）消毒　施术部位用活力碘消毒 2 遍，然后铺无菌洞巾，使治疗点正对洞巾中间。

（4）麻醉　1%利多卡因局部定点麻醉。

（5）刀具　使用 I 型 4 号直形针刀。

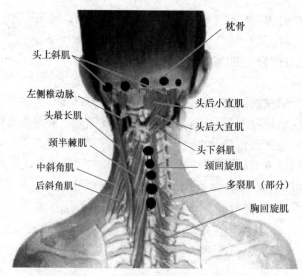

图6-3 大"T"形针刀松解术体表定位示意图

（6）针刀操作（图6-4，6-5）

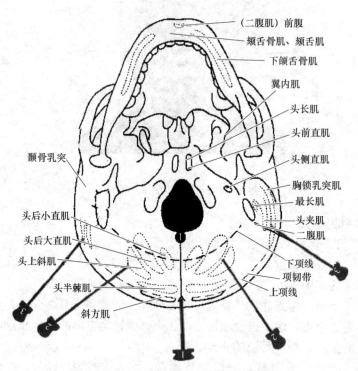

图6-4 大"T"形针刀松解示意图（1）

①横线第1支针刀松解项韧带止点，斜方肌起点，头半棘肌止点。术者刺手持针刀，刀口线与人体纵轴一致，刀体向脚侧倾斜45°，与枕骨垂直，押手拇指贴在上项线枕外粗隆的头皮上，从押手拇指的背侧进针刀，针刀到达上项线骨面后，调转刀口线90°，铲剥3刀，范围不超过0.5cm，然后提针刀于皮下组织，向左右呈45°角分别达上项线

下 0.5cm，铲剥 3 刀，范围不超过 0.5cm，以松解斜方肌起点和头半棘肌止点。

②横线两侧第 2 支针刀进针点，从第 1 支针刀进针点分别向左右旁开 2.5cm 定 2 个点，为两侧的第 2 支针刀进针点，松解项韧带部分止点。术者刺手持针刀，刀口线与人体纵轴一致，刀体向脚侧倾斜 45°，与枕骨垂直，押手拇指贴在上项线进针刀点上，从押手拇指的背侧进针刀，针刀到达上项线骨面后，调转刀口线 90°，铲剥 3 刀，范围不超过 0.5cm。

③横线两侧第 3 支针刀进针点，从第 2 支针刀进针点分别向左右再旁开 2.5cm 定 2 个点，为两侧的第 3 支针刀进针点，松解头夹肌止点、胸锁乳突肌止点、头最长肌止点。术者刺手持针刀，刀口线与人体纵轴一致，刀体向脚侧倾斜 45°，与枕骨垂直，押手拇指贴在上项线进针刀点上，从押手拇指的背侧进针刀，针刀到达上项线骨面后，再向下刺入达下项线，调转刀口线 90°，铲剥 3 刀，范围不超过 0.5cm。

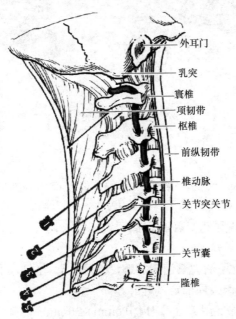

图 6-5　大 "T" 形针刀松解示意图（2）

④竖线第 1～5 支针刀分别松解 C_3～C_7 项韧带起点、头夹肌起点、斜方肌的起点、颈夹肌的起点以及棘间韧带。术者刺手持针刀，刀口线与人体纵轴一致，刀体向头侧倾斜 45°，与棘突呈 60° 角，针刀直达棘突顶点骨面，纵疏横剥 3 刀，范围不超过 0.5cm，然后退针刀于棘突顶点的上缘，将针刀体逐渐向脚侧倾斜与颈椎棘突走行方向一致，调转刀口线 90°，沿棘突上缘向内切 2 刀，范围不超过 0.5cm，以切开棘间韧带。

（7）注意事项

①初学针刀的医生，不宜做颈椎针刀松解，因为颈部神经血管多，结构复杂，由于对解剖关系不熟悉，勉强做针刀造成的严重并发症和后遗症在临床上时有发生。医者须熟悉颈部的局部解剖，牢记神经、血管走行方向，针刀操作均在骨面上进行，针刀手术的安全性才有保证。

②项韧带呈 "Y" 形起于寰椎后结节和第 2～7 颈椎棘突，向后向上止于枕骨枕外隆

凸和枕外嵴。针刀手术是闭合性手术，医生必须有立体解剖的意识，对项韧带的形状、起点及止点，一定要做到心中有数（图6-6）。

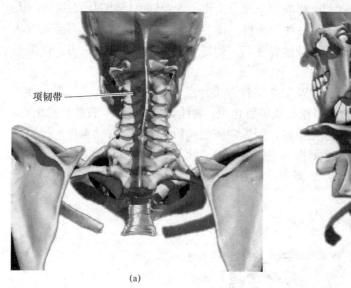
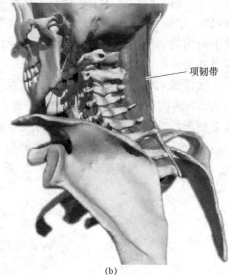

（a）　　　　　　　　　　　　　　　　　　　（b）

图 6-6　项韧带

a. 正面观；b. 侧面观

3. 第 3 次针刀治疗

松解眼眶附近、额部、眉弓、鼻部、两颊、唇及口周等处皮下硬结及条索。

（1）体位　仰卧位。

（2）体表定位　眼眶附近、额部、眉弓、鼻部、两颊、唇及口周等处皮下硬结及条索。

（3）消毒　施术部位用活力碘消毒 2 遍，然后铺无菌洞巾，使治疗点正对洞巾中间。

（4）麻醉　1%利多卡因局部定点麻醉。

（5）刀具　应用面部专用美容针刀，0.5mm×30mm。

（6）针刀操作（图6-7）

①第 1 支针刀松解右侧眉部皮肤、皮下的硬结和条索　从硬结和条索处进针刀，刀口线与人体纵轴一致，针刀体与皮肤垂直，严格按四步进针刀规程进针刀，针刀经皮肤、皮下组织筋膜达硬结条索，纵疏横剥 3 刀，然后提插切割 3 刀。

②第 2 支针刀松解左眉部皮肤、皮下的硬结和条索　针刀操作方法与第 1 支针刀的操作方法相同。

③第 3 支针刀松解右侧鼻翼部的硬结和条索　从硬结和条索处进针刀，刀口线与人体纵轴一致，针刀体与皮肤垂直，严格按四步进针刀规程进针刀，针刀经皮肤、皮下组织筋膜达硬结条索，纵疏横剥 3 刀，然后提插切割 3 刀。

④第 4 支针刀松解左眉部皮肤、皮下的硬结和条索　针刀操作方法与第 3 支针刀的操作方法相同。

⑤第 5 支针刀松解右侧口角轴的硬结和条索　从硬结和条索处进针刀，刀口线与人

体纵轴一致，针刀体与皮肤垂直，严格按四步进针刀规程进针刀，针刀经皮肤、皮下组织筋膜达硬结条索，纵疏横剥3刀，然后提插切割3刀。

⑥第6支针刀松解左侧口角轴的硬结和条索　针刀操作方法与第5支针刀的操作方法相同。

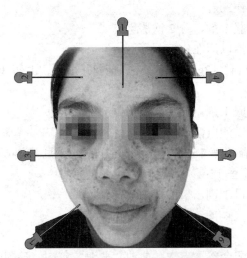

图6-7　黄褐斑第三次针刀松解示意图

【针刀术后康复治疗】

（一）目的

针刀整体松解术后康复治疗的目的是进一步调节面、颈部弓弦力学系统的力平衡，纠正异常的皮肤应力，改善皮肤局部微循环，加速局部新陈代谢，使皮肤营养充足，有利于损伤组织的早期修复。

（二）原则

黄褐斑针刀术后48～72小时后可选用下列疗法进行康复治疗。

（三）方法

1. 手法治疗

本病治疗以补益肝肾，活血化瘀为原则，手法以摩擦类手法为主，配合点、按、揉等挤压类手法。

操作：用温水洗面后，患者仰卧。术者坐于患者头前，以橄榄油为递质，双手拇指横置于前额，从中间向两旁竖向交替行抹法1分钟左右；双手食、中、无名指，在两颊由内向外环形行抹法1分钟左右。根据皮损位置用拇指或食、中指指腹反复用抹、按、揉手法，皮损面积大以抹为主，皮损面积小以揉为主，其间插入按法，至皮肤局部发红发热，双手拇指指腹从内眼角沿鼻翼两侧向下抹5～10遍，再用食指和中指内侧面从鼻根向鼻尖擦3～5遍；双手拇指指腹从水沟开始环唇抹5～10遍。用拇指点按攒竹、鱼腰、太阳、头维、睛明、四白、耳门、听宫、听会、迎香、大迎、颊车、下关5～10遍；印堂、水沟、承浆3～5遍；用双手食、中、无名指从颏下中央向两侧，再向上抹至两额角，随后拿风池、合谷结束治疗。

2. 药物治疗

（1）肾亏血虚型当治以滋肾养血，除斑

组方：生熟地各 20g、女贞子 12g、何首乌 12g、旱莲草 10g、白芍 10g、当归 10g、阿胶 9g（烊化）、枸杞子 20g。

用法：水煎服，日服 1 剂，分 2 次服。

（2）气滞血瘀型当治以活血化瘀

组方：当归 15g、桃仁 12g、红花 15g、菟丝子 30g、山药 30g、白附子 10g、紫草 10g、白芷 10g、甘草 5g。

用法：水煎服，日服 1 剂，分 2 次服。

（3）气血失和当治以活血散风

组方：当归 12g、益母草 15g、泽兰 9g、白芷 9g、荆芥穗 6g、羌活 6g、川芎 9g、柴胡 6g、蝉蜕 6g、白僵蚕 12g。

用法：水煎服，每日 1 剂，日服 3 次。

3. 针刺治疗

主穴：面部皮损区。

配穴：气滞血瘀型配合谷、支沟、曲池、血海、蠡沟、三阴交、太冲；气血不足型配风池、膈俞、肝俞、脾俞、合谷、三阴交、足三里；肾虚水泛型配肾俞、脾俞、关元、气海、太溪。

操作：用 32～34 号 0.5～1 寸毫针直接在皮损区或包围皮损区针刺，根据皮损区的范围大小决定针刺数。浅刺至皮下即可，不用手法。配穴每次选择 3～5 对，交替使用，合谷、支沟、曲池、太冲用泻法，背俞穴、命门、关元、气海、足三里、三阴交用补法，余穴用平补平泻法，留针 30 分钟。每日或隔日 1 次，10 次为 1 疗程，疗程间隔 1～2 天，连续治疗 3 个疗程。

4. 耳穴贴压疗法

取穴：主穴为内分泌、肺、交感、面颊。

配穴：耳中、肝、脾、肾、三焦、生殖器、皮质下、神门、小肠、胃、胰、胆。

操作：患者耳廓用 75%酒精消毒或用温水擦干净，在穴区内选准敏感点，用 0.5cm×0.5cm 胶布将王不留行籽贴压于耳穴上，取单侧耳穴，隔天贴换 1 次，两耳交替使用，10 次为 1 疗程，疗程间隔 5～7 天，连续治疗 2～3 个疗程。治疗期间，嘱患者每天按压耳穴 3～4 次，每次每穴 1 分钟左右。

5. 艾灸疗法

取穴：主穴为神阙、面部皮损区。

配穴：曲池、大椎、三阴交。

操作：每次主穴必用，配穴选用 1～2 个，交替使用。面部皮损区：让患者坐位，施用雀啄灸法，皮损呈大斑片状可均匀地向各方向移动或旋转移动，施灸每穴施灸 5～10 分钟。神阙用隔盐灸法。本法每日或隔日 1 次，10 次为 1 疗程。

第二节　雀　斑

【概述】

雀斑是一种面部常见皮肤病，发生在颜面、颈部、手背等日晒部位。本病始发于学龄前儿童，少数自青春期发病，女多于男，多伴有家族史。皮损多为针尖至芝麻大小的圆形淡黄或褐色斑点，数目多少不定，散在或密集，对称分布，互不融合，无自觉症状，病程缓慢。夏季或日晒后颜色加深，数目增多，冬季色淡，数目减少。多见于皮肤白皙的女子（图 6-8）。

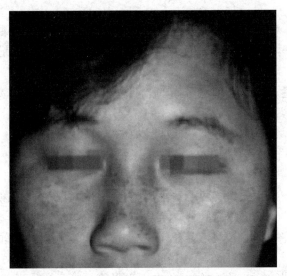

图 6-8　雀斑

【病因病理】

雀斑是一种常染色体显性遗传性色素沉着斑点，是受上代遗传基因影响的一种特征表现，在雀斑家族的每个人的基因里都有这种雀斑片段，世代相传，但不是人人都表现出来，现代研究已将人体雀斑致病基因锁定在 4 号染色体长臂 32～34 带区域。

人类的皮肤基底层里都散布着一定的黑色素细胞，黑色素细胞不断地产生黑色素，黑色素起着抵御宇宙中各种射线（主要是紫外线）对人体的伤害的作用。由于皮肤中所含黑色素的多少不同，就有了肤色之分。雀斑在皮肤中形成的病因是基因遗传变异。变异了的黑色素细胞比普通的黑色素细胞大，树枝状突增多、增大；树枝状突中充满了黑色素，在皮肤表面就显露出一个一个的黑点。

针刀医学认为，雀斑是头面部弓弦力学系统的力平衡失调，面部的弓弦力学结构出现粘连、瘢痕、挛缩，导致皮肤应力异常，随着病情的发展，面部软组织的粘连瘢痕又引起颈部的弓弦力学系统的粘连和瘢痕，卡压了支配面部的神经和血管，使皮肤营养不足，局部微循环障碍，引起皮肤色素沉着。

【临床表现】

雀斑色素斑呈点状或圆形、卵圆形，或呈各种不规则的形态；分布在颜面部，尤其是鼻与两颊周围最为常见，大小如同针尖至米粒大，直径一般在 2mm 以下，呈淡褐色至深褐色不等；分布数量少者几十个，多者成百，多数呈密集分布，但互不融合，孤立的布散在面部周围，严重者也可见于手背、颈、耳前后、耳腔、肩臂等躯体暴露的部位。多数呈对称性。一般始发于 5～10 岁左右的儿童，女性明显多于男性，也可发生于青春期后的少女，到成年后（20 岁以后）多数色斑呈静止状态、停止发展。雀斑颜色的轻重，斑点数字的多少与遗传程度、光照强度、年龄大小、地域不同、种族不同、职业与工作环境不同、甚至与心情不同、睡眠是否充足有一定关系。但这些关系中，主要与雀斑的遗传基因密切相关。

【诊断要点】

尽管根据颜色、大小以及分布情况雀斑容易诊断，但还是需与颧部褐青色痣、雀斑样痣、着色性干皮病、雀斑样痣、面正中雀斑样痣、色素沉着-肠道息肉综合征、黄褐斑等进行鉴别。

（1）颧部褐青色痣　颧部对称分布的黑灰色斑点，界限明显，数目为 10～20 个，多见于女性。

（2）雀斑样痣　发病年龄在一岁或两岁左右，颜色较雀斑深，与日晒无关，无夏重冬轻变化，可发生在任何部位。病理示黑色素细胞数目增加。常一侧，一般表现为密集。

（3）着色性干皮病　雀斑样色素斑点周围有毛细血管扩张，色素斑点大小不等，深浅不匀，分布不均，见有萎缩性斑点，类似皮肤异色病样表现，光敏突出。

（4）面正中雀斑样痣　罕见，常在一岁左右发病，褐色集中在面中央，伴有其他畸形、癫痫、低智等。

（5）色素沉着-肠道息肉综合征　色素斑为黑色，口唇颊黏膜多见，不受日光影响，常常伴有息肉。

（6）黄褐斑　淡褐色到深褐色的色素斑对称分布面部，不累及眼睑和口腔。边缘清楚或呈弥漫性，有时呈蝶翼状，育龄期女性多见。

【针刀治疗】

根据对雀斑病因病理的分析可知，根据慢性软组织损伤病理构架的网眼理论，用针刀调节面部的弓弦力学的异常应力，恢复面部皮肤等软组织的营养，使其恢复正常，斑痕消失。

1. 第 1 次针刀治疗

松解面部动态与静态弓弦力学单元的粘连、瘢痕和挛缩。

（1）体位　仰卧位。

（2）体表定位　面部皮肤、皮下，及弓弦结合部。

（3）消毒　施术部位用活力碘消毒 2 遍，然后铺无菌洞巾，使治疗点正对洞巾中间。

（4）麻醉　1%利多卡因局部定点麻醉。

（5）刀具　应用面部专用美容针刀，0.5mm×30mm。

（6）针刀操作（图 6-9、图 6-10）

①第 1 支针刀松解面额部正中发际部的软组织的粘连瘢痕　刀口线与人体纵轴一致，针刀体与皮肤垂直，严格按四步进针刀规程进针刀，针刀经皮肤、皮下组织筋膜达额骨面，纵疏横剥 3 刀，然后调转刀口线 90°，分别向上向下铲剥 3 刀，范围不超过 1cm。

②第 2 支针刀松解右侧颧弓最高部软组织的粘连瘢痕　刀口线与颧弓纵轴一致，针刀体与皮肤垂直，严格按四步进针刀规程进针刀，针刀经皮肤、皮下组织筋膜达颧骨面，纵疏横剥 3 刀，调转刀口线 90°，沿颧骨骨面上下铲剥 3 刀，范围不超过 0.5cm。然后提针刀于真皮内，针刀体与皮肤平行，向左提插切割 3 刀，范围不超过 1cm，以松解真皮层内的粘连和瘢痕。

③第 3 支针刀松解右侧颧弓最高部软组织的粘连瘢痕　针刀操作方法与第 2 支针刀的操作方法相同。

④第 4 支针刀松解印堂穴软组织的粘连瘢痕　刀口线与人体纵轴一致，针刀体与皮肤垂直，严格按四步进针刀规程进针刀，针刀经皮肤、皮下组织筋膜达额骨面，纵疏横剥 3 刀，然后调转刀口线 90°，向下铲剥 3 刀，范围不超过 0.5cm。

⑤第 5 支针刀松解右侧口角轴的硬结和条索　从硬结和条索处进针刀，刀口线与人体纵轴一致，针刀体与皮肤垂直，严格按四步进针刀规程进针刀，针刀经皮肤、皮下组织筋膜达硬结条索，纵疏横剥 3 刀，然后提插切割 3 刀。

⑥第 6 支针刀松解左侧口角轴的硬结和条索　针刀操作方法与第 5 支针刀的操作方法相同。

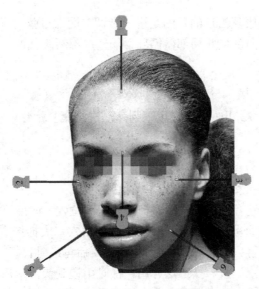

图 6-9　雀斑第一次针刀松解示意图（1）

⑦第 7 支针刀松解鼻尖部软组织的粘连瘢痕　刀口线与人体纵轴一致，针刀体与皮肤垂直，严格按四步进针刀规程进针刀，针刀经皮肤、皮下组织筋膜达鼻尖面，纵疏横剥 3 刀，然后调转刀口线 90°，向四周分别铲剥 3 刀，范围不超过 0.5cm。

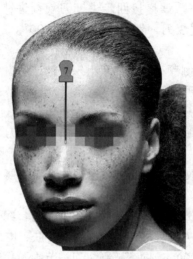

图 6-10　雀斑第一次针刀松解示意图（2）

2. 第 2 次针刀治疗——颈项部大 "T" 形针刀松解术

针刀操作方法参见黄褐斑的第 2 次针刀治疗。

【针刀术后康复治疗】

（一）目的

针刀整体松解术后康复治疗的目的是进一步调节面部弓弦力学系统的力平衡，纠正异常的皮肤应力，改善面部皮肤局部微循环，加速局部新陈代谢，使皮肤营养充足，有利于损伤组织的早期修复。

（二）原则

雀斑针刀术后 48～72 小时后可选用下列疗法进行康复治疗。

（三）方法

1. 手法治疗

本病治疗手法以点、按、揉面部穴位为主。

操作：患者仰卧，医者坐于床头用双拇指揉压承泣穴，而后再用双拇指分推鼻子两侧，用掌跟搓摩面颊使面颊变得红润；以中指点四白穴，大拇指点阳白穴 10 秒，随即用大拇指和中指指腹点揉穴位，先顺时针揉 30 圈，后再逆时针揉 30 圈。然后再用中指指腹点揉颧髎穴，此穴点、按、揉三法并用，揉时由慢到快，最后点按头维、太阳、颧髎、外关、合谷、四白等穴；医者用左手大拇指点按患者右侧内关，用右手大拇指点按患者左侧的光明穴，然后再点按左侧内关穴和右侧光明穴，点按 30 秒，两侧时间一样。用两手大拇指点、按、揉足三里一分钟左右。做完以上步骤重复至面部发热、面部表皮充血为止。

2. 药物治疗

以滋阴补肾，降火凉血祛斑为法。

（1）外敷组方：蒲公英 30g、皂角刺 60g、紫花地丁 30g、绿豆 120g、滑石粉 60g、花粉 60g、白芷、白及、白蔹、白茯苓各 50g、葛根 40g、川芎 30g、石菖蒲 20g、白附子、白僵蚕各 15g、冰片 1g。

用法：以上诸药共研细末备用，每晚用鸡蛋清调涂于面部，待次晨温水洗去，取其清热解毒，润肤祛斑之功。

（2）内服组方：水牛角 12g、山药 30g、茯苓、白扁豆、生地、熟地、山茱萸、丹皮各 15g、当归、升麻、白附子、巴戟、黄柏、知母各 9g、枸杞 12g、甘草 6g。

用法：上方每日一剂，水煎服，分 2 次口服。

3. 针刺治疗

主穴为面部皮损区。

配穴：取迎香、印堂、神庭、巨髎、合谷、足三里、三阴交。

操作：主穴用 32～34 号 0.5～1 寸毫针直接在皮损区或包围皮损区针刺，根据皮损区的范围大小决定针刺数。配穴选择 6mm 不锈钢毫针，面部穴位进针时，针体与皮肤呈 30° 角，左手夹持皮下组织，右手快速进针，得气后接上电针治疗仪。频率采用疏密波，电量适度为宜，逐渐递增，每次 30min，隔日一次。

4. 艾灸疗法

取穴：主穴为神阙、面部皮损区。

配穴：迎香、印堂、神庭，巨髎、合谷、足三里、三阴交。

操作：每次主穴必用，配穴选用 2 个，交替使用。面部皮损区：让患者坐位，施用雀啄灸法，皮损呈大斑片状可均匀地向各方向移动或旋转移动，每穴施灸 5～10 分钟。神阙用隔盐灸法。本法每日或隔日 1 次，10 次为 1 疗程。

第三节　痤　疮

【概述】

痤疮俗称青春痘、粉刺、暗疮。中医称面疮，酒刺。多发于头面部，颈部前胸后背等皮脂腺丰富的部位，是皮肤科常见病、多发病。

痤疮是由于体内雄性激素增高，促使皮脂分泌旺盛，毛囊皮脂腺管闭塞，加上细菌侵袭，从而导致痤疮的发生，痤疮的发病与遗传因素、激素分泌、胃肠障碍、使用外搽药物、化妆品使用不当等有关。多数发生于 15～30 岁。痤疮主要有两种皮损：非炎症性皮损和炎症性皮损。非炎症性皮损即粉刺。依据粉刺是否有开口，又分为黑头粉刺和白头粉刺。炎症性皮损有多种表现：丘疹、脓疱、结节和囊肿。皮损好发于面颊、额部和鼻唇沟，其次是胸部、背部等（图 6-11）。

【病因病理】

痤疮与性内分泌有密切的关系，青春期以前极少发病，性功能丧失或减退的人不发病，性功能降低的人，如应用睾丸酮可促使胡须的生长和痤疮的发生，用促皮质素或皮

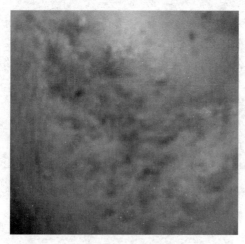

图 6-11　痤疮

质类固醇激素治疗疾病时，常引起痤疮性皮疹。女性在月经前常有痤疮发作，妊娠期痤疮症状减轻等。不论男女都有雄激素和雌激素，分泌性激素的器官在男性为睾丸及肾上腺；在女性是卵巢、胎盘及肾上腺。雄激素和雌激素在男女体内有不同比率，比率的改变可能使痤疮出现。皮脂腺的发育和皮脂的分泌也与雄性激素增加有关，其中以睾酮增加皮脂腺活动性作用最强，孕酮与肾上腺皮质中脱氢表雄酮（DHA）也参与作用，后者在初期痤疮中可能起重要作用。睾酮在皮肤中经 5-α 还原酶作用转化成活性更高的 5-α 双氢睾酮刺激皮脂腺细胞增殖和脂类合成，引起皮脂分泌增多，产生又浓又多的皮脂，不能完全排泄出去，渐渐聚积在毛囊口内，同时毛囊导管也在雄激素作用下而过度角化，毛囊壁肥厚、阻止皮脂排泄，毛囊壁上脱落的上皮细胞增多与浓稠的皮脂混合成为干酪状物质，栓塞在毛囊口内形成粉刺，以后暴露在毛囊口外的顶端渐渐干燥，又经过空气的氧化作用、黑色素的沉积、尘埃的污染而变色形成黑头粉刺，毛囊中存在的痤疮棒状杆菌、白色葡萄球菌和卵圆形糠疹芽孢菌，特别是痤疮棒状杆菌含有使皮脂分解的酯酶，毛囊内的皮脂被脂酶分解而产生较多的游离脂肪酸，这些游离的脂肪酸能使毛囊及毛囊周围发生非特异性炎性反应，当粉刺壁极微的溃疡及游离脂肪酸进入附近真皮后，再加上黑头粉刺挤压附近的细胞，使它们的抗菌力下降而容易受细菌的感染引起炎症，于是病人发生丘疹脓疱、硬结、结节及脓肿。近年来有人认为本病与免疫有关。在患者的体液免疫中，血清中人体免疫球蛋白水平增高，并随病情加重而增高，这与痤疮棒状杆菌在患者体内产生抗体，循环抗体到达局部参与早期炎症的致病过程有关。

近期有人证明痤疮的发生与患者体内的微量元素含量有关如：锌低可能会影响维生素 A 的利用，促使毛囊皮脂腺的角化，铜低会削弱机体对细菌感染的抵抗力，锰升高可使体内脂肪代谢、性激素分泌受到一定影响等，可能与痤疮发病有一定的关系。

此外，痤疮发病还与遗传因素有关。除上述因素外，多吃动物脂肪及糖类食物，消化不良或便秘等胃肠障碍，精神紧张，湿热气候等因素对痤疮病人可以有不利的影响。矿物油类的接触或碘化物、溴化物，激素及某些其他药的内服也可加剧痤疮的恶化。

针刀医学认为，痤疮是由于面、颈部弓弦力学系统的力平衡失调，面部的弓弦力学结构出现粘连、瘢痕、挛缩，导致皮肤应力异常，随着病情的发展，面部软组织的粘连瘢痕又引起颈部的弓弦力学系统的粘连和瘢痕，使局部微循环障碍，代谢产物聚集，使皮肤的分泌功能障碍，从而引发临床表现。

【临床表现】

痤疮基本表现为毛囊性丘疹，中央有一黑点，称黑头粉刺；周围色红，挤压有米粒样白色脂栓排出，另有无黑头、成灰白色的小丘疹，称白头粉刺。若发生炎症，粉刺发红，顶部发生小脓疱，此时可影响容貌。破溃痊愈后，可遗留暂时色素沉着或有轻度凹陷的瘢痕，有的形成结节、脓肿、囊肿及瘢痕等多种形态的损害，甚至破溃后形成多个窦道和瘢痕，严重者呈橘皮脸。临床上常以一两种损害较为明显，往往同时存在油性皮脂溢出而并发头面部脂溢性皮炎，此时面部油腻发亮，还可发生成片的红斑，且覆盖油性痂皮，常年不愈。发病人群以 15~30 岁为主，因为随着皮肤油脂的下降，青春痘的程度自然减轻。当年龄增长时，皮肤会慢慢由油转干，这也是为什么年纪越大越少长青春痘的理由。发病部位以颜面为多，亦可见于胸背上部及肩胛处，胸前、颈后、臀部等处。自觉可稍有瘙痒或疼痛，病程缠绵，往往此起彼伏，新疹不断继发，有的可迁延数年或十余年。

【诊断要点】

本病是一种皮肤科常见病、多发病，不难诊断。为毛囊性丘疹，好发于面颊、额部和鼻唇沟，其次是胸部、背部。眶周皮肤从不累及。开始时患者差不多都有黑头粉刺及油性皮脂溢出，还常有丘疹、结节脓疱、脓肿、窦道或瘢痕，各种损害的大小深浅不等，往往以其中一二种损害为主。病程长，多无自觉症状，如炎症明显时，则可引起疼痛和触疼症状时轻时重。

【针刀治疗】

根据针刀医学对痤疮病因病理的分析，根据慢性软组织损伤病理构架的网眼理论，用针刀调节面、颈部的弓弦力学系统的异常应力，同时对痤疮部的损伤进行直接松解，恢复面部皮肤等软组织的营养，使皮肤恢复正常功能。

1. 第 1、2 次针刀治疗

参见第一节黄褐斑第 1、2 次针刀治疗。

2. 第 3 次针刀治疗

（1）体位　仰卧位。

（2）体表定位　面部痤疮。

（3）消毒　施术部位用活力碘消毒 2 遍，然后铺无菌洞巾，使治疗点正对洞巾中间。

（4）麻醉　1%利多卡因局部定点麻醉。

（5）刀具　面部专用美容针刀，0.5mm×30mm。

（6）针刀操作

①第 1 支针刀松解痤疮上部　从痤疮上缘进针刀，刀口线与人体纵轴一致，针刀体与皮肤垂直，严格按四步进针刀规程进针刀，经皮肤、皮下组织达痤疮，纵疏横剥 3 刀，再提插切割 3 刀，应切穿痤疮部的硬结组织，然后调转针刀体 90°，使针刀与皮肤平行，向下提插切割痤疮。

②第 2 支针刀松解痤疮下部　从痤疮下缘进针刀，刀口线与人体纵轴一致，针刀体与皮肤垂直，严格按四步进针刀规程进针刀，经皮肤、皮下组织达痤疮，纵疏横剥 3 刀，

再提插切割 3 刀，应切穿痤疮部的硬结组织，然后调转针刀体 90°，使针刀与皮肤平行，向上提插切割痤疮，与第 1 支针刀相接（图 6-12）。

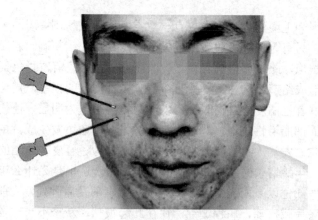

图 6-12　痤疮第三次针刀松解示意图

（7）其他痤疮的针刀治疗与第 3 次针刀治疗方法相同。

【针刀术后康复治疗】

（一）目的

针刀整体松解术后康复治疗的目的是进一步调节面部弓弦力学系统的力平衡，纠正异常的皮肤应力，改善皮肤局部微循环，加速局部新陈代谢，使皮肤营养充足，有利于损伤组织的早期修复。

（二）原则

痤疮针刀术后 48～72 小时后可选用下列疗法进行康复治疗。

（三）方法

1. 药物治疗

（1）肺经血热型

组方：陈皮 10g、半夏 10g、黄连 6g、海藻 20g、三棱 10g、莪术 10g、香附 12g、青黛 10g（冲）、白芥子 15g、枇杷叶 12g、杏仁 10g、黄芩 10g、桑白皮 20g、黄柏 6g、昆布 20g、甘草 10g。

用法：水煎服，日服 1 剂，分 2 次服。

（2）胃肠实热型

组方：黄连 5g、枳实 10g、大黄 10g、丹皮 10g、当归 15g、柴胡 10g、赤芍 15g、白术 15g、茯苓 15g、薄荷 6g、荆芥 10g、川芎 10g、败酱草 10g、甘草 5g

用法：水煎服，日服 1 剂，分 2 次服。

（3）肝火热毒型

组方：龙胆草 10g、金银花 15g、连翘 10g、皂角刺 10g、地丁 15g、蒲公英 15g、野菊花 15g、丹皮 12g、海藻 10g、昆布 10g、三棱 10g、莪术 10g、生地 30g

用法：水煎服，日服 1 剂，分 2 次服。

2. 针刺治疗

局部取下关、颊车、四白，轻浅刺激，远端取双侧曲池、合谷、百虫窝穴，双侧颊部密集者，加双侧足三里、三阴交，捻转进针，中等刺激，留针 30min，10 次为 1 疗程。连续 3 疗程。

3. 耳穴压贴

取穴：取肺、内分泌、肾上腺、神门、皮质下、交感、面颊、颈椎、胸椎为主穴，肺经血热型加大肠穴，胃肠实热型加脾、胃、大肠穴，肝火热毒型加肝、肾穴。

操作：用 0.5cm×0.5cm 大小胶布将王不留行籽固定在耳穴上，嘱患者自行压上述耳穴，每次 5 分钟，每天 4 次，每日换贴一耳，10 次为 1 疗程，连续 3 疗程。

4. 重度患者可配合点刺拔罐放血

先让患者俯卧，将背部大椎，双侧肺俞、膈俞、脾俞、肾俞局部 75%酒精常规消毒，然后用三棱针点刺出血，再加拔火罐 10～20min，使出血 2～5ml，一周一次，4 次为 1 个疗程。

第四节　色素痣

【概述】

色素痣也简称色痣、斑痣或黑痣，是由正常含有色素的痣细胞所构成的最常见于皮肤的肿瘤，偶见于黏膜表面。临床表现有多种类型。颜色多呈深褐或墨黑色，还有没有颜色的无色痣。依其基本的组织病理可分型为交界痣、皮内痣、混合痣。有些类型色素痣在一定条件下可发生恶变，值得重视。色素痣多发生在面、颈、背等部，可见于任何正常人体。可在出生时即已存在，或在生后早年逐渐显现。多数增长缓慢，或持续多年并无变化，但很少发生自发退变。色素痣是由色素细胞构成的先天良性肿瘤，大多均属良性；在后期有恶变者，色素痣一旦恶变，其恶性程度极高，转移率也最快，而且治疗效果不理想。该病均可见于皮肤各处，面颈部、胸背部是好发部位。少数发生在黏膜，如口腔、阴唇、睑结膜。对某些好发交界痣部位的色素痣及有恶变的色素痣应及时切除。

【病因病理】

由色素细胞构成的先天良性肿瘤大多均属良性。皮内痣为大痣细胞分化而来，是更成熟的小痣细胞，并进入真皮及其周围结缔组织中。交界痣为痣细胞在表皮和真皮交界处，呈多个巢团状，边界清楚，分布距离均匀，每个巢内的上一半在表皮的底层内，下一半则在真皮浅层内。这些痣细胞为大痣细胞，色素较深。复合痣在痣细胞进入真皮的过程中，常同时有皮内痣和残留的交界痣，为上述两型痣的混合形式。

针刀医学认为，色素痣是由于皮肤的代谢异常、细胞变异，引起的病变，但色素痣只是结果，其发病原因是局部弓弦力学系统的力平衡失调，局部的弓弦力学结构出现粘连、瘢痕、挛缩，导致皮肤应力异常，卡压了支配局部的神经和血管，使皮肤营养不足，局部微循环障碍所致。

【临床表现】

1. 皮内痣

痣细胞巢位于真皮上部，成人常见，多见于头颈部。损害为圆顶状或蒂状的丘疹和结节，淡褐至深褐色，几毫米到几厘米大小，表面有或多或少毛发生长（图6-13）。

2. 交界痣

痣细胞巢位于真皮基底部，大多在儿童期出现，好发于掌蹠、甲床及生殖器部位。损害扁平或略微隆起，直径5～6mm，圆形或卵圆形，界限清楚、褐色，中央色素比周围深，表面光滑无毛，皮纹存在（图6-14）。

3. 混合痣

表皮及真皮内均有痣细胞巢。见于青少年或成年，损害特点介于交界痣与皮内痣之间（图6-15）。

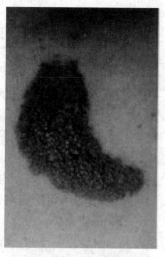

图6-13　皮内痣

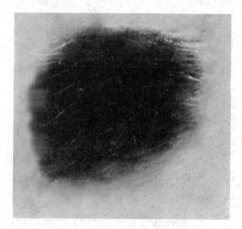

图6-14　交界痣

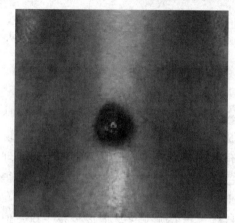

图6-15　混合痣

【诊断要点】

色素痣大小由几毫米到几厘米，甚至面积很大，常左右对称，边界清楚，边缘光滑，色泽均匀。根据痣细胞内色素含量不同，颜色可为黄、褐或黑色，但也可呈蓝、紫色或近肤色。有些损害处可贯穿着短而粗的黑色毛发。若痣在短期内迅速增大，色泽加深变黑，边缘发红不规则，表面出血、破损以及周围出现卫星状损害，表明痣有恶变征象，应予手术切除，及时送病理检查。

【针刀治疗】

根据慢性软组织损伤病理构架的网眼理论，用针刀调节面部的弓弦力学系统的异常应力，恢复面部皮肤等软组织的营养，从而达到治疗目的。

"十"字形针刀松解术

（1）体位　仰卧位。

（2）体表定位　色素痣周围。

（3）消毒　施术部位用活力碘消毒2遍，然后铺无菌洞巾，使治疗点正对洞巾中间。

（4）麻醉　1%利多卡因局部定点麻醉。

（5）刀具　面部专用美容针刀，0.5mm×30mm。

（6）针刀操作（图6-16）

①第1支针刀距色素痣上缘0.5cm定位　从定位处进针刀，刀口线与人体纵轴一致，针刀体与皮肤垂直，严格按四步进针刀规程进针刀，针刀经皮肤、皮肤组织筋膜达硬结条索，纵疏横剥3刀，然后向下提插切割3刀，切割范围超过病变中心。

②第1支针刀距色素痣下缘0.5cm定位　从定位处进针刀，刀口线与人体纵轴一致，针刀体与皮肤垂直，严格按四步进针刀规程进针刀，针刀经皮肤、皮下组织筋膜达硬结条索，纵疏横剥3刀，然后向下提插切割3刀，切割范围超过病变中心，与第1支针刀相接。

③第3支针刀距色素痣左侧缘0.5cm定位　从定位处进针刀，刀口线与人体纵轴一致，针刀体与皮肤垂直，严格按四步进针刀规程进针刀，针刀经皮肤、皮下组织筋膜达硬结条索，纵疏横剥3刀，然后向下提插切割3刀，切割范围超过病变中心。

④第4支针刀距色素痣右侧缘0.5cm定位　从定位处进针刀，刀口线与人体纵轴一致，针刀体与皮肤垂直，严格按四步进针刀规程进针刀，针刀经皮肤、皮下组织筋膜达硬结条索，纵疏横剥3刀，然后向下提插切割3刀，切割范围超过病变中心，与第1支针刀相接。

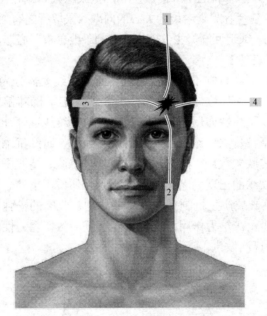

图6-16　色素痣针刀松解示意图

【针刀术后康复治疗】

（一）目的

针刀整体松解术后康复治疗的目的是进一步调节面部弓弦力学系统的力平衡，纠正异常的皮肤应力，改善皮肤局部微循环，加速局部新陈代谢，使皮肤营养充足，有利于损伤组织的早期修复。

（二）原则

色素痣针刀术后48～72小时后可选用下列疗法进行康复治疗。

（三）方法

中药熏洗可预防感染，促进针刀伤口愈合，美白肌肤。

组方：黄芩 15g，荆芥 15g，防风 15g，苦参 30g，当归 15g，红花 10g，白芷 15g，白术 15g，茯苓 15g，赤小豆 15g，五倍子 10g，蛇床子 15g，冰片 10g。粉碎成末混合均匀，加沸水 2000ml 浸泡，趁热熏蒸伤口 20min，每日早晚各 1 次。

第五节　面部皱纹

【概述】

人类的面颈部皮肤常可见有呈条、带状的皱纹线，这些皱纹线的出现大多与皮肤老化有关，尤其是当皱纹线在数量上增多、沟纹加深时，无疑是皮肤老化的征象。皱纹是健美的大敌，颜面部和颈部是人们与外界交流的窗口，从无任何遮盖，特别是面部是显示人体美最重要的部位。因此，怎样推迟皱纹的产生和加重或除去和减轻已经出现的皱纹，便成为人们留住青春美容、延缓容貌衰老最为关心的问题。采取行之有效的办法将皱纹除去，以延缓青春丽容的时间，或追回渐失去的丽容，有利于改善审美心态，防止心理上的衰老。

【病因病理及临床表现】

按照皱纹产生的原因和机制不同，我们可将面部皱纹大体分为三类：体位性皱纹、动力性皱纹和重力性皱纹。体位性皱纹人出生时即已存在，随年龄的不断增加和全身生理机能的逐渐降低、皮肤弹性亦逐渐减退，其表现为皱纹线逐渐加深和增多。动力性皱纹是面部表情肌收缩牵拉皮肤的结果。当表情肌收缩时，肌纤维缩短，牵引皮肤形成于肌纤维长轴相垂直的皮肤皱纹线，此线一旦形成，即使该表情肌未收缩，皱纹线也不会完全消失。动力性皱纹线的出现为老化的征象，常与体质、情绪、工作环境、职业等有关（图 6-17）。重力性皱纹产生机制是因骨骼的萎缩、肌肉的松弛和皮肤弹性的减弱，加之皮下脂肪逐渐减少，在重力作用下皮肤松弛下垂所致。重力性皱纹出现的时间一般较晚，多在 40 岁以后逐渐发生。

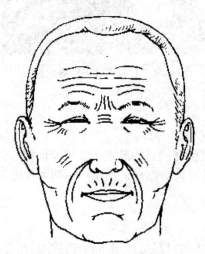

图 6-17　动力性皱纹线

【针刀治疗】

针刀医学认为，皱纹是由于面部动静态弓弦力学系统的力平衡失调，在面部产生的条索状瘢痕。根据慢性软组织损伤病理构架的网眼理论，用针刀松解面部弓弦力学的粘连和瘢痕，恢复面部皮肤等软组织的营养，就能减少甚至消除皱纹。根据面部皱纹的位置不一样，我们将其分为四种类型，分别进行针刀整体松解。

1. 额部除皱术

（1）体位　仰卧位。

（2）体表定位　额部皮肤、皮下及弓弦结合部（图6-18）

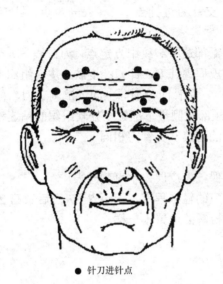

● 针刀进针点

图 6-18　额部除皱针刀体表定位

（3）消毒　施术部位用活力碘消毒 2 遍，然后铺无菌洞巾，使治疗点正对洞巾中间。

（4）麻醉　1% 利多卡因局部定点麻醉。

（5）刀具　面部专用美容针刀，0.5mm×30mm。

（6）针刀操作（图6-19）

第 1、3、4、5、9 支针刀松解额部右侧皱纹处软组织的粘连瘢痕。

第 2、6、7、8、10 支针刀松解额部左侧皱纹处软组织的粘连瘢痕。

①第 1 支针刀在右侧额部最上皱纹中点定点，刀口线与人体纵轴一致，针刀体与皮肤垂直，严格按四步进针规程进针刀，针刀经皮肤、皮下组织筋膜达额骨面，纵疏横剥 3 刀，然后调转刀口线 90°，贴骨面分别向上向下铲剥 3 刀，范围不超过 1cm。

②第 2 支针刀松解额部左侧上部皱纹处软组织的粘连瘢痕　在左侧额部最上皱纹中点定点，针刀操作方法与第 1 支针刀相同。

③第 3 支针刀在第 1 支针刀进针点外 2cm 定点，刀口线与人体纵轴一致，针刀体与皮肤垂直，严格按四步进针规程进针刀，针刀经皮肤、皮下组织筋膜达额骨面，纵疏横剥 3 刀，然后贴骨面向内铲剥 3 刀，范围不超过 3cm。

④第 4 支针刀在第 3 支针刀进针点下 1～2cm 定点，针刀操作方法与第 1 支针刀

相同。

⑤第 5 支针刀在第 4 支针刀进针点下 1～2cm 定点，针刀操作方法与第 1 支针刀相同。

⑥第 6 支针刀在第 2 支针刀进针点外 2cm 定点，刀口线与人体纵轴一致，针刀体与皮肤垂直，严格按四步进针规程进针刀，针刀经皮肤、皮下组织筋膜达额骨面，纵疏横剥 3 刀，然后贴骨面向内铲剥 3 刀，范围不超过 3cm。

⑦第 7 支针刀在第 6 支针刀进针点下 1～2cm 定点，针刀操作方法与第 1 支针刀相同。

⑧第 8 支针刀在第 7 支针刀进针点下 1～2cm 定点，针刀操作方法与第 1 支针刀相同。

⑨第 9 支针刀在右侧额部最下皱纹中点定点，刀口线与人体纵轴一致，针刀体与皮肤垂直，严格按四步进针规程进针刀，针刀经皮肤、皮下组织筋膜达额骨面，纵疏横剥 3 刀，然后调转刀口线 90°，贴骨面分别向上向下铲剥 3 刀，范围不超过 1cm。

⑩第 10 支针刀松解额部左侧最下部皱纹处软组织的粘连瘢痕　在左侧额部最下皱纹中点定点，针刀操作方法与第 9 支针刀相同。

（7）注意事项

①针刀松解时，注意保护表皮层，不可刺开表皮。

②根据瘢痕长短及瘢痕的轻重程度，相距 5～7 日后做第 2 次松解术。第 2 次松解重复第 1 次的操作，只是松解的位置不一样。

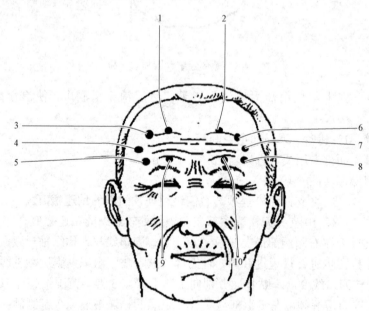

图 6-19　额部除皱针刀松解示意图

2. 鱼尾除皱术

（1）体位　仰卧位。

（2）体表定位　额部皮肤、皮下，及弓弦结合部（图 6-20）。

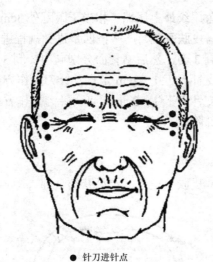

● 针刀进针点

图 6-20　鱼尾除皱针刀体表定位

（3）消毒　施术部位用活力碘消毒 2 遍，然后铺无菌洞巾，使治疗点正对洞巾中间。

（4）麻醉　1% 利多卡因局部定点麻醉。

（5）刀具　面部专用美容针刀，0.5mm×30mm。

（6）针刀操作（图 6-21）

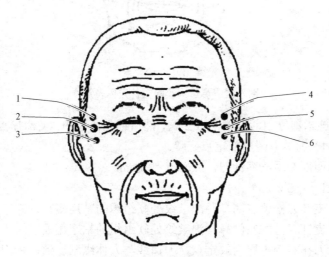

图 6-21　鱼尾除皱针刀松解示意图

第 1、2、3 支针刀松解右侧鱼尾纹处软组织的粘连瘢痕。

第 4、5、6 支针刀松解左侧鱼尾纹处软组织的粘连瘢痕。

①第 1 支针刀在右侧鱼尾纹最上尾端（相当于眼眶外 3cm、上 2cm）定点，刀口线与人体纵轴一致，针刀体与皮肤垂直，严格按四步进针规程进针刀，针刀经皮肤、皮下组织筋膜达骨面，纵疏横剥 3 刀，然后贴骨面分别向内铲剥 3 刀，范围不超过 1.5cm。

②第 2 支针刀在第 1 支针刀下 1～2cm 定点，针刀操作方法与第 1 支针刀相同。

③第 3 支针刀在第 2 支针刀下 1～2cm 定点，针刀操作方法与第 1 支针刀相同。

④第 4 支针刀在左侧鱼尾纹最上尾端（相当于眼眶外 3cm、上 2cm）定点，刀口线与人体纵轴一致，针刀体与皮肤垂直，严格按四步进针规程进针刀，针刀经皮肤、皮下组织筋膜达骨面，纵疏横剥 3 刀，然后贴骨面分别向内铲剥 3 刀，范围不超过 1.5cm。

⑤第 5 支针刀在第 4 支针刀下 1～2cm 定点，针刀操作方法与第 1 支针刀相同。

⑥第 6 支针刀在第 5 支针刀下 1～2cm 定点，针刀操作方法与第 1 支针刀相同。

（7）注意事项　同额部除皱术。

3. 鼻唇沟纹除皱术

（1）体位　仰卧位。

（2）体表定位　鼻唇部皮肤、皮下，及弓弦结合部（图 6-22）。

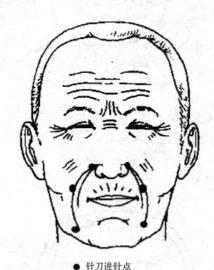

● 针刀进针点

图 6-22　鼻唇沟纹除皱针刀体表定位

（3）消毒　施术部位用活力碘消毒 2 遍，然后铺无菌洞巾，使治疗点正对洞巾中间。

（4）麻醉　1%利多卡因局部定点麻醉。

（5）刀具　面部专用美容针刀，0.5mm×30mm。

（6）针刀操作（图 6-23）

第 1、2、3 支针刀松解右侧鼻唇沟皱纹处软组织的粘连瘢痕。

第 4、5、6 支针刀松解左侧鼻唇沟皱纹处软组织的粘连瘢痕。

①第 1 支针刀在右侧鼻唇沟纹定点，刀口线与人体纵轴一致，针刀体与皮肤垂直，严格按四步进针规程进针刀，针刀经皮肤、皮下组织筋膜达骨面，纵疏横剥 3 刀，然后贴骨面分别向内下铲剥 3 刀，范围不超过 1.5cm。

②第 2 支针刀在右侧口角外缘 3～4cm 定点，针刀操作方法与第 1 支针刀相同。

③第 3 支针刀在第 2 支针刀下 3cm 定点，针刀操作方法与第 1 支针刀相同。

④第 4 支针刀在左侧鼻唇沟纹定点，刀口线与人体纵轴一致，针刀体与皮肤垂直，严格按四步进针规程进针刀，针刀经皮肤、皮下组织筋膜达骨面，纵疏横剥 3 刀，然后贴骨面分别向内下铲剥 3 刀，范围不超过 1.5cm。

⑤第 5 支针刀在左侧口角外缘 3～4cm 定点，针刀操作方法与第 1 支针刀相同。

⑥第6支针刀在第5支针刀下3cm定点，针刀操作方法与第1支针刀相同。

（7）注意事项　同额部除皱术。

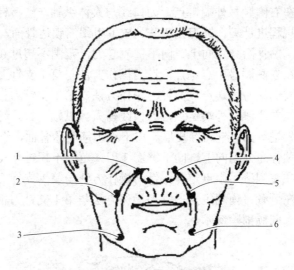

图6-23　鼻唇沟纹除皱针刀松解示意图

4. 面中部除皱术

（1）体位　仰卧位。

（2）体表定位　鼻唇部皮肤、皮下，及弓弦结合部（图6-24）。

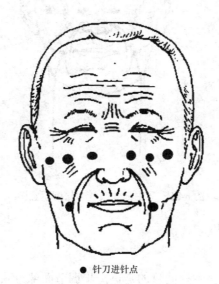

● 针刀进针点

图6-24　面中部除皱针刀体表定位

（3）消毒　施术部位用活力碘消毒2遍，然后铺无菌洞巾，使治疗点正对洞巾中间。

（4）麻醉　1%利多卡因局部定点麻醉。

（5）刀具　面部专用美容针刀，0.5mm×30mm。

（6）针刀操作（图6-25）

第 1、2、3 支针刀松解右侧面中部皱纹处软组织的粘连瘢痕。

第 4、5、6 支针刀松解左侧面中部皱纹处软组织的粘连瘢痕。

①第 1 支针刀在右侧颧弓外端定点，刀口线与人体纵轴一致，针刀体与皮肤垂直，严格按四步进针刀规程进针刀，针刀经皮肤、皮下组织筋膜达骨面，纵疏横剥 3 刀，然后调转刀口线 90°，贴骨面分别向上、向下铲剥 3 刀，范围不超过 0.5cm。

②第 2 支针刀在右侧颧弓中点定点，针刀操作方法与第 1 支针刀相同。

③第 3 支针刀右侧颧弓内端定点，针刀操作方法与第 1 支针刀相同。

④第 4 支针刀在左侧颧弓外端定点，刀口线与人体纵轴一致，针刀体与皮肤垂直，严格按四步进针规程进针刀，针刀经皮肤、皮下组织筋膜达骨面，纵疏横剥 3 刀，然后调转刀口线 90°，贴骨面分别向上、向下铲剥 3 刀，范围不超过 0.5cm。

⑤第 5 支针刀在左侧颧弓中点定点，针刀操作方法与第 1 支针刀相同。

⑥第 6 支针刀左侧颧弓内端定点，针刀操作方法与第 1 支针刀相同。

（7）注意事项　同额部除皱术。

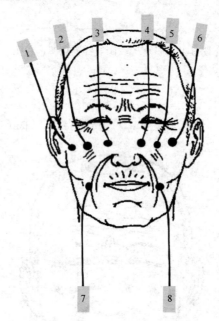

图 6-25　面中部除皱针刀松解示意图

【针刀术后康复治疗】

（一）目的

针刀整体松解术后康复治疗的目的是进一步调节面部弓弦力学系统的力平衡，纠正异常的皮肤应力，改善皮肤局部微循环，加速局部新陈代谢，使皮肤营养充足，有利于损伤组织的早期修复。

（二）原则

面部皱纹针刀术后 48～72 小时后可选用下列疗法进行康复治疗。

（三）方法

1. 手法治疗

操作：用温水洗面后，患者仰卧。术者坐于患者头前，以橄榄油为递质，双手拇指横置于前额，从中间向两旁竖向交替行抹法 1 分钟左右；双手食、中、无名指，在两颊由内向外环形行抹法 1 分钟左右。双手拇指指腹从内眼角沿鼻翼两侧向下抹 5～10 遍，再用食指和中指内侧面从鼻根向鼻尖擦 3～5 遍；双手拇指指腹从水沟开始环唇抹 5～10 遍。用拇指点按攒竹、鱼腰、太阳、头维、睛明、四白、耳门、听宫、听会、迎香、大迎、颊车、下关，5～10 遍；印堂、水沟、承浆，3～5 遍；用双手食、中、无名指从颊下中央向两侧，再向上抹至两额角，随后拿风池、和谷，结束治疗。

2. 药物治疗

（1）中药外治

处方：参须 10g，白及 15g，白芷 15g，胎盘 5g。

操作：将上方各药研末，以蛋清调匀敷脸 10～15 分钟，日 1 次。

（2）中药内服

处方：人参 6g、白术 12g、茯苓 12g、扁豆 15g、白及 12g、赤小豆 15g、当归 12g、熟地 12g、川芎 12g、赤芍 15g、红花 6g。

服法：水煎服，日服 1 剂，分 2 次服。

3. 针刺疗法

处方：主穴为皱纹局部、百会、承浆、合谷、足三里。配穴：脾胃虚弱配脾俞、胃俞；肾气不足配关元、肾俞、太溪；肝肾阴虚配肝俞、肾俞、三阴交；肝气郁结配膻中、期门、太冲。

操作：选取面部每一条皱纹的最深处或最宽处，常规消毒后，选用 32～34 号 0.5 寸毫针，平刺进针，皱纹较深或皮肤特别松弛者用舒张进针法，针身与皱纹平行。其他穴位选用 30～32 号 1～3 寸毫针，常规刺法，留针 30～60 分钟。背俞穴可加用灸法。20 次 1 疗程，第 1 疗程每日或隔日 1 次，第 2 疗程每周 2 次，第 3 疗程每周 1 次。

第六节　斑　秃

【概述】

斑秃，俗称"鬼剃头"，是一种骤然发生的局限性斑片状的脱发性毛发病。其病变处头皮正常，无炎症及自觉症状。本病病程经过缓慢，可自行缓解和复发。若整个头皮毛发全部脱落，称全秃；若全身所有毛发均脱落者，称普秃。该病与免疫力失调、压力突然加大有一定关系。

祖国传统医学认为本病与气血双虚，肝肾不足，血瘀毛窍有关。发为血之余，气虚则血难生，毛根不得濡养，故发落成片；肝藏血，肾藏精，精血不足则发无生长之源；阻塞血路，新血不能养发，故发脱落。辨证分为：心脾气虚、肝郁血瘀、气血两虚、肝肾不足等型（图 6-26）。

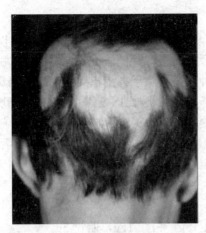

图 6-26　斑秃

【病因病理】

目前病因尚不明了。神经精神因素被认为是一个重要因素。不少病例发病前有神经精神创伤，如长期焦急、忧虑、悲伤、精神紧张和情绪不安等现象。有时病人在病程中，这些精神因素可使病情迅速加重。近年来研究，斑秃的原因与下列因素有关：

1. 遗传过敏

10%～20%的病例有家族史。有报告单卵双生者同时在同一部位发生斑秃，还有报告一家 4 代均有斑秃，认为是遗传缺陷性疾病。从临床累积的病例看出，具有遗传过敏性体质的人易伴发斑秃。美国统计患斑秃的儿童患者中 18%有湿疹或哮喘，或者两者兼有；成人斑秃患者约占 9%；全秃的儿童患者比例更高，占 23%。日本统计的斑秃患者有遗传过敏体质者占 10%，荷兰则高达 52.4%。不过荷兰确立遗传过敏体质的依据，是把阳性皮肤试验和遗传过敏家族史者也包括进了。因此各国家及地区对遗传过敏体质的诊断标准不同，数据也无法进行比较。国内陈盛强做的一项斑秃与人白细胞抗原的相关研究表明：斑秃病人的 HLA-A9 抗原频率（16.67%）较正常人（32.65%）显著降低，从实验的角度支持斑秃的遗传过敏因素。

2. 自身免疫

斑秃患者伴有一些自身免疫性疾病的比率比正常人群高。如伴甲状腺疾病者占 0～8%；伴白癜风者占 4%（正常人仅 1%）。而斑秃病人中有关自身抗体的研究报告不一，有说存在的，也有说未找到的。国内张信江的一项关于 T 细胞亚群及 β_2 微球蛋白的研究中提示斑秃患者存在着 T 细胞网络紊乱及体液免疫失调。目前尚不能肯定斑秃就是自身免疫性疾病，但其可伴发自身免疫性疾病，对皮质激素暂时有效等，提示倾向于自身免疫学说。

斑秃的病理表现为：毛囊周围及下部有淋巴细胞浸润，部分可侵入毛囊壁，并有毛发基质细胞的变性。在已脱落毛发的毛囊中可有新的毳毛形成。新长的毛发缺少色素。晚期毛囊、毛球及其真皮乳头均缩小，位置也上移。周围基质明显缩小，周围结缔组织血管变性，血管有血栓形成。日久毛囊数目也减少，此时细胞浸润也不明显。

针刀医学认为，斑秃的原因是因为颈段弓弦力学系统的应力异常后，引起头部的软组织如帽状腱膜以及头部的肌肉应力异常，形成网格状的粘连和瘢痕，这些粘连和瘢痕卡压了行径其间的血管，使头皮的血供减少，引起脱发。针刀整体松解头颈部粘连瘢痕点，破坏了疾病的病理构架，从而治愈疾病。

【临床表现】

斑秃可发生在从婴儿到老人的任何年龄，但以中年人较多，性别差异不明显。本病常于无意中发现或被他人发现，无自觉症状，少数病例在发病初期患处可有轻度异常感觉。初起为 1 个或数个边界清楚的圆形或椭圆形脱发区，直径约 1~2cm，或更大。脱发区的边缘处常有一些松而易脱的头发，有的已经折断，近侧端的毛发往往萎缩。如将该毛发拔出，可以看到该毛发上粗下细，且下部的毛发色素也脱失。这种现象是进展期的征象。脱发现象继续增多，每片亦扩展，可互相融合形成不规则形。如继续进展可以全秃。严重者眉毛、睫毛、腋毛、阴毛和全身毳毛也都脱落，即为普秃。脱发也可停止，此时脱发区范围不再扩大，边缘毛发也较牢固，不易拔出，经过若干月，毛发可逐渐或迅速长出。也有的病人先长出白色茸毛，以后逐渐变粗变黑，长长，成为正常头发，脱发的头皮正常，光滑，无炎症现象，有时看上去较薄稍凹，这是由于头发和发根消失之故，而非真正头皮变薄。

【诊断要点】

根据突然发生圆形或椭圆形脱发，脱发区头皮正常，不难诊断，但仍需与白癣、梅毒性秃发、假性斑秃相鉴别。

（1）白癣　不完全脱发，毛发多数折断，残留毛根不易被拔出，附有鳞屑。断发中易查到霉菌。好发于儿童。

（2）梅毒性秃发　虽也呈斑状秃发，头发无瘢痕形成，但边缘不规则，呈虫蛀状。脱发区脱发也不完全，数目众多，好发于后侧。伴有其他梅毒症状，梅毒血清学检查阳性。

（3）假性斑秃　患处头皮萎缩，光滑而带有光泽，看不见毛囊开口，斑片边缘处无上粗下细的脱发。

【针刀治疗】

1. 第一次针刀治疗

采用后颈部大"T"形针刀松解术，针刀操作方法参照第一节黄褐斑的第二次针刀松解方法。

2. 第二次针刀治疗

松解帽状腱膜及头部肌肉的粘连瘢痕。

（1）体位　坐位。

（2）体表定位

①前额部正中发际线边缘，此点向左右旁开 3cm 共 3 点。

②枕外隆凸上 2cm，此点向左右旁开 3cm 共 3 点。

（3）消毒　施术部位用活力碘消毒 2 遍，然后铺无菌洞巾，使治疗点正对洞巾中间。

（4）麻醉　1%利多卡因局部定点麻醉。

（5）刀具　使用专用弧形针刀。

（6）针刀操作（图 6-27）

①第 1 支针刀从斑秃部正中定点处进针刀，刀口线与脊柱纵轴平行，针刀经皮肤、皮下组织，直达颅骨骨面，先纵疏横剥 3 刀，范围不超过 1cm，然后调转刀口线 90°，贴骨面向头顶方向铲剥，深度 0.5cm。

②第 2 支针刀从斑秃部正中定点处向左旁开 3cm 进针刀，刀口线与脊柱纵轴平行，针刀经皮肤、皮下组织，直达颅骨骨面，先纵疏横剥 3 刀，范围不超过 1cm，然后调转刀口线 90°，贴骨面向头顶方向铲剥，深度 0.5cm。

③第 3 支针刀从斑秃部正中定点处向右旁开 3cm 进针刀，刀口线与脊柱纵轴平行，针刀经皮肤、皮下组织，直达颅骨骨面，先纵疏横剥 3 刀，范围不超过 1cm，然后调转刀口线 90°，贴骨面向头顶方向铲剥，深度 0.5cm。

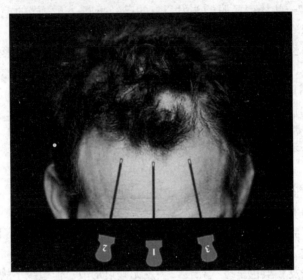

图 6-27　斑秃第二次针刀松解示意图（1）

④第 4 支针刀从枕外隆凸上 2cm 定点处进针刀，刀口线与脊柱纵轴平行，针刀经皮肤、皮下组织，直达枕骨骨面，先纵疏横剥 3 刀，范围不超过 1cm，然后调转刀口线 90°，贴骨面向头顶方向铲剥，深度 0.5cm（图 6-28）。

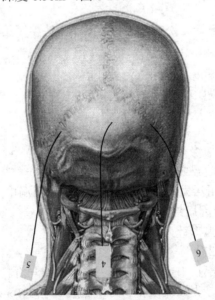

图 6-28　斑秃第二次针刀松解示意图（2）

⑤第 5 支针刀从枕外隆凸上 2cm 向左 3cm 处进针刀，刀口线与脊柱纵轴平行，针刀经皮肤、皮下组织，直达枕骨骨面，先纵疏横剥 3 刀，范围不超过 1cm，然后调转刀口线 90°，贴骨面向头顶方向铲剥，深度 0.5cm。

⑥第 6 支针刀从枕外隆凸上 2cm 向右 3cm 处进针刀，刀口线与脊柱纵轴平行，针刀经皮肤、皮下组织，直达枕骨骨面，先纵疏横剥 3 刀，范围不超过 1cm，然后调转刀口线 90°，贴骨面向头顶方向铲剥，深度 0.5cm。

【针刀术后康复治疗】

（一）目的

针刀整体松解术后康复治疗的目的是进一步调节颅顶部弓弦力学系统的力平衡，纠正头皮异常的应力，改善头皮局部微循环，加速局部新陈代谢，使皮肤营养充足，有利于损伤组织的早期修复。

（二）原则

斑秃针刀术后 48～72 小时后可选用下列疗法进行康复治疗。

（三）方法

1. 药物治疗

（1）外用剂

组方：西洋参 20g、川芎 20g、川椒 20g、田七 20g、蛇床子 30g、地肤子 20g、艾叶 50g、吴茱萸 20g、苦参 20g、何首乌 20g、侧柏叶 10g、红花 30g、丹参 30g。

操作：粉碎后加入 75%酒精 1000ml，浸泡 15 天后过滤制成酊剂备用，每天于患处涂搽 1 次。

（2）内服剂

组方：制首乌 30g、菟丝子 15g、当归 10g、川芎 15g、鸡血藤 15g、生甘草 6g。心脾气虚型斟加：黄芪 20g、太子参 18g、陈皮 15g、木香 12g。肝郁血瘀型斟加：加酸枣仁 15g、郁金 12g、红花 15g、女贞子 15g、泽泻 15g。气血两虚型斟加：党参 30g、白术 15g、茯苓 15g、白芍 15g。肝肾不足型斟加：熟地黄 12 g、山萸肉 12g、山药 12g、肉桂 3g。

服法：水煎服，日服 1 剂，分 2 次服。

2. 针刺疗法

取穴：膈俞、肝俞、脾俞、肾俞、太溪、三阴交、血海、足三里、风池，并根据脱发部位归经配穴，额上者加内庭，头顶者加太冲，两侧者加外关，脑后者加后溪。

操作：局部常规消毒，取直径 0.35mm 不锈钢毫针，进针得气后，行捻转补泻手法，以补法为主，留针 30min，每隔 10 min 行针 1 次，隔日 1 次，10 次为 1 个疗程。

3. 艾条温和灸

操作：将艾条的一端点燃，对准脱发区，距 3～5cm 施灸，使患者局部有温热感而无灼痛。施灸时，患者要将自己的食中两指置于施灸部位两侧，来感知施灸的温度，防止烫伤患者，每个施灸部位施灸 10min 左右，以皮肤微红或患者耐受为度。隔日 1 次，10 次为 1 个疗程。

第七节 头 癣

【概述】

头癣是头皮和毛发的一种皮肤癣菌感染，具有较强的传染性。本病主要发生于少年儿童，少见于成年人。头癣中较常见的有黄癣、白癣和黑点癣。

本病中医称为肥疮（黄癣）、白秃疮（白癣）及秃疮、癞头疮、肥粘疮、蛀发癣等；俗称癞痢头、凿头。

【病因病理】

引起黄癣的病菌是许兰毛癣菌（又称黄癣菌）。白癣在我国主要由铁锈色小孢子菌引起，其次为羊毛样小孢子菌。黑点癣由紫色毛癣菌及断发毛癣菌引起。

由于直接或间接接触带菌的痂屑、毛发或理发工具，患者枕、帽等均可引起头癣。

中医认为头癣的发生，内因于脾虚胃热，湿热蕴蒸于头部，复感外风挟邪毒侵入，以致气血郁滞，血不荣发，则皮肉、毛发干枯脱落，并认识到此病与传染有关。

【临床表现】

头癣的临床表现见表 6-1。

表 6-1　　　　　　　　黄癣、白癣和黑点癣的临床特点

	黄癣	白癣	黑点癣
自觉症状	不明显或微痒	瘙痒	瘙痒
头皮损害	具有黄癣痂，萎缩性瘢痕，与秀发三大特征，黄癣痂边缘隆起中央凹陷，有鼠尿臭味	灰白色磷屑性斑片，如钱币大小，炎症不明显	小点状炎症较轻的鳞屑性斑片，间或呈黑色小点
头发改变	干枯发黄，失去光泽，不折断，有不均匀的脱落，易于拔除	灰白色，失去光泽，距头皮 2～4m 处断，易于拔除	病发露出头皮即行折断，呈黑点状
真菌镜检	发干内菌丝或排列成行的关节孢子	发外多数小圆形孢子，呈镶嵌状不规则排列	发内呈链状排列稍大的小孢子
真菌培养	黄癣菌	小孢子菌	紫色癣菌或断发癣菌
易感人群	农村儿童和成人	城市儿童	城市儿童和成人
病程经过	较慢	开始 2～4 个月快，以后缓慢，迁延数年	慢性经过，常经年不愈
预后	治疗不及时，可形成萎缩性瘢痕，造成永久性秃发	可自愈，愈后不留瘢痕	青春期可自愈，愈后可留瘢痕

【诊断要点】

1. 黄癣

（1）典型头皮损害为圆形碟状的硫磺色厚痂，中间有数根毛发穿过，嗅之有鼠尿臭味。

（2）病发干枯无泽，参差不齐，易拔出但不易折断。

（3）头部头皮边缘常有约 1cm 宽的一条正常毛发不被感染。

（4）头痂脱落后遗有萎缩性瘢痕（造成永久性秃发），上面残留着稀疏的头发。

（5）病程缠绵，多由儿童时期开始，可持续至成人期。

（6）实验室检查：病发在直接镜检下可见菌丝或孢子。滤过紫外线检查，病灶呈暗绿色荧光。

2. 白癣

（1）本病主要为儿童患病，有很强的传染性。

（2）头皮损害早期呈白色鳞屑斑片，初起为较大圆形母斑，外围为后发的小子斑，皮损常呈卫星状分布，愈后不留痕迹。

（3）损害皮损中，毛发干枯断折，参差不齐，易于拔落而不感觉疼痛。

（4）病程缓慢，但至青春期可自愈。

（5）实验室检查：病发在直接镜检下可见菌丝和孢子。滤过紫外线照射下呈亮绿色荧光。

3. 黑点癣

（1）儿童和成人均可发病。

（2）头皮可见散在的黄豆到杏仁大小的散在点状鳞屑性斑片。

（3）病发刚出头皮即折断，因而毛囊口的断发呈黑点状。

（4）病程慢性，少数患者愈后留瘢痕。

（5）实验室检查：病发检查可发现发内孢子。

【针刀治疗】

根据针刀医学关于慢性软组织损伤病因病理学理论，针刀主要治疗头癣引起的瘢痕。

（1）体位　卧位，头偏向对侧。

（2）体表定位　头癣瘢痕处。根据瘢痕大小，对瘢痕小的部位，用二针法，瘢痕大的部位用四针法。以下以四针法加以介绍。在瘢痕四周与正常皮肤交界处，靠近正常皮肤侧 5mm 对称性定 4 个点，作为进针刀点。

（3）麻醉　1%利多卡因局部定点麻醉。

（4）针刀松解术　即"十"字形针刀松解术（图 6-29）。

①第 1 支针刀从瘢痕后外侧进针刀，针体与皮肤平面呈 90°角，针刀经皮肤达瘢痕组织，调转针刀体，使针刀体与瘢痕面平行，针刀向瘢痕方向提插刀法切割到病变中央。

②第 2 支针刀从瘢痕前内侧进针刀，针体与皮肤平面呈 90°角，针刀经皮肤达瘢痕组织，调转针刀体，使针刀体与瘢痕面平行，针刀向瘢痕方向提插刀法切割到病变中央。与第 1 支针刀相接。

③第 3 支针刀从瘢痕前外侧进针刀，针体与皮肤平面呈 90°角，针刀经皮肤达瘢痕组织，调转针刀体，使针刀体与瘢痕面平行，针刀向瘢痕方向提插刀法切割到病变中央。

④第 4 支针刀从瘢痕后内侧进针刀，针体与皮肤平面呈 90°角，针刀经皮肤达瘢痕组织，调转针刀体，使针刀体与瘢痕面平行，针刀向瘢痕方向提插刀法切割到病变中央。与第 3 支针刀相接。

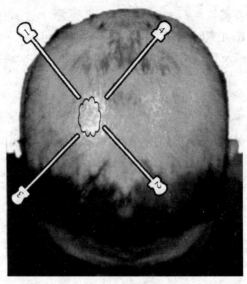

图 6-29 "十"字形针刀松解术

【针刀术后康复治疗】

（一）目的

针刀整体松解术后康复治疗的目的是进一步调节颅顶部皮肤弓弦力学系统的力平衡，纠正异常的皮肤应力，改善皮肤局部微循环，加速局部新陈代谢，使皮肤营养充足，有利于损伤组织的早期修复。

（二）原则

头癣针刀术后 48～72 小时后可选用下列疗法进行康复治疗。

（三）方法

1. 刺血

处方：大椎、尺泽（双）、合谷（双）、大肠俞（双）。

操作：每次取两穴，每穴出血量约 5ml，每周 1 次。

2. 中药外洗

处方一：黄柏、黄精适量。

操作：将上药煎成汤液，用药汁擦洗头皮。每次 15 分钟，每日 3 次。

处方二：博落回 60g，明矾 30g。

操作：上药水煎。先剃发，再以上药洗之。每日 1 次，共 7 天。

处方三：蛇床子 60g，川椒 3g，白矾 6g。

操作：上药加水煎成汤液，熏洗头部。每日 1 次。

3. 康复锻炼

纵圆式：10 分钟×2 组，每天 1 次×60 天。

搓腰式：10 分钟×2 组，每天 1 次×60 天。

搓脚心：10 分钟×2 组，每天 1 次×60 天。

第八节 眼 袋

【概述】

眼袋，就是下眼睑浮肿，由于眼睑皮肤很薄，皮下组织薄而松弛，很容易发生水肿现象，从而产生眼袋。眼袋的形成有诸多因素，遗传是重要因素，而且随着年龄的增长愈加明显，下睑皮肤、皮下组织，肌肉及眶隔松弛，眶后脂肪肥大，突出形成袋状突起称眼袋（图6-30）。

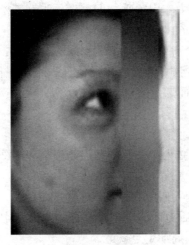

图6-30 眼袋

【病因病理】

眼袋的形成由于眶内脂肪堆积过多或下睑支持结构薄弱而使原本的平衡改变时，眶内脂肪突破下睑的限制突出于眶外。眼袋的形成一部分主要跟遗传有关，再一个是因为年龄的增长皮肤松弛和肌肉松弛而引起，或者是后天睡眠不好，这也是引起眼袋的一个原因。比如说有的人长期在电脑前工作，这样眼袋出现机会就比较多一些。原发性眼袋往往有家族遗传史，多见于年轻人，眶内脂肪过多为其主要原因。继发性眼袋多见于中老年人，常常是综合性的表现。再有，就是哭泣、各种眼睛局部感染、食物、药物或化妆品过敏等原因均可引起眼皮水肿。眼袋不仅使人显得衰老、疲惫，严重的甚至影响视力。

眼袋有真性及假性之分，导致假性眼袋的原因很复杂，随着治疗和消除病因，眼睛水肿是会消退的。但是由于组织的增龄老化而产生的真性眼袋，任何药物和高超的化妆术也很难使之消失和掩盖。而且这种下眼皮的臃肿、松弛、下垂还会随着年龄的增长而日渐明显。

针刀医学认为，眼袋是眼部的弓弦力学系统的力平衡失调，在眼部的弓弦结合部及弦的行经路线上出现粘连、瘢痕、挛缩，导致眼部软组织的应力异常，皮肤松弛所引发的结果。

【临床表现】

由于眼袋的形成原因不同，它的临床表现的也有所差别：

（1）单纯眼轮匝肌肥厚型眼袋 由于遗传性因素，年轻时就有下睑眼袋。其突出特点为靠近下睑缘，呈弧形连续分布，皮肤并不松弛，多见于 20～32 岁年轻人。

（2）单纯皮肤松弛型 下睑及外眦皮肤松弛，但无眶隔松弛，故无眶隔脂肪突出，眼周出现细小皱纹，多见于 33～45 岁的中年人。

（3）下睑轻中度膨隆型 主要是眶隔脂肪的先天过度发育，多见于 23～36 岁的中青年人。

（4）下睑中重度膨隆型 同时伴有下睑的皮肤松弛，主要是皮肤、眼轮匝肌及眶隔松弛，造成眶隔脂肪由于重力作用脱垂，严重者外眦韧带松弛，睑板外翻，睑球分离，常常出现流泪，多见于 45～68 岁的中老年人。

【针刀治疗】

根据头面部及眼部的弓弦力学系统以及慢性软组织损伤病理构架的网眼理论对眼部受力分析，用针刀松解头面部及眼部的弓弦力学的异常应力，从而恢复眼部的力学平衡，达到治疗目的。

1. 第 1 次针刀治疗

松解头面部动、静态弓弦力学系统的粘连、瘢痕和挛缩。

（1）体位 仰卧位。

（2）体表定位 面部相应皮肤、皮下，及弓弦结合部。

（3）消毒 施术部位用活力碘消毒 2 遍，然后铺无菌洞巾，使治疗点正对洞巾中间。

（4）麻醉 1%利多卡因局部定点麻醉。

（5）刀具 面部专用美容针刀，0.5mm×30mm。

（6）针刀操作（图 6-31）

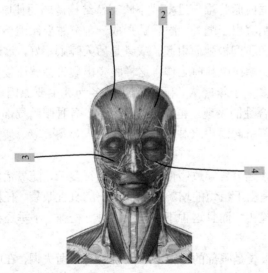

图 6-31 眼袋第一次针刀松解示意图

①第 1 支针刀松解右侧额肌及筋膜的粘连、瘢痕 刀口线与人体纵轴一致，针刀体

与皮肤垂直，严格按四步进针刀规程进针刀，针刀经皮肤、皮肤组织筋膜达额骨面，纵疏横剥3刀，然后调转刀口线90°，分别向上、向下铲剥3刀，范围不超过1cm。

②第2支针刀松解左侧额肌及筋膜的粘连、瘢痕 刀口线与人体纵轴一致，针刀体与皮肤垂直，严格按四步进针刀规程进针刀，针刀操作方法与第1支针刀相同。

③第3支针刀松解右侧颞部软组织的粘连、瘢痕 刀口线与人体纵轴一致，针刀体与皮肤垂直，严格按四步进针刀规程进针刀，针刀经皮肤、皮下组织筋膜达颞骨面，纵疏横剥3刀，然后调转刀口线90°，沿颞骨骨面上下铲剥3刀，范围不超过0.5cm。

④第4支针刀松解左侧额、颞部软组织的粘连、瘢痕，针刀操作方法与第3支针刀的操作方法相同。

2. 第2次针刀治疗

松解眼部周围动静态弓弦力学系统的粘连、瘢痕和挛缩。

（1）体位 仰卧位。

（2）体表定位 眼部四周皮肤、皮下及弓弦结合部。

（3）消毒 施术部位用活力碘消毒2遍，然后铺无菌洞巾，使治疗点正对洞巾中间。

（4）麻醉 1%利多卡因局部定点麻醉。

（5）刀具 面部专用美容针刀，0.5mm×30mm。

（6）针刀操作（图6-32）

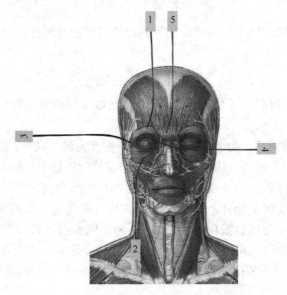

图6-32 眼袋第二次针刀松解示意图

①第1支针刀松解眼眶上缘软组织的粘连、瘢痕 在眶上缘正中定点，刀口线与人体纵轴一致，针刀体与皮肤垂直，严格按四步进针刀规程进针刀，针刀经皮肤、皮下组织筋膜达眶上缘骨面，纵疏横剥3刀，然后调转刀口线90°，分别向下铲剥3刀，范围不超过0.5cm。

②第2支针刀松解眶下缘软组织的粘连瘢痕 在眶下缘正中定点，刀口线与人体纵轴一致，针刀体与皮肤垂直，严格按四步进针刀规程进针刀，针刀操作方法与第1支针

刀相同。

③第 3 支针刀松解眶外缘软组织的粘连、瘢痕　在眼眶外缘骨突部定点，刀口线与人体纵轴垂直，针刀体与皮肤垂直，严格按四步进针刀规程进针刀，针刀经皮肤、皮肤组织筋膜达颧骨额突骨面，纵疏横剥 3 刀，然后调转刀口线 90°，沿颧骨骨面内铲剥 3 刀，范围不超过 0.2cm。

④第 4 支针刀松解眶内缘软组织的粘连、瘢痕，在眼眶内缘骨突部定点，针刀操作方法与第 3 支针刀的操作方法相同。

⑤第 5 支针刀松解两眉连线中点处软组织的粘连，在印堂穴处进针刀，达骨面后纵疏横剥 3 刀。

（7）注意事项　眼部解剖精细，神经、血管众多，作眼部周围软组织的针刀松解，必须熟悉眼部的精细解剖及神经、血管的走行方向，否则，可能引起严重的并发症，故初学者不能作眼部的针刀整体松解术。

【针刀术后康复治疗】

（一）目的

针刀整体松解术后康复治疗的目的是进一步调节眼部弓弦力学系统的力平衡，促进局部血液循环，加速局部新陈代谢，有利于损伤组织的早期修复。

（二）原则

眼袋针刀术后 48～72 小时后可选用下列疗法进行康复治疗。

（三）方法

1. 手法治疗

本病治疗以补益肝肾，活血化瘀为原则，手法以摩擦类手法为主，配合点、按、揉、叩击等手法。

操作：用温水洗面后，患者仰卧，术者坐于患者头前，以 Vit E 胶囊中的黏稠液为递质，双手拇指横置于前额，从中间向两旁竖向交替行抹法 1 分钟左右；双手拇指指腹轻抹上下眼睑 10～15 次，双手食、中、无名指，在两颊由内向外环形行抹法 1 分钟左右。双手中指轻敲眼眶 1 分钟，双手拇指指腹从内眼角沿鼻翼两侧向下抹 5～10 遍，再用食指和中指内侧面从鼻根向鼻尖擦 3～5 遍；用拇指点按印堂、攒竹、鱼腰、太阳、头维、睛明、四白、承泣、耳门、听宫、听会、迎香、大迎、颊车、下关 5～10 遍；用双手食、中、无名指从颊下中央向两侧，再向上抹至两额角，随后拿风池结束治疗。

2. 耳穴贴压疗法

取穴：主穴为内分泌、肝、眼、交感、面颊。配穴为耳中、脾、肾、三焦、生殖器、皮质下、神门、小肠、胃、胰、胆。

操作：患者耳廓用 75%酒精消毒或用温水擦干净，在穴区内选准敏感点，用 0.5cm×0.5cm 胶布将王不留行籽贴压于耳穴上，取单侧耳穴，隔天贴换 1 次，两耳交替使用，10 次为一疗程，休息 1～2 天，连续治疗 2～3 个疗程。治疗期间，嘱患者每天按压耳穴 3～4 次，每次每穴 1 分钟左右。

3. 药物治疗

（1）外用药

处方：水牛角 30g、菊花 12g、薄荷 6g、霜叶 15g、生地 15g、夏枯草 15g、三七 9g、绿茶 9g

用法：水煎，先熏后洗。

（2）内服药

处方：党参 15g、黄芪 15g、防风 15g、当归 15g、白芷 12g、蔓荆子 12g、升麻 12g、柴胡 12g、炙甘草 9g。

用法：水煎服，日服 1 剂，分 2 次服。

第九节　酒糟鼻

【概述】

酒糟鼻俗称"红鼻子"或"红鼻头"，是发生在面部的一种慢性炎症性皮肤病。常发于颜面中部、鼻尖和鼻翼部，还可延及两颊、颌部和额部。轻度者只有毛细血管扩张，局部皮肤潮红，油脂多；重度的患者可出现红色小丘疹、脓疱，严重者鼻端肥大形成鼻赘（图 6-33）。

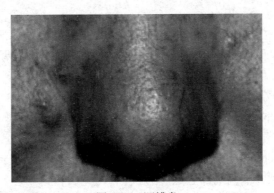

图 6-33　酒糟鼻

【病因病理】

毛囊虫感染是本病发病的重要因素，但其并不是唯一的因素。嗜烟、酒及喜食辛辣刺激性食物，心血管疾患，内分泌障碍，月经不调，鼻腔内疾病或体内其他部位有感染病灶，胃肠机能紊乱如消化不良，习惯性便秘等都和本病的发生有关。

酒糟鼻从开始到停止发展会经过较长时间，病情也是时轻时重，人们根据其病理发展人为地将其分为三个时期，即红斑期、丘疹脓疱期、鼻赘期。

（1）红斑期　这是刚刚发病的时候，以皮肤发红为主要特点。在脸的中部，特别是鼻子、两颊、眉间出现红斑，两侧对称，红斑一开始只是偶尔出现，如吃了辛辣食物或喝热饮料、外界环境温度升高、感情冲动时，面部发红充血，自己觉得发烫。之后反复发作，红色持续不退，鼻尖、鼻翼及面颊等处可看到扩张的毛细血管，像树枝一样，同时面中部持久性发红，看上去也是油光光的，毛孔粗大。

（2）丘疹脓疱期　在红斑基础上，鼻子、面颊部、额部可出现一些脓疱，甚至结节，有人误以为是青春痘。鼻部、面颊处的毛囊口更加扩大，脓疱也是此起彼伏，数年不愈，少数病人还可并发结膜炎、睑缘炎等，中年女性患者皮疹常在经前加重。

（3）鼻赘期　只有少数患者才会发展到这一期，几乎都会发生在男性。患者鼻尖部的皮脂腺和结缔组织增殖，形成紫红色结节状或肿瘤状突起，鼻尖部肥大，鼻子表面凹凸不平，毛细血管扩张显著，毛囊口明显扩大，油光光的。从红斑发展至鼻赘期差不多需要数十年。

针刀医学认为，本病是由于鼻部皮肤、筋膜及肌肉的慢性损伤导致鼻部的代谢障碍，最终形成鼻赘。

【临床表现】

本病多见于中年人，女性多于男性，但男性患者病情较重，皮损好发于面部中央，对称分布。常见于鼻部，两颊，眉间，额部。

【诊断要点】

本病为临床常见皮肤病，根据其临床症状易于诊断。酒糟鼻可出现：鼻子潮红，表面油腻发亮，持续存在伴有瘙痒、灼热和疼痛感。早期鼻部出现红色的小丘疹、丘疱疹和脓疱，鼻部毛细血管充血严重，肉眼可见明显树枝状的毛细血管分支，最终鼻子上出现大小不等的结节和凹凸不平的增生，鼻子肥大不适。

【针刀治疗】

根据鼻部的弓弦力学系统及慢性软组织损伤病理构架的网眼理论，酒糟鼻是由于鼻部慢性感染以后遗留下来的鼻部软组织的粘连、瘢痕、挛缩和堵塞，应用针刀松解鼻部弓弦结合部及弦的应力异常点的粘连和瘢痕，人体通过自我代偿，增厚的皮肤变薄，肿大的鼻子逐渐恢复正常。

（1）体位　仰卧位，头尽量后仰。

（2）体表定位　鼻肿大，原形硬结部。

（3）消毒　施术部位用活力碘消毒2遍，然后铺无菌洞巾，使治疗点正对洞巾中间。

（4）麻醉　1%利多卡因局部定点麻醉。

（5）刀具　应用面部专用Ⅰ型4号直形针刀。

（6）针刀松解术（图6-34、图6-35）

①第1支针刀松解鼻尖、鼻翼部的硬结、粘连　刀口线与人体纵轴垂直，从鼻尖进针刀，纵疏横剥3刀，遇硬结切3刀，然后，针刀退至皮下，针刀体分别向左右倾斜45°，提插刀法切割2刀，以切开鼻翼部位的粘连和硬结，遇硬结切3刀。

②第2支针刀松解鼻背部硬结　刀口线与人体长轴一致，从鼻尖进针刀到皮下组织，沿鼻背方向提插刀法切割3刀，切割深度2～3cm，遇硬结和条索状物，再切3刀。

术毕，创可贴覆盖刀口。

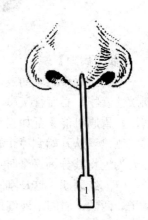

图6-34　第1支针刀松解鼻尖、鼻翼部的硬结、粘连

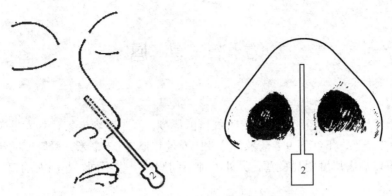

图 6-35　第 2 支针刀松解鼻背部硬结

（7）注意事项

①进针刀时，应避开表面扩大的毛细血管，针刀始终在皮下进行操作，不可进入鼻腔内。

②根据病情，逐次松解。

③如果有螨虫的感染，可以选择使用一些杀螨药物，如硫黄软膏和新肤螨灵霜等。

【针刀术后康复治疗】

（一）目的

针刀整体松解术后康复治疗的目的是进一步调节鼻部弓弦力学系统的力平衡，纠正异常的皮肤应力，改善皮肤局部微循环，加速局部新陈代谢，使皮肤营养充足，有利于损伤组织的早期修复。

（二）原则

酒糟鼻针刀术后 48～72 小时后可选用下列疗法进行康复治疗。

（三）方法

1. 药物治疗

处方：大黄 20g、地榆 20g、百部 20g、田七 20g、蛇床子 30g、地肤子 20g、艾叶 50g、苦参 20g、侧柏叶 10g、红花 30g、丹参 30g。

操作：粉碎后加入 75%酒精 750ml，浸泡 15 天后过滤制成酊剂备用，每天于患处涂搽 1 次。

2. 针刺疗法

取穴：列缺、合谷、迎香、鼻通、印堂。

操作：患者坐在椅子上或侧卧位躺在床上，穴位常规消毒，捻转进针，采用平补平泻手法中等刺激，得气后留针 30 分钟，10 次为 1 疗程，连续 3 疗程。

第十节　厚　唇

【概述】

唇的厚度是指口轻轻闭合时，上下红唇的厚度。医学美容专家认为女性美唇标准应为上红唇 8.2 毫米，下红唇 9.1 毫米，男性比女性稍厚 2~3 毫米，唇厚度的年龄变化很明显，40 岁以后唇厚度明显变薄，另外人种不同唇厚度也不同，非洲人的口唇较厚，北欧、北美人薄。

【病因病理】

引起厚唇的主要原因有：先天性肥厚、重唇（可在开口或闭口时见二唇缘，较少见）面神经麻痹，克隆病引起口唇结缔组织肥大等。

针刀医学认为厚唇是由于唇部慢性损伤后，唇部软组织的应力异常，人体通过粘连瘢痕对抗异常应力进行代偿，最终造成口腔弓弦力学结构受力异常，使口角轴的应力异常，在唇部形成粘连、瘢痕、挛缩使唇部变形，根据慢性软组织损伤病理构架的网眼理论，针刀松解唇部弓弦力学结构异常应力点粘连和瘢痕，使变厚的嘴唇恢复正常。

【临床表现】

所谓"厚唇"是指，男性唇厚度上唇超过 9mm，下唇超过 10.5mm；女性上唇超过 8mm，下唇超过 9mm 为厚唇。厚唇与遗传及人种特征有关，也有的为局部慢性感染。唇黏膜下方的黏液腺由于种种原因刺激而增生肥大，在重力作用下还会有往下坠落的趋势，当说话或微笑时，正常部位的唇肌收缩迫使下坠处黏膜组织下垂外翻加重，厚唇从审美的角度来看，总是给人一种"愚钝"的感觉。重唇又称双唇或双上唇，可见上唇有两个唇缘。两唇缘间有横沟，为先天性发育畸形，重唇主要见于上唇，多在青春期表现最为明显，质地均匀，与正常无异，少数病人可能有家族史。该畸形对容貌影响很大，在闭口时，畸形不显，开口时，可见两唇缘，在两唇缘间有一横沟，笑时呈现两道清楚的红唇。

【针刀治疗】

1. 第 1 次针刀治疗

松解口唇部动、静态弓弦力学系统的粘连、瘢痕和挛缩。

（1）体位　仰卧位。

（2）体表定位　唇部皮肤、皮下及弓弦结合部。

（3）消毒　施术部位用活力碘消毒 2 遍，然后铺无菌洞巾，使治疗点正对洞巾中间。

（4）麻醉　1%利多卡因局部定点麻醉。

（5）刀具　应用面部专用 I 型 4 号直形针刀。

（6）针刀操作（图 6-36）

①第 1 支针刀松解上唇正中部软组织的粘连瘢痕　刀口线与人体纵轴一致，针刀体与皮肤垂直，严格按四步进针刀规程进针刀，针刀经皮肤、皮下组织筋膜达硬结处，纵疏横剥 3 刀，然后提插切割 3 刀，范围不超过 0.5cm。

②第 2 支针刀松解下唇正中部软组织的粘连瘢痕　针刀操作方法与第 1 支针刀的操作方法相同。

③第 3 支针刀松解上唇右侧软组织的粘连瘢痕　刀口线与人体纵轴一致，针刀体与皮肤垂直，严格按四步进针刀规程进针刀，针刀经皮肤、皮肤组织筋膜达硬结处，纵疏横剥 3 刀，然后提插切割 3 刀，范围不超过 0.5cm。

④第 4 支针刀松解上唇左侧软组织的粘连瘢痕　针刀操作方法与第 3 支针刀的操作方法相同。

⑤第 5 支针刀松解右侧口角轴的硬结和条索　从硬结和条索处进针刀，刀口线与人体纵轴一致，针刀体与皮肤垂直，严格按四步进针刀规程进针刀，针刀经皮肤、皮肤组织筋膜达硬结条索，纵疏横剥 3 刀，然后提插切割 3 刀。

⑥第 6 支针刀松解左侧口角轴的硬结和条索　针刀操作方法与第 5 支针刀的操作方法相同。

⑦第 7 支针刀松解下唇右侧软组织的粘连瘢痕　刀口线与人体纵轴一致，针刀体与皮肤垂直，严格按四步进针刀规程进针刀，针刀经皮肤、皮下组织筋膜达硬结处，纵疏横剥 3 刀，然后提插切割 3 刀，范围不超过 0.5cm。

⑧第 8 支针刀松解下唇左侧软组织的粘连瘢痕　针刀操作方法与第 3 支针刀的操作方法相同。

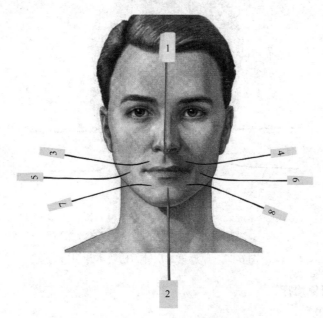

图 6-36　厚唇第一次针刀松解示意图

2. 第 2 次针刀治疗

松解面部动态与静态弓弦力学系统的粘连、瘢痕和挛缩。

（1）体位　仰卧位。

（2）体表定位　面部皮肤、皮下及弓弦结合部。

（3）消毒　施术部位用活力碘消毒 2 遍，然后铺无菌洞巾，使治疗点正对洞巾中间。

（4）麻醉　1%利多卡因局部定点麻醉。

（5）刀具　应用面部专用防滑针刀。

（6）针刀操作（图6-37）

①第1支针刀松解右侧颧弓最高部软组织的粘连瘢痕　刀口线与颧弓纵轴一致，针刀体与皮肤垂直，严格按四步进针刀规程进针刀，针刀经皮肤、皮肤组织筋膜达颧骨面，纵疏横剥3刀，调转刀口线90°，沿颧骨骨面上下铲剥3刀，范围不超过0.5cm。然后提针刀于真皮内，针刀体与皮肤平行，向左提插切割3刀，范围不超过1cm，以松解真皮层内的粘连和瘢痕。

②第2支针刀松解左侧颧弓最高部软组织的粘连瘢痕　针刀操作方法与第1支针刀的操作方法相同。

③第3支针刀松解右侧下颌角软组织的粘连瘢痕　刀口线与人体纵轴一致，针刀体与皮肤垂直，严格按四步进针刀规程进针刀，针刀经皮肤、皮下组织筋膜达下颌骨面，纵疏横剥3刀，然后调转刀口线90°，向下铲剥3刀，范围不超过0.5cm。

④第4支针刀松解左侧下颌角软组织的粘连瘢痕　针刀操作方法与第3支针刀的操作方法相同。

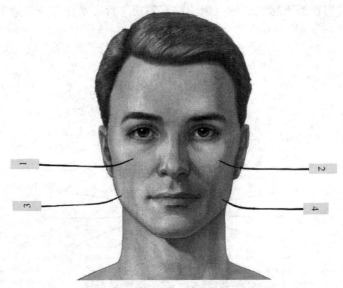

图6-37　厚唇第二次针刀松解示意图

【针刀术后康复治疗】

（一）目的

针刀整体松解术后康复治疗的目的是进一步调节唇部弓弦力学系统的力平衡，纠正异常的软组织应力，改善软组织局部微循环，加速局部新陈代谢，使唇部软组织营养充足，有利于损伤组织的早期修复。

（二）原则

厚唇针刀术后48～72小时后可选用下列疗法进行康复治疗。

（三）方法

1. 手法治疗

处方：手法以摩擦类手法为主，配合点、按、揉等挤压类手法。

操作：用温水洗面后，患者仰卧。术者坐于患者头前，以橄榄油为递质，双手拇指指腹从水沟开始环唇抹 5～10 遍。用拇指点按攒竹、鱼腰、太阳、头维、睛明、四白、耳门、听宫、听会、迎香、大迎、颊车、下关 5～10 遍；印堂、水沟、承浆 3～5 遍；用双手食、中、无名指从颊下中央向两侧，再向上抹至两额角，随后拿曲池、合谷结束治疗。

2. 药物治疗

处方：大黄 20g、制乳没各 15g、海桐皮 15g、伸筋草 15g、田七 20g、艾叶 50g、苦参 20g、红花 30g、丹参 30g。

操作：粉碎后加入 75%酒精 750ml，浸泡 15 天后过滤制成酊剂备用，每天于患处涂搽 1 次。

第十一节　唇裂手术后瘢痕

【概述】

唇裂是口腔颌面部较常见的先天畸形，发病率有上升的趋势，我国在 20 世纪 60 年代统计为 1/1000，1988 年统计则为 1.82/1000，进行整形手术所留下的瘢痕，严重影响患者的面貌。

唇裂手术后瘢痕主要由于整形手术后皮肤缺损面积较大，创口经肉芽形成、创缘的向心性收缩、上皮再生覆盖等步骤而形成的。针刀疗法对其有良好的治疗效果。

针刀医学的闭合性手术理论从根本上解决了因为唇裂手术所引起的瘢痕这一疑难问题，根据针刀医学慢性软组织损伤的理论及慢性软组织损伤病理构架的网眼理论，应用针刀闭合性手术的优势来治疗唇裂手术后瘢痕，在临床上能取得非常满意的疗效。

【病因病理】

唇裂手术后瘢痕主要为增生性瘢痕和挛缩性瘢痕。

有研究认为在正常的伤口愈合过程中，胶原的合成代谢与分解代谢之间维持着平衡状态。但在增生性瘢痕中，这种正常的平衡被破坏，胶原的合成明显超过分解，最终导致胶原的大量堆积，从而产生增生性瘢痕。而挛缩瘢痕的形成，始于创缘的向心性收缩，其过程据某些研究认为主要为从创缘基底的成纤维细胞（或干细胞）分化而成的成肌细胞所起的作用。成肌细胞是高度分化的成纤维细胞，胞质中不仅含有丰富的内质网，能产生胶原，并有甚多成束的微丝；具有平滑肌细胞的特征和同样的收缩性能。肉芽组织的组成成分中，成肌纤维细胞至少占 30%，是创面愈合过程中，成肌细胞与成纤维细胞联结而成的合胞体，使创缘皮肤与创面基底的组织相连接，其收缩使创缘带动四周正常皮肤成向心性收缩，因而创面日益缩小。创面愈合后，有大量胶原纤维沉积的瘢痕组织继续收缩，遂形成挛缩瘢痕。

针刀医学认为，唇裂手术后，切口瘢痕引起切口周围的筋膜、肌肉、韧带形成广泛的粘连、瘢痕、挛缩。对本病利用单纯的康复理疗，治疗效果差。针刀闭合性手术，不但不会造成新的手术切口瘢痕，而且可以精确松解瘢痕组织间的粘连，矫正手术引起的唇部畸形，为唇裂手术后瘢痕提供了一种全新的治疗方法。

【临床表现】

唇裂手术后瘢痕主要为增生性瘢痕和挛缩性瘢痕。增生性瘢痕明显高于周围正常皮肤，局部增厚变硬。在早期因有毛细血管充血，瘢痕表面呈红色、潮红或紫色。在此期，痒和痛为主要症状，甚至可因搔抓而致表面破溃。在经过相当一段时期后，充血减少，表面颜色变浅，瘢痕逐渐变软、平坦，痒痛减轻以致消失，这个增生期的长短因人和病变部位不同而不同。一般来讲，儿童和青壮年增生期较长，而 50 岁以上的老年人增生期较短，而唇部因血供比较丰富，如瘢痕增生期较长，与周围正常皮肤一般有明显的界限。增生性瘢痕的收缩性较挛缩性瘢痕为小，挛缩瘢痕两侧的皮肤及皮下组织可以逐渐伸长，成为蹼状的瘢痕挛缩，称蹼状挛缩瘢痕。

【针刀治疗】

依据针刀医学关于慢性软组织损伤的理论，慢性软组织损伤病理构架的网眼理论及针刀闭合性手术理论，用针刀对手术切口处所产生的粘连、瘢痕进行松解，使唇部力学动态平衡得到恢复。

（1）体位　仰卧位。

（2）体表定位　分别于瘢痕纵轴平行左右旁开 1cm，瘢痕纵轴两端旁开 1cm 定位。

（3）消毒　施术部位用活力碘消毒 2 遍，然后铺无菌洞巾，使治疗点正对洞巾中间。

（4）麻醉　1%利多卡因局部定点麻醉。

（5）刀具　使用面部专用防滑针刀。

（6）针刀松解术（图 6-38、图 6-39）

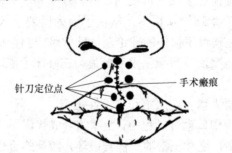

图 6-38　唇裂术后瘢痕针刀定位示意图

①第 1 支针刀松解瘢痕右侧上部粘连点　刀口线与人体纵轴方向平行，针刀体与瘢痕呈 45°角，严格按四步进针规程进针刀，从体表定位点进针刀，刺入表皮后，向瘢痕方向进针刀，用提插刀法切开瘢痕真皮层，然后进针刀到皮下与筋膜之间，纵疏横剥 3 刀，范围不超过 0.5cm。

②第 2 支针刀松解瘢痕右侧中部粘连点　针刀操作参照第 1 支针刀松解方法。

③第 3 支针刀松解瘢痕右侧下部粘连点　针刀操作参照第 1 支针刀松解方法。

④第 4 支针刀松解瘢痕左侧上部粘连点　针刀操作参照第 1 支针刀松解方法。

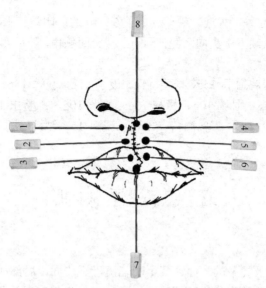

图 6-39　唇裂手术后瘢痕针刀松解示意图

⑤第 5 支针刀松解瘢痕左侧中部粘连点　针刀操作参照第 1 支针刀松解方法。

⑥第 6 支针刀松解瘢痕左侧下部粘连点　针刀操作参照第 1 支针刀松解方法。

⑦第 7 支针刀松解瘢痕下端粘连点　刀口线与人体纵轴方向平行，针刀体与瘢痕皮面垂直，严格按四步进针规程进针刀，从体表定位点进针刀，刺入表皮后，在真皮层内沿瘢痕方向上提插切割 3 刀，切到瘢痕中段，以切开瘢痕真皮层，然后退针刀至进针处，向下刺入，达瘢痕中间，向上提插切割 3 刀，切到瘢痕中段，以切开瘢痕。

⑧第 8 支针刀松解瘢痕上端粘连点　针刀操作参照第 7 支针刀松解方法。

（7）注意事项

①针刀松解时，注意保护表皮层，不可刺开表皮。

②根据瘢痕长短及瘢痕的轻重程度，相距 5～7 天后做第 2 次松解术。第 2 次松解重复第 1 次的操作，只是松解的位置不一样。在瘢痕松解手术间歇期可同时进行其他深层软组织粘连瘢痕的针刀松解。

【针刀术后康复治疗】

（一）目的

针刀整体松解术后康复治疗的目的是进一步调节唇部切口周围的筋膜、肌肉、韧带的弓弦力学系统的力平衡，纠正异常的软组织应力，改善软组织局部微循环，加速局部新陈代谢，使唇部软组织营养充足，有利于损伤组织的早期修复。

（二）原则

唇裂、瘢痕针刀术后 48～72 小时后可选用下列疗法进行康复治疗。

（三）方法

1. 手法治疗

操作：用温水洗面后，患者仰卧。术者坐于患者头前，以橄榄油为递质，双手拇指指腹从水沟开始环唇抹 5～10 遍。用拇指点按攒竹、鱼腰、太阳、头维、睛明、四白、耳门、听宫、听会、迎香、大迎、颊车、下关5～10遍；印堂、水沟、承浆3～5遍；用双手食、中、无名指从颊下中央向两侧，再向上抹至两额角，随后拿曲池、合谷结束治疗。

2. 药物治疗

处方：丹参30g、鸡血藤15g、乳香15g、没药15g、莪术15g、郁金15g、三棱15g、蜈蚣2条、夏枯草15g、血竭10g、樟脑10g、大黄10g、土鳖虫10g、冰片6g。

操作：上方粉碎后加入75%酒精750ml，浸泡15天后过滤制成酊剂备用，每天于患处涂搽1次。

第十二节 乳头内陷

【概述】

女性乳头不突出于乳晕的表面，甚至凹陷沉没于皮面，局部如同火山口状，这种情况称做乳头内陷，当然乳头凹陷的程度因人而异，轻者仅表现为不同程度的乳头退缩，用手可挤出乳头，或负压吮吸使乳头突出于体表。重者表现为完全淹没于皮面，无法被挤出，常呈反向生长。当然这些内陷乳头即使挤出，也一般较细小。常无明显的乳头颈部。女性乳头内陷的发生率为1%～2%。两侧乳头内陷程度可不一致，可仅一侧发生。是一种常见的女性疾病。乳头深陷于乳晕中，不仅外观不雅，而且由于凹陷乳头可积存污垢或油脂，造成奇痒，湿疹或炎症。严重内陷则使婴儿吸吮乳汁困难，给患者带来生活上不便及心理的压抑。

【病因病理】

乳头内陷主要是先天性的，但也可由外伤或手术、乳腺肿瘤以及乳腺炎后的纤维增生引起。先天性乳头内陷是因乳头和乳晕的平滑肌发育不良，这些肌纤维向内牵拉，再加上乳头下缺乏支撑组织的撑托，就形成了乳头内陷。一般双侧同时发生，也可有单侧发病。内陷的乳头，如稍加挤压或牵拉乳头就可复出的，即为轻度乳头内陷。乳头先天性内陷，多见于无哺乳史的妇女。继发性乳头内陷常见于乳腺疾病，如乳腺癌，常为单侧内陷。

针刀医学认为乳头是由于乳房慢性损伤后，乳头周围软组织的应力异常，人体通过粘连瘢痕对抗异常应力进行代偿，最终造成乳房弓弦力学结构受力异常，在乳头周围形成粘连、瘢痕、挛缩使乳头凹陷。

【临床表现】

乳头内陷的程度有所差别，有的仅表现为乳头的退缩，重者表现为乳头凹入，甚至翻转。临床上可将乳头内陷分为3型：

Ⅰ型：乳头部分内陷，乳头颈存在，能轻易用手使内陷乳头挤出，挤出后乳头大小与常人相似；

Ⅱ型：乳头全部凹陷在乳晕之中，但可用手挤出乳头，乳头较正常为小，多半没有乳头颈部；

Ⅲ型：乳头完全埋在乳晕下方，无法使内陷乳头挤出。

【针刀治疗】

（1）体位　仰卧位。

（2）体表定位　乳头为中心，向上、下、内、外各1cm定点（图6-40）。

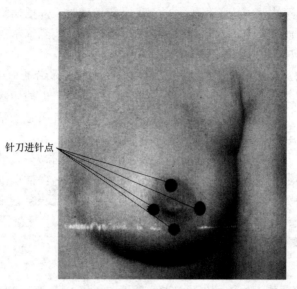

针刀进针点

图6-40　乳头内陷针刀体表定位

（3）消毒　施术部位用活力碘消毒2遍，然后铺无菌洞巾，使治疗点正对洞巾中间。

（4）麻醉　1%利多卡因局部定点麻醉。

（5）刀具　使用Ⅰ型4号直形针刀。

（6）针刀松解术—"十"字形针刀松解术（图6-41）。

①第1支针刀从乳头上部定位点进针刀　刀口线与人体纵轴平行，针刀体与皮肤平面呈90°角，针刀刺入皮肤、皮下组织，当刀下有韧性感时，提插切割3刀，然后针刀体向上倾斜，使刀刃向乳头方向，纵疏横剥3刀，以松解乳头悬韧带的粘连和瘢痕。最后将针刀刺入达乳头下方中心点位置。

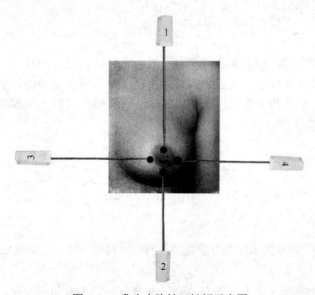

图6-41　乳头内陷针刀松解示意图

②第 2 支针刀从乳头下部定位点进针刀　刀口线与人体纵轴平行，针刀体与皮肤平面呈 90°角，针刀经皮肤、皮下组织，当刀下有韧性感时，提插切割 3 刀，然后针刀体向下倾斜，使刀刃向乳头方向，纵疏横剥 3 刀，以松解乳头悬韧带的粘连和瘢痕。最后将针刀刺入达乳头下方中心点位置，与第 1 支针刀相接。

③第 3 支针刀从乳头内侧定位点进针刀　刀口线与人体纵轴垂直，针刀体与皮肤平面呈 90°角，针刀经皮肤、皮下组织，当刀下有韧性感时，提插切割 3 刀，然后针刀体向内侧倾斜，使刀刃向乳头方向，纵疏横剥 3 刀，以松解乳头悬韧带的粘连和瘢痕。最后将针刀刺入达乳头下方中心点位置。

④第 4 支针刀从乳头外侧定位点进针刀　刀口线与人体纵轴垂直，针刀体与皮肤平面呈 90°角，针刀经皮肤、皮下组织，当刀下有韧性感时，提插切割 3 刀，然后针刀体向外侧倾斜，使刀刃向乳头方向，纵疏横剥 3 刀，以松解乳头悬韧带的粘连和瘢痕。最后将针刀刺入达乳头下方中心点位置，与第 3 支针刀相接。

【针刀术后康复治疗】

（一）目的

针刀整体松解术后康复治疗的目的是进一步调节乳房弓弦力学系统的力平衡，纠正异常的软组织应力，改善软组织局部微循环，加速局部新陈代谢，使乳房软组织营养充足，有利于损伤组织的早期修复。

（二）原则

乳头内陷针刀术后 48～72 小时后可选用下列疗法进行康复治疗。

（三）方法

1. 药物治疗

处方：黄芪 30g，白术 12g，当归 12g，白芍 6g，淮山药 15g，川芎 9g，柴胡 9g，鹿角霜 30g，桔梗 6g，炙甘草 6g。

服法：日 1 剂，水煎，2 次分服。

2. 手法牵引

操作：将两拇指平行放在乳头两侧，慢慢由乳头向两侧方向拉开，牵拉乳晕皮肤及皮下组织，使乳头向外突出，然后将两拇指分别放在乳头上下两侧，由乳头向上下纵行拉开，再用拇指、示指和中指捏住乳头轻轻向外牵拉数次。以上步骤重复多次，每次练习持续 5min，使乳头突出。

第十三节　腋　臭

【概述】

腋臭俗称狐臭，是身体大汗腺分泌物中含有一种特殊气味的丁异酸戊酯而引起的疾病。

【病因病理】

汗液经表面的细菌（主要是葡萄球菌）分解，产生不饱和脂肪酸。由于大汗腺到青春期才开始活动，老年时逐渐退化，故腋臭主要见于青壮年。女性多于男性，与遗传有关。

【临床表现】

腋窝的大汗腺分泌的汗液臭味明显，其汗液可呈黄、绿、红或黑色。

【诊断要点】

（1）主要发生于腋下，出汗多且有臭味。

（2）多有遗传性，夏季加重。

（3）青春期病状加重。

【针刀治疗】

根据针刀医学慢性软组织损伤病因病理学理论，慢性软组织损伤病理构架的网眼理论，通过针刀破坏大汗腺的基底部，调节汗腺的分泌功能，达到治疗目的。

1. 第一次针刀治疗

"十"字形针刀松解术。

（1）体位　仰卧位，肩关节外展90°。

（2）体表定位　腋窝部"十"字定位。

（3）消毒　施术部位用活力碘消毒2遍，然后铺无菌洞巾，使治疗点正对洞巾中间。

（4）麻醉　1%利多卡因局部定点麻醉。

（5）刀具　使用Ⅰ型针刀。

（6）针刀操作（图6-42）

①第1支针刀从腋窝前侧进针刀　针体与皮肤平面呈90°角，按针刀四步进针规程进针刀，经皮肤，达真皮层，调转针刀体，使针刀体与汗腺集中部的皮肤平行，针刀向汗腺集中部真皮层方向切割到病变中央。

②第2支针刀从腋窝后侧进针刀　针体与皮肤平面呈90°角，按针刀四步进针规程进针刀，经皮肤，达真皮层，调转针刀体，使针刀体与汗腺集中部的皮肤平行，针刀向前侧（即汗腺集中部）真皮层方向切割到病变中央。与第1支针刀相接。

③第3支针刀从腋窝远端进针刀　针体与皮肤平面呈90°角，按针刀四步进针规程进针刀，经皮肤，达真皮层，调转针刀体，使针刀体与汗腺集中部的皮肤平行，针刀向汗腺集中部真皮层方向切割到病变中央。

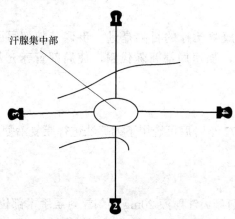

图6-42　"十"字形针刀松解术

④第 4 支针刀从腋窝近端进针刀　针体与皮肤平面呈 90°角，按针刀四步进针规程进针刀，经皮肤，达真皮层，调转针刀体，使针刀体与汗腺集中部的皮肤平行，针刀向远端（即汗腺集中部）真皮层方向切割到病变中央。与第 3 支针刀相接。

出针刀后，创可贴覆盖针眼。

2. 第二次针刀治疗

大汗腺松解术。

（1）体位　仰卧位，肩关节外展 90°。

（2）体表定位　腋窝汗腺区内找到比正常毛囊大、色素沉着的毛囊孔，一次 3～4 个治疗点。

（3）消毒　施术部位用活力碘消毒 2 遍，然后铺无菌洞巾，使治疗点正对洞巾中间。

（4）麻醉　1%利多卡因局部定点麻醉。

（5）刀具　使用 I 型针刀。

（6）针刀操作（图 6-43）　在定点处进针刀，按针刀四步进针规程进针刀，经扩大的毛囊孔刺入，达真皮层，提插刀法切割 3 刀，然后在真皮下作扇形提插刀法切割，范围 5mm。出针刀后，创可贴覆盖针眼。

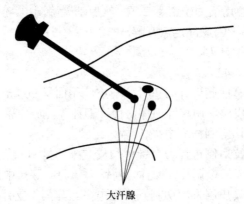

图 6-43　大汗腺针刀松解示意图

【针刀术后康复治疗】

（一）目的

针刀整体松解术后康复治疗的目的是进一步调节腋部弓弦力学系统的力平衡，改善腋部软组织微循环，加速局部新陈代谢，使局部营养充足，有利于损伤组织的早期修复。

（二）原则

腋臭针刀术后 48～72 小时后可选用下列疗法进行康复治疗。

（三）方法

1. 药物治疗

针刀治疗后，可用消痔灵注射液 20mg 均匀注射至手术部位。

具体方法为：消痔灵注射液 20mg，20%利多卡因 5ml 混合，每次于腋部皮下注射一侧，每侧 8～10ml，每侧注射 3～4 次，每次间隔 1～2 周。待一侧的腋臭治愈后，再注射另一侧，可使蛋白质凝固、组织纤维化，使大汗腺萎缩，从而起到抑制汗腺分泌的作用。

2. 中药外治

处方一：用干净的生姜切片

操作：外擦，每日 2 次，每次在双腋窝擦约 5 分钟。

处方二：食盐外敷法。

操作：将食盐炒热后，装入纱布袋内，趁热扎好，反复摩擦双腋窝约 5 分钟，每日 1 次，连用 5 天。

处方三：艾叶 20g 晒干搓细，明矾 20g（为末），食盐 200g。

操作：将上物拌匀后放锅内加热，取出，用布包好夹在腋下即可，以不烫伤皮肤为度。

处方四：胡椒、花椒各 50 粒。

操作：上药研成粉，再加入冰片 2 钱，用医用酒精调匀，每日取一小团涂患处并用胶布贴好，一日换一次。

3. 康复治疗

抛物式：10 分钟×2 组，每天 2 次×30 天。

扔物式：10 分钟×2 组，每天 2 次×30 天。

搓脚心：10 分钟×2 组，每天 2 次×30 天。

第十四节　带状疱疹

【概述】

带状疱疹是由水痘-带状疱疹病毒感染引起的一种以簇集状丘疱疹、局部刺痛为特征的急性病毒性疱疹皮肤病。该病毒潜伏于脊髓后根神经节的神经元中，当细胞免疫功能下降时被激活而发病。疱疹多沿某一周围神经分布，排列成带状，出现于身体的某一侧，好发于肋间神经、颈神经、三叉神经及腰神经分布区域。若不经治疗，一般 2 周左右疱疹可结痂自愈。带状疱疹患者一般可获得对该病毒的终生免疫，但亦有反复多次发作者。

中医学称本病为"蛇丹""蛇串疮""蜘蛛疮""缠腰火丹"。认为是感受风火或湿毒之邪引起，与情志、饮食、起居失调等因素有关。情志不遂则肝气郁结、郁而化火；饮食不节则脾失健运、湿浊内停；或起居不慎，卫外功能失调，使风火、湿毒之邪郁与肝胆。肝火脾湿郁于内，毒邪乘虚侵于外，经络瘀阻于腰腹之间，气血凝滞于肌肤之表，而发为本病。

【病因病理】

本病的病原体水痘—带状疱疹病毒有亲神经和皮肤的特性。对该病毒无免疫力或有低免疫力的人群（多数是儿童）感染后，病毒经呼吸道黏膜侵入人体内，使人发生水痘或呈隐性感染。以后病毒侵入皮肤的感觉神经末梢，可长期潜伏于脊髓神经后根或脑神经节的神经元内。当宿主的免疫功能减退时，如患某些感染（如感冒）、恶性肿瘤，使用某些免疫抑制剂，经放射治疗、器官移植、发生外伤、处于月经期以及过度疲劳等，神经节内的病毒即被激发活化，使受累神经节发炎或坏死，产生神经痛。同时，病毒沿感觉神经通路到达皮肤，即在该神经支配区内发生特有的节段性疱疹。

针刀医学认为，水痘、带状疱疹病毒易潜伏于人体，处在人体能调节的范围内，可不发病。当人体由于长期不正确姿势导致的脊柱疲劳性损伤、积累性损伤、日常生活中的隐蔽性损伤等，使脊柱区带软组织损伤或骨关节移位，造成沿相应节段的感觉神经受压、牵拉、卡压，从而表现出沿神经分布区的疱疹性改变。此外，药物性损害、射线的侵害性损伤等都可导致疱疹病毒活跃造成皮肤损害。

【临床表现】

本病好发于皮肤与黏膜交界处，特别是口角、唇缘、鼻孔周围。患处往往先有感觉过敏和神经痛，随后出现潮红斑，继而变化成互不融合的粟粒至黄豆大水疱，疱液澄清或浑浊，严重时可呈血性，或坏死溃疡。陆续发疹，常依次沿神经呈带状分布，各簇水疱群之间皮肤正常。数日后水疱干涸、结痂，愈后遗留暂时性淡红斑或色素沉着。全程2～3周。皮损常发生在身体的一侧，沿某一周围神经分布区排列，一般不超过中线。多见于肋间神经或三叉神经第1分支区，亦可见于腰腹部、四肢及耳部等。

【诊断要点】

（1）好发年龄中老年居多，长期服用类固醇皮质激素或免疫抑制剂者多见。病程一般为半个月左右。

（2）好发部位：肋间神经、三叉神经支配区。

（3）根据簇集性水疱、带状排列、单侧分布及伴有明显的神经痛等特点，不难诊断。

（4）有时需与单纯疱疹相鉴别，后者好发于皮肤、黏膜交界处，疼痛不著，且有反复发作倾向。

【针刀治疗】

依据针刀医学关于慢性软组织损伤病因病理学的理论、脊柱区带病因学的理论以及根据带状疱疹发病部位来确定相应的支配神经，可以通过针刀和手法及适当的药物，来纠正相应神经受牵拉、卡压的问题，使疱疹得到治疗。

1. 第1次针刀治疗

松解肋间神经周围的粘连、瘢痕、挛缩和堵塞。

（1）体位　根据病变部位取仰卧或俯卧位。

（2）体表定位　沿病变肋间神行经路线。

（3）消毒　施术部位用活力碘消毒2遍，然后铺无菌洞巾，使治疗点正对洞巾中间。

（4）麻醉　1%利多卡因局部定点麻醉。

（5）刀具　使用Ⅰ型针刀。

（6）针刀松解术（图6-44）

①第1支针刀松解肋角部肋间神经的卡压　在第9肋肋角部定点，刀口线与肋骨平行，针刀体与皮肤呈90°，按针刀四步进针规程进针刀，针刀经皮肤、皮下组织达肋骨面，针刀沿肋骨面向下至肋骨下缘，贴骨面纵行疏通3刀，范围不超过0.5cm。

②第2支针刀松解第9肋骨中部肋间神经的卡压　在同一肋骨上，距第1支针刀向

外 3cm，在第 9 肋骨中部定点，刀口线与肋骨平行，针刀体与皮肤呈 90° 角，按针刀四步进针规程进针刀，针刀经皮肤、皮下组织达肋骨面，针刀沿肋骨面向下至肋骨下缘，贴骨面纵行疏通 3 刀，范围不超过 0.5cm。

③第 3 支针刀松解第 9 肋骨中后部肋间神经的卡压　在同一肋骨上，距第 2 支针刀向外 3cm，在第 9 肋骨中后部定点，刀口线与肋骨平行，针刀体与皮肤呈 90° 角，按针刀四步进针规程进针刀，针刀经皮肤、皮下组织达肋骨面，针刀沿肋骨面向下至肋骨下缘，贴骨面纵行疏通 3 刀，范围不超过 0.5cm。

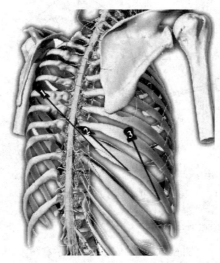

图 6-44　第 9 肋间神经病变针刀松解示意图

2. 第 2 次针刀治疗

松解各痛性结节、条索的粘连、瘢痕、挛缩和堵塞。

（1）体位　根据病变部位取侧卧、仰卧或俯卧位。

（2）体表定位　痛性结节、条索部。

（3）消毒　施术部位用活力碘消毒 2 遍，然后铺无菌洞巾，使治疗点正对洞巾中间。

（4）麻醉　1%利多卡因局部定点麻醉。

（5）刀具　使用 I 型针刀。

（6）针刀松解术　在痛性结节部定点，刀口线与人体主要神经血管走行方向一致，针刀体与皮肤呈 90° 角，按针刀四步进针规程进针刀，针刀经皮肤、皮下组织达结节条索部，纵行疏通 3 刀，范围不超过 0.5cm。

3. 第 3 次针刀治疗

调节下列穴位。

（1）体位　仰卧位。

（2）体表定位　曲池、合谷、阳陵泉。

（3）消毒　施术部位用活力碘消毒 2 遍，然后铺无菌洞巾，使治疗点正对洞巾中间。

（4）麻醉　无需麻醉。

（5）刀具　使用 I 型针刀。

（6）针刀调节术　以患侧肢体的穴位为主要针刀调节对象。

①曲池穴（图 6-45） 屈患肘 90°，在上肢肘横纹桡侧的尽头定点，刀口线与桡骨纵轴平行，针体与进针部位皮肤平面垂直，按针刀四步进针规程进针刀，刺入 1cm，横行剥离 3 刀，速度宜快。

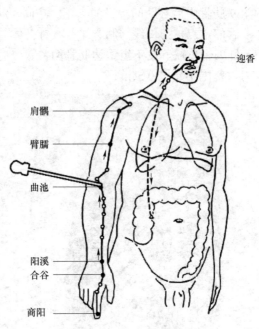

图 6-45　曲池穴针刀调节示意图

②合谷穴（图 6-46） 在患侧手背第 1、2 掌骨之间，平第 2 掌骨中点处定点，刀口线与第 2 掌骨纵轴平行，针体与进针部位皮肤平面垂直，按针刀四步进针规程进针刀，刺入 1cm，横行剥离 3 刀，速度宜快。

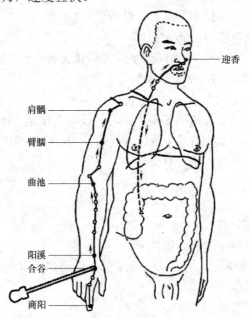

图 6-46　合谷穴针刀调节示意图

③阳陵泉穴（图 6-47）　在腓骨小头前下方凹陷处定点，刀口线与小腿纵轴一致，针刀体与进针部位皮肤平面垂直，按针刀四步进针规程进针刀，刺入 1cm，横行剥离 3 刀，速度宜快。

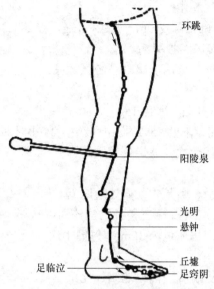

图 6-47　阳陵泉穴针刀调节示意图

【针刀术后康复治疗】

（一）目的

针刀整体松解术后康复治疗的目的是进一步调节患侧弓弦力学系统的力平衡，纠正异常的皮肤应力，改善皮肤局部微循环，加速局部新陈代谢，使皮肤营养充足，有利于损伤组织的早期修复。

（二）原则

带状疱疹针刀术后 48～72 小时后可选用下列疗法进行康复治疗。

（三）方法

1. 手法治疗

（1）如属于颈、胸、腰椎骨关节位置变化者，针刀术后即用颈、胸、腰椎整复手法。

（2）如属于脊椎区带软组织损伤者，针刀术后立即在局部用指揉法按揉 1 分钟即可。

2. 药物治疗

（1）热盛者

症状：患者皮肤潮红，疱壁紧张，灼热刺痛形成红粟样丘疹，口苦咽干，口渴，烦躁易怒，小便短赤，大便干结，舌质红，苔薄黄，脉滑数。

治法：疏肝泻火，清热利湿

方药：龙胆草 9g，黄芩 8g，赤芍 9g，茜草 9g，川楝子 9g，柴胡 9g，当归 9g，木通 6g，车前子 9g，大黄 9g。

服法：一日一剂，水煎，分两次服。忌辛辣滋腻之品。

（2）湿盛证

症状：患者皮肤淡红起水疱，疱壁松弛，破后糜烂渗出，疼痛较轻，口渴而不欲饮，纳差或食后腹胀，大便溏，舌质淡白体胖，脉沉缓而滑。

治法：清热燥湿，理气和中

方药：苍术 6g，厚朴 6g，陈皮 9g，炒白术 12g，猪苓 12g，黄柏 12g，枳壳 9g，泽泻 9g，赤苓 12g，滑石 12g，炙甘草 9g

服法：一日一剂，水煎，分两次服。忌滋腻之品。

（3）外用药

方药：大黄 15g，虎杖 15g，冰片 15g

用法：上药浸入 300ml，浓度 95% 的乙醇液中，24 小时后取澄清液备用。用时用棉签蘸取药液涂于患处，每日数次。溃烂处禁用。

3. 刺血

①取穴　阳陵泉、膈俞、阿是穴（病灶边缘）。

②刺法　常规消毒皮损部位，用三棱针沿疱疹周围转划一圈，以皮肤轻微出血为度。每次取两穴交替选用，每穴出血量约 10ml，每周 1 次。

4. 针刺治疗

治则：清热利湿、泻火解毒、活血通络、化瘀止痛。

处方：支沟、阴陵泉、行间、夹脊穴、阿是穴（系指皮损周围，距疱疹 0.5～1 寸处）。

加减：肝经郁热加太冲、侠溪、阳陵泉以清利肝胆湿热；脾经湿热加大都、三阴交、血海以健脾运湿、化瘀止痛；瘀血阻络则根据皮疹部位不同加相应的穴位，颜面部加阳白、太阳、颧髎；胸胁部加期门、大包；腰部加章门、带脉。

操作：一般仅需取主穴，疗效不明显时酌加 1～2 个配穴。阿是穴针法：以 1.5～2 寸毫针，呈 25° 角朝疱疹方向斜刺，按皮损范围，在周围进 4～8 针，略加捻转提插，有轻度得气感即可。相应夹脊穴，斜向脊柱深刺，使针感循神经分布线路传导。余穴均施提插捻转泻法，留针 20～30 分钟，5～10 分钟运针 1 次。每日 1～2 次。

5. 艾灸

取穴：阿是穴。

操作：取纯艾卷或药艾卷，点燃一端后熏灸阿是穴。其熏灸方法有三种：一为用 2 支艾卷同时作广泛性回旋灸，以病人感觉灼烫但能耐受为度，灸治时间据皮损面积大小酌情掌握，一般约 30 分钟。二为用 1 支艾卷在阿是穴均匀缓慢地向左右上下回旋移动。应注意艾火宏壮，集中于疱疹顶部，以有灼热麻酥的特殊感觉沿肋间隙或经脉循行路线感传为佳。三为"围灸法"，用艾卷在病损处由中心向周围围灸，直灸至局部潮红，患者自觉舒适，不知痛为度，通常需时 30～40 分钟。上述三法，可以选用，每日 1 次，4～7 次为 1 疗程。

6. 康复锻炼

①鼓胸式　10 分钟×2 组，每天 2 次×60 天。

②挺胸式　10 分钟×2 组，每天 2 次×60 天。

③搓腰式　10 分钟×2 组，每天 2 次×60 天。

④搓脚心　10 分钟×2 组，每天 2 次×60 天。

第十五节 神经性皮炎

【概述】

神经性皮炎又名慢性单纯性苔藓，是以阵发性瘙痒和皮肤苔藓样变为特征的慢性炎症性皮肤病。

【病因病理】

本病的病因还不十分清楚，西医学认为，本病与大脑皮层兴奋与抑制过程平衡失调有关。精神因素被认为是主要的诱因，精神紧张、神经衰弱、焦虑都可促使皮损发生或复发。根据临床观察，多数病人伴有头晕、失眠、烦躁易怒、焦虑不安等神经衰弱的症状。如神经衰弱的症状得到改善，神经性皮炎的症状有可能好转。另外，可能也与胃肠道功能障碍和局部刺激有关。

其病理变化为局部反复摩擦，各种原因的瘙痒而经常搔抓，致使皮肤角化过度，棘层肥厚，表皮突延长。真皮部毛细血管增多，管壁增厚，血管周围有淋巴细胞浸润，纤维母细胞增生，呈纤维化，重则波及皮下组织。

针刀医学认为，本病是由于各种情绪性损伤、理化及环境性损伤引起皮肤局部的软组织皮肤角化过度，使真皮组织及皮下结缔组织纤维化、局部血液循环障碍，表现为瘢痕、挛缩、堵塞的病理改变。

【临床表现】

本病依其受累范围大小，可分为限局性及播散性。

（1）局限性　多见于青年或中年，常发生于颈侧、项部、背部、肘窝、腰、股内侧、会阴、阴囊等部。初发时局部先有瘙痒，典型皮损为多数针头或稍大的正常皮色或淡红、褐黄色扁平丘疹，表面光滑或有少量鳞屑。多数丘疹密集成片，形成苔藓样变。患部皮肤干燥，浸润肥厚，脊沟明显，表面可有抓伤、血痂及轻度色素沉着；自觉阵发性瘙痒。

（2）播散性　好发于成人及老年。皮损多数呈苔藓样变，散发全身多处。

本病病程迁延，长期难愈，易于复发，可因搔抓继发毛囊炎、疖及淋巴结炎等。

【诊断要点】

（1）本病中青年多见，好发于颈后两侧、肘膝关节及腰骶部、腘窝、外阴。

（2）自觉阵发性剧烈瘙痒，尤以夜间及安静时为重。本病病程较长，易反复发作。

（3）常先有局部瘙痒，经反复搔抓摩擦后，局部出现粟粒状绿豆大小的圆形或多角形扁平丘疹，呈皮色、淡红或淡褐色，稍有光泽，以后皮疹数量增多且融合成片，成为典型的苔藓样皮损，皮损大小形态不一，四周可有少量散在的扁平丘疹。

【针刀治疗】

（1）体位　根据病情，采取不同的体位。

（2）体表定位　神经性皮炎病变处，相关穴位。

（3）消毒　施术部位用活力碘消毒 2 遍，然后铺无菌洞巾，使治疗点正对洞巾中间。

（4）麻醉　1%利多卡因局部定点麻醉。

（5）刀具　选用 I 型 4 号直形针刀。

（6）针刀松解术　"十"字形针刀松解术（图6-48）。

①病变部位松解　以左膝部神经性皮炎为例。

第1支针刀从病变的一侧进针刀，针体与皮肤平面呈90°角，针刀经皮肤，达真皮层，在真皮层内向病变对侧提插切割刀法切割直至病变中央。

第2支针刀从病变的对侧进针刀，针体与皮肤平面呈90°角，针刀经皮肤，达真皮层，在真皮层内向病变对侧提插切割刀法切割直至病变中央，与第1支针刀相接。

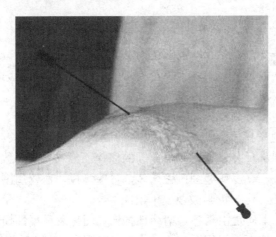

图6-48　左膝神经性皮炎"十"字形针刀松解术示意图

②如属于人体关于单纯性系统功能紊乱者，针刀宜纵行剥离、速度宜快。

尾骨尖下0.5寸定一点，刀口线与脊柱纵轴平行，针体紧靠尾骨前面，刺入0.8～1.2cm，纵行剥离3刀。

第2腰椎与第3腰椎棘突连线的中点旁开1寸半定一点，刀口线与脊柱纵轴平行，针体与进针部位皮肤平面垂直刺入2cm，纵行剥离3刀。

人体前正中线、肚脐下3寸处定一点，刀口线与前正中线平行，针体与进针部位皮肤平面垂直，刺入1cm，纵行剥离3刀。

第7颈椎与第1胸椎棘突连线的中点定一点，刀口线与脊柱纵轴平行，针体与脊柱下段呈60°角进针刺入1cm，纵行剥离3刀。

下肢的内侧面，内踝的上3寸，在左右各定一点，刀口线与下肢纵轴平行，针体与进针部位皮肤平面垂直，刺入2cm，纵行剥离3刀。

【针刀术后康复治疗】

（一）目的

针刀整体松解术后康复治疗的目的是进一步调节患部皮肤弓弦力学系统的力平衡，纠正异常的皮肤应力，改善皮肤局部微循环，加速局部新陈代谢，使皮肤营养充足，有利于损伤组织的早期修复。

（二）原则

神经性皮炎针刀术后48～72小时后可选用下列疗法进行康复治疗。

（三）方法

1. 药物治疗

处方一：何首乌 18g，当归 6g，荆芥各 6g，胡麻 15g，苦参 15g，生地 15g，白芍 12g。

服法：水煎服，每日 1 剂。

处方二：苦参 15g，首乌 15g，当归 15g，白芍 15g，生地 20g，玉竹 9g，小胡麻 9g，秦艽 9g，炙甘草 3g。

服法：水煎服，每日 1 剂。

处方三：荆芥 10g，防风 10g，生地 15g，当归 10g，蝉蜕 10g，苍术 10g，茯神 15g，石膏 10g，苦参 10g，知母 10g，牛蒡子 10g，通草 10g，甘草 5g。

服法：水煎服，每日 1 剂。

处方四：苦参 15g，生地 30g，蝉蜕 10g，荆芥 10g，防风 10g，桂枝 10g，丹皮 10g，当归 10g，川芎 10g，甘草 10g，细辛 5g，羌活 15g，赤芍 15g，全虫 3g，蜈蚣 1 条。

服法：水煎服，每日 1 剂。

2. 物理治疗

（1）如属于脊柱区带慢性软组织损伤，在针刀治疗之后，立即用火罐在针孔处吸拔 10～12 分钟，取罐后用无菌纱布擦干净。

（2）可用氦氖激光在针刀治疗部位照射。

3. 针刺治疗

处方：风池，大椎，曲池，委中，膈俞，三阴交，皮损局部。血虚风燥加脾俞、血海养血疏风；阴虚血燥加太溪、血海滋阴润燥；肝郁化火加行间、侠溪疏肝泻热；风热蕴阻加合谷、外关祛风清热。

操作：皮损局部取 4～6 个点用毫针围刺，针尖沿病灶基底部皮下向中心平刺，留针 30 分钟。

4. 皮肤针

取皮损局部，配背部俞穴、次髎、华佗夹脊。在皮损局部，皮肤针由外向内螺旋式叩刺。轻者中度叩刺，以微有血点渗出为度；角化程度严重者重度叩刺，渗血较多为宜。配穴轻度叩刺，以局部出现红晕为度。每 3 日治疗 1 次。

第十六节　条索状瘢痕挛缩

【概述】

真皮组织的瘢痕挛缩是整形科临床中的常见病，外科手术治疗可以矫正瘢痕挛缩，但手术本身所遗留瘢痕痕迹或损伤皮肤造成血供不良而导致坏死等却是外科手术不能解决的问题。针刀医学的闭合性手术理论从根本上解决了因为开放性手术本身所引起的瘢痕这一疑难问题，根据针刀医学慢性软组织损伤的理论及慢性软组织损伤病理构架的网眼理论，应用针刀闭合性手术的优势来治疗瘢痕挛缩，在临床上能取得非常满意的疗效。

【病因病理】

条索状瘢痕挛缩是组织修复愈合的最终结果，是人体抵抗创伤的一种保护性反应，是一种人体的代偿性修复过程，它不能完全恢复损伤组织原有的形态结构和功能。如果瘢痕没有导致动态平衡失调，就不需要去处理它。反之，则应治疗。

条索状瘢痕多见于烧伤后、外伤后和手术切口，尤其是直线切口愈合之后。其病变部位在真皮层，可位于身体的各个部位，好发于伸屈活动灵活的颈部、关节周围。

【临床表现】

随着条索状瘢痕所在的部位不同，条索状瘢痕挛缩的临床表现各异。如在颈部或关节部位，可造成明显的牵拉畸形，伸屈活动受限，跨过发育期的时间长的条索状瘢痕挛缩还可以造成面部和四肢关节的继发性的骨发育不良、形态畸形和功能障碍。

表皮的瘢痕呈条索状或片状，让患者伸屈关节，使瘢痕处于紧张状态，垂直于瘢痕长轴可自由横行推动瘢痕，或是使瘢痕处于松弛状态，沿瘢痕长轴可自由推动瘢痕，说明该瘢痕与深部组织无粘连，中间有脂肪层。

患者的自觉症状是：条索状瘢痕所在的部位有牵拉、紧张感，颈部或关节周围软组织的酸痛不适，晨起时尤其明显，活动后缓解。

【诊断要点】

（1）病史　烧伤史、外伤史，手术史。

（2）患者的自觉症状　一般都可以用手指指出最紧张不适的部位。

（3）触诊　判断瘢痕的厚薄，紧张度，可移动性，与深部组织的关系，粘连与否，瘢痕挛缩的范围。

【针刀治疗】

条索状瘢痕挛缩的本质是真皮组织的缺损与挛缩，而缺损的皮肤组织量又不是特别多，如果用皮肤组织游离移植的方法或是 Z 字成形术的方法，完全可以矫正条索状瘢痕挛缩，但是必然要遗留明显的瘢痕痕迹。由于瘢痕挛缩是条索状瘢痕内真皮组织的纵向内应力过度增高造成的，其载体是瘢痕内的真皮组织纤维，所以只要用针刀分段切开松解，同时保持表皮的完整和连续性，就可以达到治愈条索状瘢痕挛缩的目的，且不留瘢痕。

（1）体位　根据瘢痕位置，选用不同的体位，肌肉放松。

（2）体表定位（图 6-49）　与瘢痕纵轴平行左右旁开 1cm，瘢痕纵轴两端旁开1cm。

（3）消毒　施术部位用活力碘消毒 2 遍，然后铺无菌洞巾，使治疗点正对洞巾中间。

（4）麻醉　1%利多卡因局部定点麻醉。

（5）刀具　选用 I 型 4 号直形针刀。

（6）针刀操作（图 6-50）

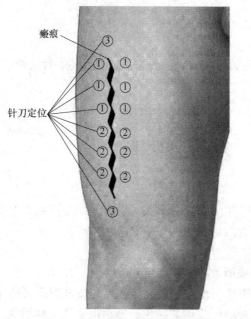
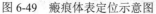

图 6-49　瘢痕体表定位示意图

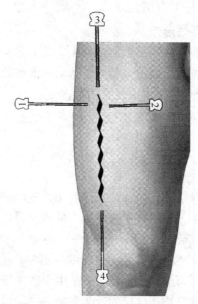

图 6-50　针刀松解示意图

①第 1 支针刀松解瘢痕左侧粘连点　刀口线与重要神经血管平行，针刀体与瘢痕呈 45°角，从体表定位点进针刀，针刀经刺入表皮后，向瘢痕方向进针刀，用提插刀法切开瘢痕真皮层。

②第 2 支针刀松解瘢痕右侧粘连点　针刀操作参照第 1 支针刀松解方法。

③第 3 支针刀松解瘢痕顶端粘连点　刀口线与重要神经血管平行，针刀体与瘢痕呈 45°角，从体表定位点进针刀，针刀经刺入表皮后，沿瘢痕纵轴方向进针刀，用提插刀法切开瘢痕真皮层。

④第 4 支针刀松解瘢痕另一端粘连点　针刀操作参照第 3 支针刀松解方法。

（7）注意事项

①针刀松解时，注意保护表皮层，不可刺开表皮。

②根据瘢痕长短及瘢痕的轻重程度，相距 5～7 日后做第 2 次松解术。第 2 次松解重复第 1 次的操作，只是松解的位置不一样。

③对关节周围的瘢痕，如影响了关节功能，针刀松解参照创伤性关节强直的针刀治疗。

【针刀术后康复治疗】

（一）目的

针刀整体松解术后康复治疗的目的是进一步调节瘢痕部位皮肤弓弦力学系统的力平衡，纠正异常的皮肤应力，改善皮肤局部微循环，加速局部新陈代谢，使皮肤营养充足，有利于损伤组织的早期修复。

（二）原则

条索状瘢痕挛缩针刀术后48～72 小时后可选用下列疗法进行康复治疗。

（三）方法

手法治疗

根据瘢痕的部位，施以局部按压手法，对关节周围的瘢痕，术后采用对抗牵引手法，逐渐拉开挛缩的关节周围软组织的粘连。

第十七节　寻常疣

【概述】

寻常疣是一种常见的病毒性皮肤病，在皮肤表面形成了结节状病理产物，好发于手背、手指、足、甲缘等处。病程缓慢，有时可自愈。

【病因病理】

疣是由人类乳头瘤病毒（HPV）感染所致。

针刀医学认为，该病是由于病毒侵害性损伤皮肤的软组织，在皮肤表面形成了结节状病理产物，皮损为针头至豌豆大，呈灰褐色或正常肤色，顶端可呈乳头样增生，周围无炎症。

【临床表现】

皮损为针头至豌豆大，呈半圆形或多角形隆起，呈灰褐色或正常肤色，顶端可呈乳头样增生，周围无炎症。初发时多为单个，可因自身接种而增多至数个或数十个。一般无自觉症状，偶有压痛，摩擦或撞击时易出血。好发于手背、手指、足、甲缘等处。病程缓慢，有时可自愈。

【诊断要点】

（1）皮损为针头至豌豆大，呈半圆形或多角形隆起，呈灰褐色或正常肤色，顶端可呈乳头样增生，周围无炎症。

（2）初发时多为单个，可因自身接种而增多至数个或数十个。

【针刀治疗】

依据闭和性手术的理论及网眼理论，破坏病变基底部的血液供应，使病变组织枯萎、吸收。

（1）体位　坐位，患肢置于手术台上。

（2）体表定位　寻常疣。

（3）消毒　施术部位用活力碘消毒2遍，然后铺无菌洞巾，使治疗点正对洞巾中间。

（4）麻醉　1%利多卡因局部定点麻醉。

（5）刀具　选用Ⅰ型4号直形针刀。

（4）针刀松解术　"十"字形针刀松解术（图6-51）。

①第1支针刀从寻常疣的一侧进针刀，针体与皮肤平面呈90°角，针刀经皮肤、皮下组织，沿疣的根部纵疏横剥3刀后至疣体中央。

②第2支针刀从寻常疣的对侧进针刀，针体与皮肤平面呈90°角，针刀经皮肤、皮下组织，沿疣的根部纵疏横剥3刀后至疣体中央，与第1支针刀相接。

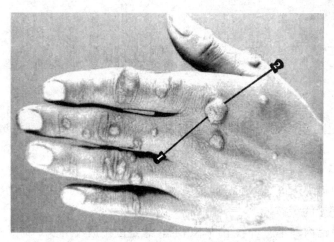

图 6-51 寻常疣"十"字形针刀松解术示意图

③寻常疣单独 1 个的，按上法针刀手术治疗，多个群生的只手术治疗大的"母疣"，其余的子疣一般在"母疣"术后 1 个月内自行干枯脱落，如有个别不脱落者再行手术治疗 1 次。

【针刀术后康复治疗】

（一）目的

针刀整体松解术后康复治疗的目的是进一步调节患处皮肤弓弦力学系统的力平衡，纠正异常的皮肤应力，改善皮肤局部微循环，加速局部新陈代谢，使皮肤营养充足，有利于损伤组织的早期修复。

（二）原则

寻常疣针刀术后 48～72 小时后可选用下列疗法进行康复治疗。

（三）方法

1. 中药内服

处方：马齿苋 60g、板蓝根 30g、紫草根 15g、生苡仁 15g、鸡血藤 30g。

服法：水煎服。

2. 中药外治

处方一：金毛狗脊 30g、地肤子 60g、木贼草 30g、生香附 30g。

操作：煎水泡洗患处，每日 2 次，每剂用 3 天。

处方二：蜈蚣 1 条，冰片 0.3g。

操作：捣烂如泥，外敷。

3. 物理疗法

处方：超短波。

操作：手术后可在患处使用微波理疗，1 日 1 次，每次 15～20 分钟，连续 3 天。可预防和治疗感染，促进伤口恢复。

第十八节　马蹄内翻足

【概述】

马蹄内翻足主要指因腓骨肌瘫痪导致的足内翻肌力不平衡，造成足下垂和内翻畸形。

【病因病理】

（1）腓骨肌瘫痪，可伴有部分胫前肌瘫痪，跟腱挛缩，胫后肌肌力较强，其他足伸肌或伴有不同程度的瘫痪。

（2）单侧马蹄内翻足患者双下肢不等长，患足因下肢不等长，前足跖地以延长短缩肢体长度的代偿畸形。

【临床表现】

主要表现为足下垂，有向内翻转倾向，足外缘或足背着地，半数有前足内收、内旋畸形。若跖腱膜挛缩，可合并高弓足畸形。跟腱挛缩时，马蹄畸形固定，常伴有跟骨内翻、内旋；若胫距关节、跗间关节畸形及关节周围组织挛缩时，马蹄内翻畸形成为骨性畸形。

【诊断要点】

根据临床表现和 X 线片可作出诊断。

【针刀治疗】

马蹄内翻足是由于小腿踝足部的软组织粘连瘢痕后引起的畸形。根据针刀医学闭合性手术理论及软组织损伤病理构架的网眼理论，应用针刀整体松解、剥离、铲除粘连、挛缩及瘢痕组织，针刀术后，配合手法将残余的粘连瘢痕拉开，可以矫正畸形，从而达到治疗目的。

1. 第 1 次针刀治疗

松解腓肠肌与比目鱼肌内外侧缘之间的纵行粘连瘢痕。

（1）体位　俯卧位。

（2）体表定位　跟腱周围。

（3）麻醉　用 1% 利多卡因局部麻醉。

（4）刀具　使用 I 型针刀。

（5）针刀松解术（图 6-52）

①第 1 支针刀在跟腱止点上方 5cm，跟腱内侧定点　刀口线与下肢纵轴平行，针刀体与皮肤呈 90° 角，针刀经皮肤、皮下组织，当刀下有阻力感时，即到达跟腱，针刀沿跟腱内缘向内下探寻，当刀下有落空感时，即到达跟腱内缘，向内侧转动针刀体，使针刀体与冠状面平行，针刀刃端从内向外，沿跟腱内侧前缘与比目鱼肌的肌间隙进针刀，一边进针刀，一边纵疏横剥，每次纵疏横剥范围不超过 1cm。直至小腿后正中线，准备与第 2 支针刀汇合。

②第 2 支针刀在跟腱止点上方 5cm，跟腱外侧定点　刀口线与下肢纵轴平行，针刀体与皮肤呈 90° 角，针刀经皮肤、皮下组织，当刀下有阻力感时，即到达跟腱，针刀沿

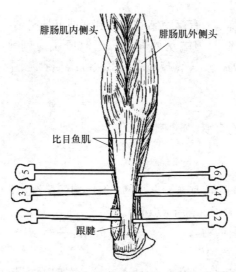

图 6-52　针刀松解腓肠肌与比目鱼肌内外侧缘之间的纵行粘连示意图

跟腱外缘向外下探寻，当刀下有落空感时，即到达跟腱外缘，向外侧转动针刀体，使针刀体与冠状面平行，针刀刃端从外向内，沿跟腱外侧前缘与比目鱼肌的肌间隙进针刀，一边进针刀，一边纵疏横剥，每次纵疏横剥范围不超过 1cm。直至小腿后正中线，与第 1 支针刀汇合。

③第 3 支针刀在第 1 支针刀上方 2cm，腓肠肌内侧定点　刀口线与下肢纵轴平行，针刀体与皮肤呈 90° 角，针刀经皮肤、皮下组织，刀下有阻力感时，即到达腓肠肌，针刀沿腓肠肌内侧向内下探寻，当刀下有落空感时，即到达腓肠肌内缘，向内侧转动针刀体，使针刀体与冠状面平行，针刀刃端从内向外，沿腓肠肌内侧前缘与比目鱼肌的肌间隙进针刀，一边进针刀，一边纵疏横剥，每次纵疏横剥范围不超过 1cm。直至小腿后正中线，准备与第 2 支针刀汇合。

④第 4 支针刀在第 2 支针刀上方 2cm，腓肠肌外侧定点　刀口线与下肢纵轴平行，针刀体与皮肤呈 90° 角，针刀经皮肤、皮下组织，刀下有阻力感时，即到达腓肠肌，针刀沿腓肠肌外侧向内下探寻，当刀下有落空感时，即到达腓肠肌外缘，向内侧转动针刀体，使针刀体与冠状面平行，针刀刃端从外向内，沿腓肠肌外侧前缘与比目鱼肌的肌间隙进针刀，一边进针刀，一边纵疏横剥，每次纵疏横剥范围不超过 1cm。直至小腿后正中线，准备与第 2 支针刀汇合。

⑤第 5 支针刀在第 3 支针刀上方 2～3cm，腓肠肌内侧定点　刀口线与下肢纵轴平行，针刀体与皮肤呈 90° 角，针刀经皮肤、皮下组织，刀下有阻力感时，即到达腓肠肌，此处的腓肠肌与比目鱼肌的间隙比较模糊，应仔细体会刀下的感觉，针刀沿腓肠肌内侧缓慢向内下探寻，当刀下有落空感时，即到达腓肠肌内缘，向内侧转动针刀体，使针刀体与冠状面平行，针刀刃端从内向外，沿腓肠肌内侧前缘与比目鱼肌的肌间隙进针刀，一边缓慢进针刀，一边纵疏横剥，每次纵疏横剥范围不超过 1cm。针刀操作深度 2cm。

⑥第 6 支针刀在第 4 支针刀上方 2～3cm，腓肠肌外侧定点　刀口线与下肢纵轴平行，针刀体与皮肤呈 90° 角，针刀经皮肤、皮下组织，当刀下有阻力感时，即到达腓肠肌，此处的腓肠肌与比目鱼肌的间隙比较模糊，应仔细体会刀下的感觉，针刀沿腓肠肌

外侧缓慢向内下探寻，当刀下有落空感时，即到达腓肠肌外缘，向外侧转动针刀体，使针刀体与冠状面平行，针刀刃端从外向内，沿腓肠肌内侧前缘与比目鱼肌的肌间隙进针刀，一边缓慢进针刀，一边纵疏横剥，每次纵疏横剥范围不超过1cm。针刀操作深度2cm。

2. 第2次针刀治疗

松解跟腱周围的粘连瘢痕。

（1）体位　俯卧位。

（2）体表定位　跟腱周围。

（3）消毒　施术部位用活力碘消毒2遍，然后铺无菌洞巾，使治疗点正对洞巾中间。

（4）麻醉　1%利多卡因局部定点麻醉。

（5）刀具　使用Ⅰ型针刀。

（6）针刀操作（图6-53）

①第1支针刀松解跟腱止点中部的粘连瘢痕　在跟腱止点中点定位。刀口线与下肢纵轴平行，针刀体与皮肤呈90°角，针刀经皮肤、皮下组织，当刀下有阻力感时，即到达跟腱，继续进针刀1cm，纵疏横剥3刀，范围不超过0.5cm，以松解跟腱内部的粘连和瘢痕，然后进针刀达跟骨骨面，调转刀口线90°，在骨面上向上铲剥2刀，范围不超过0.5cm，以松解跟腱止点的粘连和瘢痕。

②第2支针刀松解跟腱止点内侧的粘连瘢痕　在第1支针刀内侧0.5cm定位。刀口线与下肢纵轴平行，针刀体与皮肤呈90°角，针刀经皮肤、皮下组织，当刀下有阻力感时，即到达跟腱，继续进针刀1cm，纵疏横剥3刀，范围不超过0.5cm，以松解跟腱内部的粘连和瘢痕，然后进针刀达跟骨骨面，调转刀口线90°角，在骨面上向上铲剥2刀，范围不超过0.5cm，以松解跟腱止点内侧的粘连和瘢痕。

③第3支针刀松解跟腱止点外侧的粘连瘢痕　在第1支针刀外侧0.5cm定位。刀口线与下肢纵轴平行，针刀体与皮肤呈90°角，针刀经皮肤、皮下组织，当刀下有阻力感时，即到达跟腱，继续进针刀1cm，纵疏横剥3刀，范围不超过0.5cm，以松解跟腱内部的粘连和瘢痕，然后进针刀达跟骨骨面，调转刀口线90°角，在骨面上向上铲剥2刀，范围不超过0.5cm，以松解跟腱止点外侧的粘连瘢痕。

④第4支针刀松解跟腱与内侧软组织之间的粘连瘢痕　在第2支针刀上面1.5~2cm定位。刀口线与下肢纵轴平行，针刀体与皮肤呈90°角，针刀经皮肤、皮下组织，刀下有阻力感时，即到达跟腱，针刀沿跟腱内缘向外探寻，当刀下有落空感时，即到达跟腱与内侧软组织的粘连瘢痕处，调转刀口线90°角，提插刀法切割跟腱内侧部3刀，然后纵疏横剥3刀，范围不超过0.5cm。

⑤第5支针刀松解跟腱与内侧软组织之间的粘连瘢痕　在第4支针刀上面1.5~2cm定位。刀口线与下肢纵轴平行，针刀体与皮肤呈90°角，针刀经皮肤、皮下组织，当刀下有阻力感时，即到达跟腱，针刀沿跟腱内缘向外探寻，当刀下有落空感时，即到达跟腱与内侧软组织的粘连瘢痕处，调转刀口线90°角，提插刀法切割跟腱内侧部3刀，然后纵疏横剥3刀，范围不超过0.5cm。

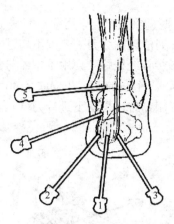

图 6-53　针刀松解跟腱周围的粘连示意图

3. 第 3 次针刀治疗

松解三角韧带及周围的粘连瘢痕。

（1）体位　俯卧位，踝关节中立位。

（2）体表定位　踝关节内侧。

（3）消毒　施术部位用活力碘消毒 2 遍，然后铺无菌洞巾，使治疗点正对洞巾中间。

（4）麻醉　1%利多卡因局部定点麻醉。

（5）刀具　使用专用弧形针刀及Ⅰ型针刀。

（6）针刀松解术（图 6-54）

①第 1 支针刀松解三角韧带的起点　使用专用弧形针刀，从内踝尖部进针刀，刀口线与下肢纵轴平行，针刀体与皮肤呈 90°角，按四步进针规程进针刀。针刀经皮肤、皮下组织到达内踝尖骨面，调转刀口线 90°角，使针刀的弧形面与内踝尖骨面相吻合，贴骨面向下铲剥 2 刀，范围 0.5cm，然后退刀到皮下，刀体分别向前向后至内踝尖前部及后部，在骨面上向下铲剥 2 刀，范围不超过 0.5cm，

②第 2 支针刀松解胫舟韧带　使用专用弧形针刀，从内踝尖部前方 2～3cm，摸清楚距舟关节间隙，从关节间隙进针刀，刀口线与下肢纵轴平行，针刀体与皮肤呈 90°角，针刀经皮肤、皮下组织到达舟骨骨面，调转刀口线 90°角，使弧形面与骨面相吻合，在骨面上向下铲剥 2 刀，范围不超过 0.5cm。

③第 3 支针刀松解胫跟韧带　使用专用弧形针刀，从内踝尖部下方 2～3cm 跟骨内侧进针刀，刀口线与下肢纵轴平行，针刀体与皮肤呈 90°角，针刀经皮肤、皮下组织，到达跟骨骨面，调转刀口线 90°角，使针刀弧形面跟骨骨面相吻合，在骨面上向上铲剥 2 刀，范围不超过 0.5cm。

④第 4 支针刀松解胫距后韧带　使用专用弧形针刀，从内踝尖部后下方 2～3cm 进针刀，刀口线与下肢纵轴平行，针刀体与皮肤呈 90°角，针刀经皮肤、皮下组织到达距骨骨面，调转刀口线 90°角，使针刀弧形面与距骨骨面相吻合，在骨面上向上铲剥 2 刀，范围不超过 0.5cm。

⑤第 5 支针刀松解踝关节前方关节囊部　触摸足背动脉搏动处，在足背动脉内侧 1cm 足背侧横纹线上进针刀，刀口线与下肢纵轴平行，针刀体与皮肤呈 90°角，针刀经

皮肤、皮下组织，当有落空感时即到关节腔，用提插刀法切割 2 刀，范围不超过 0.5cm。再调转刀口线 90°角，用提插刀法切割 2 刀，范围不超过 0.5cm。

⑥第 6 支针刀松解胫跟韧带行经线路　使用 I 型 4 号针刀，从第 1 支针刀下方 1～2cm 进针刀，刀口线与下肢纵轴平行，针刀体与皮肤呈 90°角，针刀经皮肤、皮下组织，当刀下有阻力感时，即到达胫跟韧带，再向下进针刀 1mm，行纵疏横剥 3 刀，范围不超过 0.5cm。

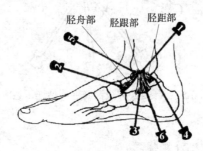

图 6-54　踝关节前内侧松解示意图

4. 第 4 次针刀治疗

松解跗跖关节囊，跗跖韧带及周围的粘连瘢痕。

（1）体位　仰卧位，踝关节中立位。

（2）体表定位　踝关节跗跖关节。

（3）消毒　施术部位用活力碘消毒 2 遍，然后铺无菌洞巾，使治疗点正对洞巾中间。

（4）麻醉　1%利多卡因局部定点麻醉。

（5）刀具　使用专用弧形针刀。

（6）针刀操作（图 6-55）

①第 1 支针刀松解距舟关节囊、距舟韧带起点及周围的粘连瘢痕　使用专用弧形针刀，先用记号笔将足背动脉走行路线标记出来，以避免损伤。在胫距关节背侧，足背动脉内侧 0.5cm 定位。使用弧形针刀。刀口线与足纵轴平行，针刀体与皮肤呈 90°角，按四步进针规程进针刀。针刀经皮肤、皮下组织到达距骨骨面，调转刀口线 90°，使针刀的弧形面与距骨骨面相吻合，贴骨面向前下铲剥 2 刀，范围 0.5cm，然后分别向内、向后外作扇形铲剥，范围不超过 0.5cm。

②第 2 支针刀松解内侧舟楔关节囊、内侧骰舟背侧韧带起点处的粘连瘢痕　使用专用弧形针刀，摸清楚内侧舟楔关节间隙，在内侧舟楔关节间隙进针刀，刀口线与下肢纵轴平行，针刀体与皮肤呈 90°角，按照四步进针规程进针刀，针刀经皮肤、皮下组织到达舟骨骨面，调转刀口线 90°，使弧形面与舟骨面相吻合，在骨面上向舟楔关节间隙铲剥 2 刀，范围不超过 0.5cm。

③第 3 支针刀松解中间舟楔关节囊，中侧骰舟背侧韧带起点处的粘连瘢痕　使用专用弧形针刀，摸清楚内侧舟楔关节间隙，在第 2 支针刀外侧 0.5～1cm 处进针刀，刀口线与下肢纵轴平行，针刀体与皮肤呈 90°角，按照四步进针规程进针刀，针刀经皮肤、皮下组织到达舟骨骨面，调转刀口线 90°，使弧形面与舟骨面相吻合，在骨面上向舟楔关节间隙铲剥 2 刀，范围不超过 0.5cm。

④第 4 支针刀松解外侧舟楔关节囊，外侧骰舟背侧韧带起点处的粘连瘢痕　使用专用弧形针刀，摸清楚内侧舟楔关节间隙，在第 3 支针刀外侧 0.5～1cm 进针刀，刀口线与下肢纵轴平行，针刀体与皮肤呈 90°角，按照四步进针规程进针刀，针刀经皮肤、皮下组织到达舟骨骨面，调转刀口线 90°，使弧形面与舟骨面相吻合，在骨面上向舟楔关节间隙铲剥 2 刀，范围不超过 0.5cm。

⑤第 5 支针刀松解第 1 跗跖关节足底韧带及第 1 跗跖关节囊的粘连瘢痕　使用专用弧形针刀，摸清楚内侧舟楔关节间隙，从第 1 跗跖关节内侧进针刀，刀口线与足纵轴平行，针刀体与皮肤呈 90°角，按照四步进针规程进针刀，针刀经皮肤、皮下组织到达第 1 跗跖关节跖骨头，调转刀口线 90°，使弧形面与跖骨头骨面相吻合，在骨面上向第 1 跗跖关节间隙铲剥 2 刀，范围不超过 0.5cm。

⑥第 6 支针刀松解第 1 跗跖关节背内侧韧带及第 1 跗跖关节囊的粘连瘢痕　使用专用弧形针刀。摸清楚第 1 跗跖关节间隙，从第 1 跗跖关节背内侧进针刀，刀口线与足纵轴平行，针刀体与皮肤呈 90°角，按照四步进针规程进针刀，针刀经皮肤、皮下组织到达第 1 跗跖关节跖骨头，调转刀口线 90°，使弧形面与跖骨头骨面相吻合，在骨面上向第 1 跗跖关节间隙铲剥 2 刀，范围不超过 0.5cm。

⑦第 7 支针刀松解第 1 跗跖关节背外侧韧带及第 1 跗跖关节囊的粘连瘢痕　使用专用弧形针刀。摸清楚第 1 跗跖关节间隙，从第 1 跗跖关节背外侧进针刀，刀口线与足纵轴平行，针刀体与皮肤呈 90°角，按照四步进针规程进针刀，针刀经皮肤、皮下组织到达第 1 跗跖关节跖骨头，调转刀口线 90°，使弧形面与跖骨头骨面相吻合，在骨面上向第 1 跗跖关节间隙铲剥 2 刀，范围不超过 0.5cm。

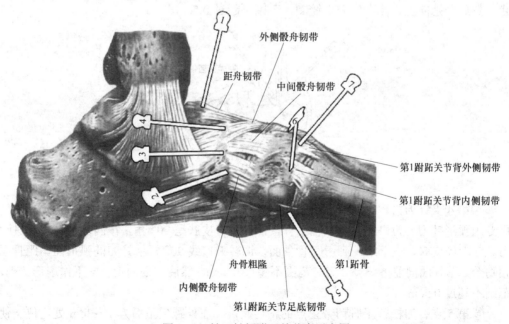

图 6-55　针刀松解跗跖关节囊示意图

5. 第 5 次针刀治疗

松解踝关节外侧关节囊，相关韧带及周围的粘连瘢痕。

（1）体位　仰卧位，踝关节中立位。

（2）体表定位　踝关节外侧。

（3）消毒　施术部位用活力碘消毒2遍，然后铺无菌洞巾，使治疗点正对洞巾中间。

（4）麻醉　1%利多卡因局部定点麻醉。

（5）刀具　使用弧形针刀。

（6）针刀操作（图6-56、图6-57）

①第1支针刀松解踝关节后侧关节囊、距腓后韧带起点的粘连瘢痕　在外踝尖后上方1cm处定位。使用专用弧形针刀，刀口线与足纵轴平行，针刀体与皮肤呈90°角，按四步进针规程进针刀。针刀经皮肤、皮下组织到达外踝后侧腓骨骨面，调转刀口线90°，使针刀的弧形面与外踝后缘骨面相吻合，贴骨面向后下铲剥2刀，当刀下有落空感时停止，然后分别向上、向下作扇形铲剥，范围不超过0.5cm。

②第2支针刀松解踝关节外侧关节囊、跟腓韧带起点的粘连瘢痕　在外踝尖定位。使用专用弧形针刀，刀口线与足纵轴平行，针刀体与皮肤呈90°角，按四步进针规程进针刀。针刀经皮肤、皮下组织到达外踝尖骨面，调转刀口线90°，使针刀的弧形面与外踝尖骨面相吻合，贴骨面向后下铲剥2刀，当刀下有落空感时停止，然后分别向前、向后外作扇形铲剥，范围不超过0.5cm。

③第3支针刀松解踝关节前侧关节囊、距腓前韧带起点的粘连瘢痕　在外踝尖前上方1cm处定位。使用专用弧形针刀，刀口线与足纵轴平行，针刀体与皮肤呈90°角，按四步进针规程进针刀。针刀经皮肤、皮下组织到达外踝前侧腓骨骨面，调转刀口线90°，使针刀的弧形面与外踝前缘骨面相吻合，贴骨面向前下铲剥2刀，当刀下有落空感时停止，然后分别向上、向下作扇形铲剥，范围不超过0.5cm。

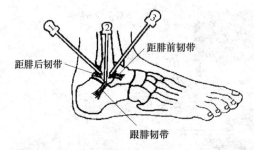

图6-56　针刀松解踝关节外侧关节囊示意图

④第4支针刀松解距腓后韧带止点的粘连瘢痕　在第1支针刀后方2cm处定位。使用专用弧形针刀，刀口线与足纵轴平行，针刀体与皮肤呈90°角，按四步进针规程进针刀。针刀经皮肤、皮下组织到达距骨骨面，调转刀口线90°，使针刀的弧形面与距骨面相吻合，贴骨面向前下铲剥2刀，范围不超过0.5cm，然后分别向上、向下作扇形铲剥，范围不超过0.5cm。

⑤第5支针刀松解跟腓韧带止点的粘连瘢痕　在外踝尖下后方2~3cm处定位。使用专用弧形针刀，刀口线与足纵轴平行，针刀体与皮肤呈90°角，按四步进针规程进针刀。针刀经皮肤、皮下组织到达外跟骨骨面，调转刀口线90°，贴骨面向上铲剥2刀，然后分别向前、向后外作扇形铲剥，范围不超过0.5cm。

⑥第 6 支针刀松解距腓前韧带止点的粘连瘢痕　在第 3 支针刀前下方 2～3cm 处定位。使用专用弧形针刀，刀口线与足纵轴平行，针刀体与皮肤呈 90° 角，按四步进针规程进针刀。针刀经皮肤、皮下组织到达距骨骨面，调转刀口线 90°，使针刀的弧形面与距骨面相吻合，贴骨面向后铲剥 2 刀，范围不超过 0.5cm，然后分别向内、向外作扇形铲剥，范围不超过 0.5cm。

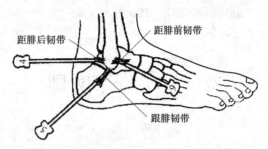

图 6-57　针刀松解外踝周围韧带示意图

6. 手法治疗

每次针刀术毕，均进行手法治疗。先作踝关节对抗牵引 2～3 分钟，然后作踝关节外翻、外旋运动数次。

7. 药物治疗

抗生素常规预防感染 3 天，必要时短期使用口服止痛药 2～3 天。

【针刀术后康复治疗】

（一）目的

针刀整体松解术后康复治疗的目的是进一步调节患处皮肤弓弦力学系统的力平衡，纠正异常的皮肤应力，改善皮肤局部微循环，加速局部新陈代谢，使皮肤营养充足，有利于损伤组织的早期修复。

（二）原则

针刀术后 48～72 小时后可选用下列疗法进行康复治疗。

（三）方法

1. 推拿疗法

腰胯、膝、足踝部施行按揉法 15 分钟、拿法 10 分钟、理筋 15 分钟。每天 1 次×15天。

2. 中药离子导入

中药处方：肉桂 6g，黄芪 120g，威灵仙 30g，当归 20g，白芍 20g，川芎 20g。

制备方法：将上方浸泡于 500ml 低度酒中，3 天后可用。

取穴：阿是穴（患）、肝俞（双）、肾俞（双）。

操作：30 分钟，每天 1 次×15 天。

3. 内服中药

（1）生脉饮（市售）　每次 10ml，每天 2 次×15 天。

（2）柔筋散　每次 10g，每日 2 次×15 天。

4. 康复锻炼

翘蹬式：10 分钟×2 组，每天 2 次×100 天。

划圆式：10 分钟×2 组，每天 2 次×100 天。

静立式：10 分钟×2 组，每天 2 次×100 天。

跪踝式：6 个×2 组，每天 2 次×100 天。

搓腰式：10 分钟×2 组，每天 2 次×100 天。

搓脚心：10 分钟×2 组，每天 2 次×100 天。

第十九节　足拇外翻

【概述】

第 1 跖骨内收、拇趾外翻畸形，引起局部疼痛和穿鞋障碍，称为拇外翻，是常见的足部畸形。女性多见，男女比例可达 1∶40。

【病因病理】

病因较多，临床类型各异。大多为成人（成人型），少儿期亦有发病（少儿型）。目前认为病因有以下几种：

①鞋过窄或尖，或长期穿高跟鞋，导致前足特别是拇趾外翻畸形。

②平跖足引起拇趾外旋和第 1 跖骨内收。

③跖骨内收，以第 1～3 跖骨内收明显，发生率 67%。

④第 1 跖骨过长。

⑤拇收肌和屈拇短肌腓侧部分肌张力过大，使拇趾近节基底受到肌力牵张过度，同时引起二籽骨向外移位或二籽骨分离。

⑥第 2 趾或第 2 跖骨头切除，使拇趾失去了维持正常位置的重要因素，易导致拇外翻畸形。

⑦类风湿引起的屈肌挛缩。

【临床表现】

（1）第 1 跖趾关节向内突起和行走痛是这类患者最重要主诉，穿鞋后有压痛，于关节内突部分，常有胼胝和红肿。

（2）关节背、内方有拇囊炎发生，有压痛。

（3）拇趾外翻，压于第 2 趾背，则第 2 趾常伴有锤状趾。

（4）第 1 跖趾关节跖面负重痛、触痛和胼胝，平跖足多见。

（5）X 线检查　除上述拇外翻特征外，还有：①第 1 跖趾关节附近骨质增生，尤以跖骨头内侧为著，拇囊炎的阴影适合于增生骨部位；②籽骨移位或分离；③关节半脱位或脱位。

【诊断要点】

根据上述的临床表现、X 线检查及测量拇外翻角度大于 20°，可作出诊断。

【针刀治疗】

拇外翻是由于穿鞋紧，足纵弓前部长期劳损，第一跖趾关节弓弦力学系统紊乱，破坏了第一跖趾关节局部的动态平衡和力学平衡，导致第一跖趾关节的关节囊、韧带、及拇收肌的粘连瘢痕和挛缩所引起的畸形。在针刀医学闭合性手术理论、软组织损伤病理构架的网眼理论指导下，应用针刀整体松解、剥离、铲除粘连、挛缩及瘢痕组织，配合手法治疗，纠正畸形，恢复关节的动静态平衡和力平衡。

1. 第 1 次针刀治疗

松解第 1 跖趾关节内侧的粘连瘢痕。

（1）体位　仰卧位。

（2）体表定位　踝关节中立位。

（3）消毒　施术部位用活力碘消毒 2 遍，然后铺无菌洞巾，使治疗点正对洞巾中间。

（4）麻醉　1%利多卡因局部定点麻醉。

（5）刀具　使用 I 型针刀及专用弧形针刀。

（6）针刀松解术（图 6-58）

①第 1 支针刀松解跖趾关节关节囊跖骨头内侧附着处的粘连瘢痕　在第一跖趾关节跖骨头内侧定位。使用专用弧形针刀，刀口线与足趾纵轴方向一致，针刀体与皮肤呈 90°角，按针刀四步进针规程，从定位处刺入，向下直刺到第 1 跖骨头，然后调转刀口线 90°，针刀体向跖骨侧倾斜 60°，沿跖骨头弧度，向关节方向铲剥 3 刀，范围不超过 0.5cm。

②第 2 支针刀松解跖趾关节内侧关节囊行经线路的粘连瘢痕　在第一跖趾关节间隙内侧定位。使用 I 型 4 号针刀，刀口线与足趾纵轴方向一致，针刀体与皮肤呈 90°角，按针刀四步进针规程，从定位处刺入，针刀经皮肤，皮下组织，刀下有韧性感时，即达到增厚的跖趾关节关节囊，继续进针刀 1mm，提插刀法切割 3 刀，然后再行纵疏横剥 3 刀，范围不超过 0.5cm。

③第 3 支针刀松解跖趾关节关节囊趾骨头内侧附着处的粘连瘢痕　在第一跖趾关节趾骨底内侧定位。使用专用弧形针刀，刀口线与足趾纵轴方向一致，针刀体与皮肤呈 90°角，按针刀四步进针规程，从定位处刺入，向下直刺到第 1 趾骨底，然后调转刀口线 90°，针刀体向趾骨侧倾斜 60°，沿趾骨底弧度，向关节方向铲剥 3 刀，范围不超过 0.5cm。

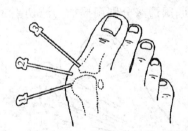

图 6-58　针刀松解第 1 跖趾关节内侧的粘连瘢痕示意图

2. 第 2 次针刀治疗

松解第 1 跖趾关节外侧的粘连瘢痕。

（1）体位　仰卧位。

（2）体表定位　踝关节中立位。

（3）消毒　施术部位用活力碘消毒 2 遍，然后铺无菌洞巾，使治疗点正对洞巾中间。

（4）麻醉　1%利多卡因局部定点麻醉。

（5）刀具　使用Ⅰ型针刀及专用弧形针刀。

（6）针刀松解术（图6-59）

①第1支针刀松解跖趾关节关节囊跖骨头内侧附着处的粘连瘢痕　在第一跖趾关节跖骨头内侧定位。使用专用弧形针刀，刀口线与足趾纵轴方向一致，针刀体与皮肤呈90°角，按针刀四步进针规程，从定位处刺入，向下直刺到第1跖骨头，然后调转刀口线90°，针刀体向跖骨侧倾斜60°，沿跖骨头弧度，向关节方向铲剥3刀，范围不超过0.5cm。

②第2支针刀松解跖趾关节内侧关节囊行经线路的粘连瘢痕　在第一跖趾关节间隙内侧定位，使用Ⅰ型4号针刀，刀口线与足趾纵轴方向一致，针刀体与皮肤呈90°角，按针刀四步进针规程，从定位处刺入，针刀经皮肤，皮下组织，刀下有韧性感时，即达到增厚的跖趾关节关节囊，继续进针刀1mm，提插刀法切割3刀，然后再行纵疏横剥3刀，范围不超过0.5cm。

③第3支针刀松解跖趾关节关节囊趾骨头内侧附着处的粘连瘢痕　在第一跖趾关节趾骨底内侧定位。使用专用弧形针刀，刀口线与足趾纵轴方向一致，针刀体与皮肤呈90°角，按针刀四步进针规程，从定位处刺入，向下直刺到第1趾骨底，然后调转刀口线90°，针刀体向趾骨侧倾斜60°，沿趾骨底弧度，向关节方向铲剥3刀，范围0.5cm。

④第4支针刀松解拇收肌附着处的粘连瘢痕　在第1支针刀远端0.5cm定位，使用Ⅰ型4号针刀，刀口线与足趾纵轴方向一致，针刀体与皮肤呈90°角，按针刀四步进针规程，从定位处刺入，针刀经皮肤，皮下组织，刀下有韧性感时，即达到拇收肌附着处，应用提插刀法切割3刀，刀下有落空感时停止。然后再行纵疏横剥3刀，范围不超过0.5cm。

⑤第5支针刀松解外侧籽骨软组织附着处的粘连瘢痕　在第3支针刀近端0.5cm，籽骨处定位，如定位困难，可以在电视透视下定位。使用专用弧形针刀，刀口线与足趾纵轴方向一致，针刀体与皮肤呈90°角，按针刀四步进针规程，从定位处刺入，向下直刺到外侧籽骨，然后沿籽骨四周边缘分别用提插刀法切割3刀。

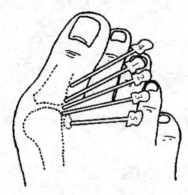

图6-59　针刀松解第1跖趾关节外侧的粘连瘢痕示意图

3. 第 3 次针刀治疗

松解第 1 跖趾关节背侧的粘连瘢痕。

（1）体位　仰卧位。

（2）体表定位　踝关节中立位。

（3）消毒　施术部位用活力碘消毒 2 遍，然后铺无菌洞巾，使治疗点正对洞巾中间。

（4）麻醉　1%利多卡因局部定点麻醉。

（5）刀具　使用 I 型针刀及专用弧形针刀。

（6）针刀松解术（图 6-60）

①第 1 支针刀松解跖趾关节关节囊跖骨头背内侧附着处的粘连瘢痕　在第一跖趾关节跖骨头背内侧定位。使用专用弧形针刀，刀口线与足趾纵轴方向一致，针刀体与皮肤呈 90°角，按针刀四步进针规程，从定位处刺入，向下直刺到第 1 跖骨头背内侧，然后调转刀口线 90°，针刀体向跖骨侧倾斜 60°，沿跖骨头弧度，向关节方向铲剥 3 刀，范围 0.5cm。

②第 2 支针刀松解跖趾关节关节囊跖骨头背侧中部附着处的粘连瘢痕　在第一跖趾关节跖骨头背侧中部定位。使用专用弧形针刀，刀口线与足趾纵轴方向一致，针刀体与皮肤呈 90°角，按针刀四步进针规程，从定位处刺入，向下直刺到第 1 跖骨头背侧中部，然后调转刀口线 90°，针刀体向跖骨侧倾斜 60°，沿跖骨头弧度，向关节方向铲剥 3 刀，范围 0.5cm。

③第 3 支针刀松解跖趾关节关节囊跖骨头背外侧附着处的粘连瘢痕　在第一跖趾关节跖骨头背外侧定位。使用专用弧形针刀，刀口线与足趾纵轴方向一致，针刀体与皮肤呈 90°角，按针刀四步进针规程，从定位处刺入，向下直刺到第 1 跖骨头背外侧，然后调转刀口线 90°，针刀体向跖骨侧倾斜 60°，沿跖骨头弧度，向关节方向铲剥 3 刀，范围 0.5cm。

④第 4 支针刀松解跖趾关节背侧关节囊行经线路的粘连瘢痕　在第一跖趾关节背侧间隙定位，使用 I 型 4 号针刀，刀口线与足趾纵轴方向一致，针刀体与皮肤呈 90°角，按针刀四步进针规程，从定位处刺入，针刀经皮肤，皮下组织，刀下有韧性感时，即达到增厚的跖趾关节关节囊，继续进针刀 1mm，提插刀法切割 3 刀，然后再行纵疏横剥 3 刀，范围不超过 0.5cm。

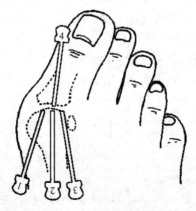

图 6-60　针刀松解第 1 跖趾关节背侧的粘连瘢痕示意图

【针刀术后康复治疗】

（一）目的

针刀整体松解术后康复治疗的目的是进一步调节拇趾跖趾关节弓弦力学系统的力平衡，纠正关节异常的应力，改善局部微循环，加速局部新陈代谢，使病变关节营养充足，有利于损伤组织的早期修复。

（二）原则

足拇外翻针刀术后 48～72 小时后可选用下列疗法进行康复治疗。

（三）方法

1. 手法治疗

操作：第 2 次针刀术毕，进行手法治疗。先作跖趾关节对抗牵引 1 分钟，术者右手拇指顶在第 1 跖趾关节间隙内侧，左手握拇趾向内摆动数次，第 3 次针刀术后，再做上述手法，拇外翻畸形即可基本矫正。术后根据畸形程度，对畸形较重的患者，手法术后，在第 1 跖趾关节内侧用小夹板固定 48～72 小时，如畸形较轻，手法术后不需要外固定。

2. 药物治疗

抗生素常规预防感染 3 天，必要时短期使用口服止痛药 2～3 天。

3. 中药外治

处方：肉桂 6g、黄芪 120g、威灵仙 30g、当归 20g、白芍 20g、川芎 20g。

操作：将上方浸泡于 500ml 低度酒中，3 天后可用。取阿是穴（患）、肝俞（双）、肾俞（双）。离子导入 30 分钟，每天 1 次×15 天。

4. 中药内服

处方一：生脉饮（市售）

服法：每次 10ml，每天 2 次×15 天。

处方二：柔筋散

服法：每次 10g，每日 2 次×15 天。

5. 康复锻炼

翘蹬式：10 分钟×2 组，每天 2 次×100 天。

划圆式：10 分钟×2 组，每天 2 次×100 天。

静立式：10 分钟×2 组，每天 2 次×100 天。

跪踝式：6 个×2 组，每天 2 次×100 天。

搓腰式：10 分钟×2 组，每天 2 次×100 天。

搓脚心：10 分钟×2 组，每天 2 次×100 天。

第二十节 足 癣

【概述】

皮肤癣菌侵犯足跖和趾间平滑皮肤引起的感染分别称为足癣。足癣常可传染于手，是常见病和多发病。

【病因病理】

本病是侵犯表皮、毛发和趾甲的浅部真菌病，是一种传染性的皮肤病。系由接触传染，由于掌、跖表皮细胞更替时间长，角质层厚，汗腺多，又无皮脂腺，而且双足经常穿着鞋袜，密不透风，汗腺蒸发困难，使之局部温度高，湿度大，角质层常被浸渍变软，表皮酸碱度改变，为真菌生长提供了良好条件。

针刀医学认为，在论述软组织损伤的 11 种形式时，第 10 种为环境性损伤，本病正是由于湿热的环境，使体液代谢的动态平衡失调，湿热浸淫使足部的表皮软组织损伤，主要以瘢痕（如鳞屑角化型），堵塞（水疱型），挛缩（如擦烂型的皮肤坏死，剥脱）改变为主，否则即使有真菌的存在，也不至于形成表皮损害。

【临床表现】

足癣多见于成人。依其皮损表现常可分为以下三型，但三者可同时或交替出现，或以某一型为主。

（1）鳞屑水疱型　最常见，多发生在夏季。常于趾间、足跖及其侧缘出现针头大小丘疱疹及疱疹，聚集或散在，壁厚发亮，容易反复，可相互融合形成多房性水疱，撕去疱壁，可见蜂窝状基底及鲜红色糜烂面，剧烈瘙痒。疱干后脱屑，不断脱落，不断发生。病情稳定时，常以脱屑表现为主。疱干后脱屑，不断脱落，不断发生。病情稳定时，常以脱屑表现为主。

（2）浸渍糜烂型　常见于第 4、第 5 趾间。角质层浸渍、发白、松软，剥脱露出红色糜烂面或蜂窝状基底。严重者趾缝间、趾腹与足底交界处皮肤均可累及，瘙痒剧烈，常见于多汗者。本型易继发感染，并发急性淋巴管炎、淋巴结炎和丹毒等。

（3）角化型　常见于足根、足跖及其侧缘。角质层增厚、粗糙、脱屑、干燥。冬季趾缝间皮肤发生裂隙，夏季产生水疱，有痛感。常因搔抓引起继发感染。本型常发生于病期较长、年龄较长患者。

【诊断要点】

（1）好发于足跖和趾间皮肤。

（2）足部因穿厚鞋袜、不透气等原因，使其湿度较大，易于滋生细菌及真菌。

（3）常可传染及手部。

【针刀治疗】

依据网眼理论及相关穴位治疗，通过针刀整体松解术，达到治疗目的。

1. 第 1 次针刀治疗

调节下肢内侧的相关穴位。

（1）体位　坐位。

（2）体表定位　穴位定位。

（3）消毒　施术部位用活力碘消毒 2 遍，然后铺无菌洞巾，使治疗点正对洞巾中间。

（4）麻醉　不用麻醉。

（5）刀具　使用 I 型针刀。

（6）针刀调节术（图 6-61～图 6-63）

①第 1 支针刀调节伏兔穴　在大腿前面，当髂前上棘与髌底外侧端的连线上，髌底外上缘上 6 寸定位。按照四步进针规程进针刀，针刀经皮肤、皮下组织、筋膜，当刀下

有酸胀感时，纵向剥离 3 刀，范围 1cm。

　②第 2 支针刀调节阴陵泉穴　在小腿内侧，当胫骨内侧踝后下方凹陷处定位。按照四步进针规程进针刀，针刀经皮肤、皮下组织、筋膜，当刀下有酸胀感时，纵向剥离 3 刀，范围 1cm。

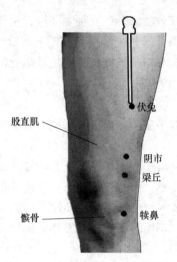

图 6-61　针刀调节伏兔穴示意图

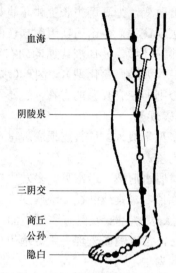

图 6-62　针刀调节阴陵泉穴示意图

　③第 3 支针刀调节太溪穴　正坐取穴，平放足底或仰卧的姿势，在足内侧，内踝后方与跟腱之间的凹陷处定位。按照四步进针规程进针刀，针刀经皮肤、皮下组织、筋膜，当刀下有酸胀感时，纵向剥离 3 刀，范围 1cm。

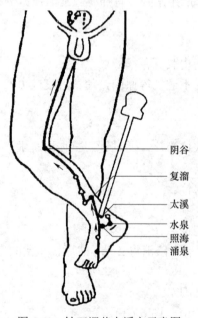

图 6-63　针刀调节太溪穴示意图

2. 第 2 次针刀治疗

调节下肢其他相关穴位。

（1）体位 坐位。

（2）体表定位 穴位定位。

（3）消毒 施术部位用活力碘消毒 2 遍，然后铺无菌洞巾，使治疗点正对洞巾中间。

（4）麻醉 无需麻醉。

（5）刀具 使用 I 型针刀。

（6）相关穴位的针刀治疗（图 6-64～图 6-66）

①第 1 支针刀调节上巨虚穴 在小腿前外侧，当犊鼻下 6 寸，胫骨前缘外开一横指（中指）处定位。按照四步进针规程进针刀，针刀经皮肤、皮下组织、筋膜，当刀下有酸胀感时，纵向剥离 3 刀，范围 1cm。

②第 2 支针刀调节飞扬穴 在小腿后面，外踝后，昆仑穴直上 7 寸，承山穴外下方 1 寸处定位。按照四步进针规程进针刀，针刀经皮肤、皮下组织、筋膜，当刀下有酸胀感时，纵向剥离 3 刀，范围 1cm。

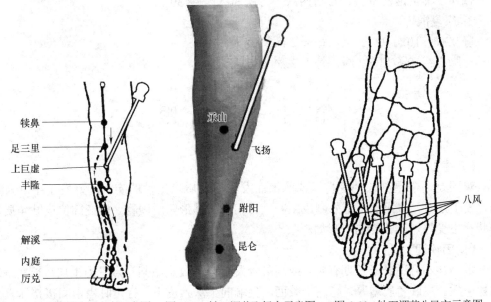

图 6-64 针刀调节上巨虚穴示意图 图 6-65 针刀调节飞扬穴示意图 图 6-66 针刀调节八风穴示意图

③第 3～6 支针刀调节八风穴 在足背侧，第 1 至第 5 趾间，趾蹼缘后方赤白肉际处定位。一侧 4 穴，左右共 8 穴。按照四步进针规程进针刀，针刀经皮肤、皮下组织、筋膜，当刀下有酸胀感时，纵向剥离 3 刀，范围 1cm。

【针刀术后康复治疗】

（一）目的

针刀整体松解术后康复治疗的目的是进一步调节患处皮肤弓弦力学系统的力平衡，纠正异常的皮肤应力，改善皮肤局部微循环，加速局部新陈代谢，使皮肤营养充足，有利于损伤组织的早期修复。

（二）原则

足癣针刀术后 48～72 小时后可选用下列疗法进行康复治疗。

（三）方法

1. 药物治疗

抗生素常规预防感染 3 天，抗真菌药物口服 5～7 天。

2. 中药治疗

（1）中药内服

处方：萆薢 15g，泽泻 15g，龙胆草 12g，车前子 12g，黄柏 12g，栀子 9g，木通 9g，金银花 30g，生薏苡仁 30g，鱼腥草 30g，生甘草 6g。大便秘结者，加生大黄 12～15g（后下）。湿毒较重者加土茯苓 30g。

服法：水煎服，每日 1 剂。

（2）中药泡洗

处方：苦参 45g，白鲜皮 45g，升麻 30g，蛇床子 15g。

操作：煎汤泡洗双脚，每日两次，每次 30 分钟×30 天。

3. 康复锻炼

静立式：10 分钟×2 组，每天 2 次×30 天。

搓脚心：10 分钟×2 组，每天 2 次×30 天。

第二十一节　鸡　眼

【概述】

鸡眼是由于足部长期受挤压或摩擦而发生的角质增生性的疾病，好发于手掌及足跖，发于足者，多见于小趾外侧或趾间，为扁平的圆形角质硬物。病变部位皮肤角质层楔状增生变厚，其根深陷，形如鸡眼。

【病因病理】

多因穿不合适鞋子长期行走，或因脚骨发育畸形致足底某一点受力不均，长期挤压摩擦所致。皮肤角质增厚，略高于表面，尖端向下深入皮下，行走时由于间接挤压真皮乳头层附近感觉神经末梢而引起疼痛。

针刀医学认为，慢性积累性损伤导致软组织瘢痕增生，挤压神经末梢而引起疼痛。

【临床表现】

鸡眼一般为针头至蚕豆大小、散在皮肉的倒圆锥状角质栓，表面光滑，平皮肤表面或稍隆起，境界清楚，呈淡黄或深黄色，嵌入真皮。由于其尖端压迫神经末梢，故行走时引起疼痛。鸡眼多见于足跖前中部、小趾外侧或拇趾内侧缘，也见于趾背。发生于 4～5 趾间的鸡眼，受汗浸渍，呈灰白色浸软角质层，称为软鸡眼。

【诊断要点】

根据足跖、足趾等受压迫处发生圆锥形的角质栓，并伴压痛，容易诊断。注意与胼胝、跖疣的鉴别诊断。胼胝为扁平片状角质增厚，范围较广，一般不痛。跖疣可散发于足跖各处，不限于受压部位，可多发，损害如黄豆大小，表面角质增厚，用刀削去表面角质层，可见自真皮乳头血管渗出血细胞凝成的小黑点的角质软芯。

【针刀治疗】

依据网眼理论及人体弓弦力学系统的理论，通过切开瘢痕，疏通阻塞，解除局部压迫，消除症状。

（1）体位　仰卧位。

（2）体表定位　鸡眼处。

（3）消毒　施术部位用活力碘消毒2遍，然后铺无菌洞巾，使治疗点正对洞巾中间。

（4）麻醉　1%利多卡因局部定点麻醉。

（5）刀具　使用Ⅰ型针刀。

（6）针刀操作（图6-67）

①第1支针刀从鸡眼的一侧进针刀，针体与皮肤平面呈90°角，针刀经皮肤、皮下组织，沿鸡眼的根部纵疏横剥3刀后至鸡眼中央。

②第2支针刀从鸡眼的对侧进针刀，针体与皮肤平面呈90°角，针刀经皮肤、皮下组织，沿鸡眼的根部纵疏横剥3刀后至鸡眼中央，与第1支针刀相接。

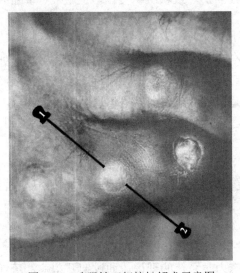

图6-67　鸡眼针刀相接松解术示意图

③不必把鸡眼剔出，压迫止血，包扎。1周左右鸡眼自行修平脱落。大多1次治愈。个别7日不愈者，再做1次而自愈。

【针刀术后康复治疗】

（一）目的

针刀整体松解术后康复治疗的目的是进一步调节患部皮肤弓弦力学系统的力平衡，纠正异常的皮肤应力，改善皮肤局部微循环，加速局部新陈代谢，使皮肤营养充足，有利于损伤组织的早期修复。

（二）原则

鸡眼针刀术后48～72小时后可选用下列疗法进行康复治疗。

（三）方法

中药外治：

处方一：肉桂 6g，当归 20g，白芍 20g，川芎 20g。

操作：将上方浸泡于 500ml 低度酒中，3 天后可用。取阿是穴（患）、肾俞（双）。离子导入 30 分钟，每天 1 次×7 天。

第二十二节　胼　胝

【概述】

胼胝是手掌、足底皮肤角质层长期受压迫和摩擦而引起的局限性片状增厚，中医学也称"胼底"。

【病因病理】

本病好发于手掌、足部的骨突部位，由于长期受压和摩擦所致。针刀医学认识到本病是由于局部慢性积累性损伤导致软组织慢性增生瘢痕、挛缩的病理改变，是人体对异常力学刺激的一种保护性反应。

【临床表现】

手足掌面较大面积受到长时间的机械性挤压摩擦，引起该处皮肤过度角化，角质增生、增厚形成皮肤硬板块，俗称"老茧子"，中心较厚边缘较薄，坚硬的中心皮肤发亮，皮纹消失，边缘皮纹清楚。胼胝与周围界限不清，皮面呈黄色，去除角质后其下皮肤正常不出血。常有疼痛不适感，如在脚掌，走路和跑跳都受限。大多数发生在长期走路而受挤压的前脚掌部位。

【诊断要点】

发生于足跖，蜡黄色、扁平或稍微隆起的局限性角质肥厚性斑块，质硬而稍透明，边界不清，中央较厚，边缘较薄。常对称发生，与职业有关者可见于受压部位。严重时可有压痛。

【针刀治疗】

依据网眼理论及弓弦力学系统的理论，通过切开瘢痕，疏通阻塞，解除局部压迫，消除症状。

（1）体位　仰卧位。

（2）体表定位　胼胝。

（3）消毒　施术部位用活力碘消毒 2 遍，然后铺无菌洞巾，使治疗点正对洞巾中间。

（4）麻醉　1%利多卡因局部定点麻醉。

（5）刀具　使用 I 型针刀。

（4）针刀松解术—"十"字形针刀松解术（图 6-68）。

①第 1 支针刀从胼胝的一侧进针刀　针体与皮肤平面呈 90°角，针刀经皮肤、皮下组织，沿胼胝的根部纵疏横剥 3 刀后至胼胝中央。

②第 2 支针刀从胼胝的对侧进针刀　针体与皮肤平面呈 90°角，针刀经皮肤、皮下组织，沿胼胝的根部纵疏横剥 3 刀后至胼胝中央，与第 1 支针刀相接。

③第 3 支针刀与第 1 支针刀呈 90°角进针刀　针体与皮肤平面呈 90°角，针刀经皮肤、皮下组织，沿胼胝的根部纵疏横剥 3 刀后至胼胝中央。

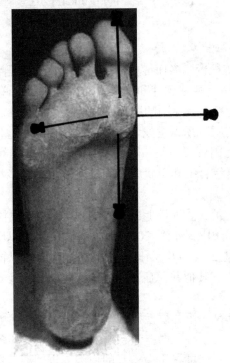

图 6-68　胼胝"十"字形针刀松解术示意图

④第 4 支针刀在第 3 支针刀的对侧进针刀　针体与皮肤平面呈 90°角，针刀经皮肤、皮下组织，沿胼胝的根部纵疏横剥 3 刀后至胼胝中央，与第 3 支针刀相接。

【针刀术后康复治疗】

（一）目的

针刀整体松解术后康复治疗的目的是进一步调节患部皮肤弓弦力学系统的力平衡，纠正异常的皮肤应力，改善皮肤局部微循环，加速局部新陈代谢，使皮肤营养充足，有利于损伤组织的早期修复。

（二）原则

胼胝针刀术后 48～72 小时后可选用下列疗法进行康复治疗。

（三）方法

中药外治：

处方：肉桂 6g、当归 20g、白芍 20g、川芎 20g。

操作：将上方浸泡于 500ml 低度酒中，3 天后可用。取阿是穴（患）、肾俞（双）。离子导入 30 分钟，每天 1 次×7 天。

第二十三节　肥胖症

【概述】

肥胖症是指人体脂肪积聚过多而造成体重增加的疾病，是临床常见的一种代谢性和营养性疾病。肥胖可分为单纯性肥胖和继发性肥胖两大类。单纯性肥胖所占比例高达99%。单纯性肥胖是一种找不到原因的肥胖，医学上也把它称之为原发性肥胖，可能与遗传、饮食和运动习惯有关。所谓继发性肥胖，是指由于其他健康问题所导致的肥胖。也就是说继发性肥胖是有因可查的肥胖。可因下丘脑、垂体、甲状腺、肾上腺和性腺疾病所致。其中成人以库欣综合征和甲状腺功能低下性肥胖为多见，儿童中以颅咽管瘤所致的下丘脑性肥胖为最多。

当进食热量多于人体消耗量而以脂肪形式储存于体内，使体重超过理想体重20%者称为肥胖，超过理想体重10%又不到20%者称为超重。也可以以体重指数［体重（kg）/身高的平方（cm^2）］超过24作为诊断肥胖的标准。临床上以体重增加、皮下脂肪增厚为特征。中重度肥胖还兼有其他并发症。

【病因病理】

西医学认为，肥胖症是一组异质性疾病，是遗传因素、环境因素等多种因素相互作用的结果。脂肪的积聚是由于摄入的能量超过消耗的能量，即多食或消耗减少，或两者兼有，均可引起肥胖，但这一能量平衡紊乱的原因尚未阐明。肥胖症有家族聚集倾向，但遗传基础未明，不排除共同饮食、活动习惯的影响。环境因素主要是饮食和体力活动，进食多、喜甜食或油腻食物、快餐、在外用餐等使能量摄入增多。饮食构成中，脂肪比糖类更容易引起脂肪积聚。体力活动不足使能量消耗减少，从而影响肥胖症的发生。

中医学认为，肥胖症发生多为饮食不节，嗜食肥甘，贪图安逸，使肺、脾胃、肾功能失调所致。病机有虚实两端，早则多实，久则多虚。胃主受纳，脾主运化，实者胃中积热，消谷善饥，能食而肥；久之脾胃功能虚损，运化失职，水液代谢失常，湿浊内阻，气机失畅，且病及肺肾，而为虚实夹杂之证。病程久远者，总以脾虚为本，湿、痰为标，也可见有血瘀之变。亦有因先天禀赋不足，或年高真阳衰微，脾阳失于温煦者。

【临床表现】

肥胖症可见于任何年龄，女性较多见。多有进食过多或运动不足病史。常有肥胖家族史。轻度肥胖多无症状。中重度肥胖可引起气急、关节痛、肌肉酸痛、体力活动减少以及焦虑、忧郁等。肥胖症还可伴随或并发睡眠中阻塞性呼吸暂停、胆囊疾病、高尿酸血症和痛风、骨关节病、静脉血栓、生育功能受损以及某些癌肿发病率增高等，且麻醉或手术并发症增多。肥胖症及其一系列慢性伴随病、并发症严重影响患者健康、正常生活及工作能力和寿命。

【诊断要点】

①体重超过标准20%或体重指数（BMI）超过24。

②男性腰围≥85cm，女性腰围≥80cm为腹型肥胖。

③用CT或MRI扫描腹部第4~5腰椎水平面计算内脏脂肪面积时，以腹内脂肪面

积≥100cm² 作为判断腹内脂肪增多的切点。

【针刀治疗】

1. 第 1 次针刀治疗 调节腹部经络的电生理线路

（1）体位 仰卧位。

（2）体表定位 中脘、水分、天枢、关元、气海。

（3）消毒 在施术部位用活力碘消毒 2 遍，然后铺无菌洞巾，使治疗点正对洞巾中央。

（4）麻醉 1％利多卡因局部定点麻醉。

（5）刀具 选用Ⅰ型 4 号直形针刀。

（6）针刀操作

① 在上腹部，前正中线上，脐上 4 寸处（中脘穴）定一点，刀口线和人体纵轴平行，针刀体与皮肤平面垂直刺入 0.8cm，纵行剥离 2～3 下（图 6-69）。

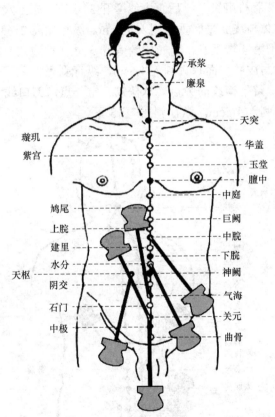

图 6-69 从中脘、水分、天枢、气海、关元处进针刀

② 在上腹部，前正中线上，脐上 1 寸处（水分穴）定一点，刀口线和人体纵轴平行，针刀体与皮肤平面垂直刺入 0.8cm，纵行剥离 2～3 下。

③ 在腹部，横平脐中，前正中线旁开 2 寸（天枢穴）定一点，刀口线和人体纵轴平行，针刀体与皮肤平面垂直刺入 0.8cm，纵行剥离 2～3 下。

④ 在下腹部，前正中线上，当脐中下 1.5 寸处（气海穴）定一点，刀口线和人体纵轴平行，针刀体与皮肤平面垂直刺入 0.8cm，纵行剥离 2～3 下。

⑤ 在下腹部，前正中线上，当脐中下 3 寸处（关元穴）定一点，刀口线和人体纵轴平行，针刀体与皮肤平面垂直刺入 0.8cm，纵行剥离 2～3 下。

2. 第 2 次针刀治疗 调节腰部经络的电生理线路

（1）体位 俯卧位。

（2）体表定位 肾俞、志室、秩边、承扶。

（3）消毒 在施术部位用活力碘消毒 2 遍，然后铺无菌洞巾，使治疗点正对洞巾中央。

（4）麻醉 1%利多卡因局部定点麻醉。

（5）刀具 选用Ⅰ型 4 号直形针刀。

（6）针刀操作

① 在腰区，第 2 腰椎棘突下，后正中线旁开 1.5 寸处（肾俞穴）定一点，刀口线和人体纵轴平行，针刀体与皮肤平面垂直刺入 1.5cm，纵行剥离 2～3 下（图 6-70）。

② 在腰区，第 2 腰椎棘突下，后正中线旁开 3 寸处（志室穴）定一点，刀口线和人体纵轴平行，针刀体与皮肤平面垂直刺入 1.5cm，纵行剥离 2～3 下。

③ 在骶区，横平第 4 骶后孔，骶正中嵴旁开 3 寸（秩边穴）定一点，刀口线和人体纵轴平行，针刀体与皮肤平面垂直刺入 1.5cm，纵行剥离 2～3 下。

④ 在大腿后面，臀下横纹的中点（承扶穴）定一点，刀口线和人体纵轴平行，针刀体与皮肤平面垂直刺入 1.5cm，纵行剥离 2～3 下。

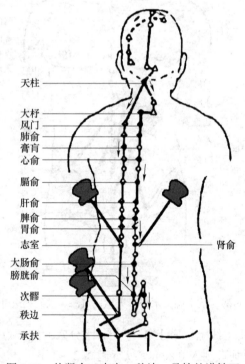

图 6-70 从肾俞、志室、秩边、承扶处进针刀

3. 第 3 次针刀治疗 调节背腰段脊柱弓弦力学系统。

（1）体位 俯卧位。

（2）体表定位 在 T_6～T_{10} 棘突节段上，以正中线旁开 3cm 定点，共 8～10 点。

（3）消毒 在施术部位用活力碘消毒2遍，然后铺无菌洞巾，使治疗点正对洞巾中央。

（4）麻醉 1%利多卡因局部定点麻醉。

（5）刀具 选用Ⅰ型4号直形针刀。

（6）针刀操作 以松解 T_6 棘上韧带、$T_6 \sim T_7$ 棘间韧带及两侧关节囊韧带为例（图6-71）。

①1支针刀松解 T_6 棘上韧带 在 T_6 棘突顶点下缘定位，从棘突顶点进针刀，刀口线与脊柱纵轴平行，针刀经皮肤、皮下组织，直达棘突骨面，在骨面上纵疏横剥 2～3 刀，范围不超过 1cm，然后贴骨面向棘突两侧分别用提插刀法切割 2 刀，深度不超过 0.5cm。其他棘上韧带松解方法与此相同。

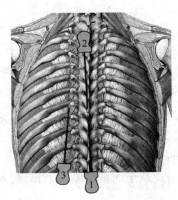

图6-71 松解 T_6 棘上韧带、$T_6 \sim T_7$ 棘间韧带及两侧关节囊韧带

②2支针刀松解 $T_6 \sim T_7$ 棘间韧带 在 T_6 棘突顶点下缘定位，从 T_6 棘突下缘进针刀，刀口线与脊柱纵轴平行，针刀经皮肤、皮下组织，直达棘突骨面，调转刀口线 90°，沿 L_4 棘突上缘用提插刀法切割 2～3 刀，深度不超过 1cm。其他棘间韧带松解方法与此相同。

③3支针刀松解 T_6 左侧肋横突关节囊韧带 在 $T_5 \sim T_6$ 棘突顶点旁开 3cm 定点，刀口线与脊柱纵轴平行，针刀体与皮肤呈 90°，针刀经皮肤、皮下组织、胸腰筋膜、竖脊肌，直达横突骨面，沿横突向外到肋横突关节囊，纵疏横剥 2～3 刀，范围不超过 2cm。右侧肋横突关节囊韧带参照左侧操作进行。

其余节段参照 T_6 节段进行针刀操作。

（7）针刀术后手法 先松弛背部肌肉及软组织，根据胸椎错位类型，分别选用龙层花整脊手法，用俯卧位双向分压法、旋转分压法、俯卧冲压法、仰卧垫压复位法、立位靠墙垫压复位法或坐位扳肩膝顶复位法，年老或骨质疏松者，用悬提摇摆复位法等以纠正脊椎的仰旋、俯旋、侧弯侧摆错位。

4. 第4次针刀治疗 调节四肢部经络的电生理线路。

（1）体位 仰卧位。

（2）体表定位 曲池、合谷、足三里、丰隆、三阴交、内庭

（3）消毒 在施术部位用活力碘消毒2遍，然后铺无菌洞巾，使治疗点正对洞巾中央。

（4）麻醉 1%利多卡因局部定点麻醉。

（5）刀具 选用Ⅰ型4号直形针刀。

（6）针刀操作

① 在肘区，屈肘成直角，在尺泽和肱骨外上髁连线中点凹陷处（曲池）定 1 点，刀口线和人体上肢纵轴平行，针刀体与皮肤平面垂直刺入 1cm，刺入纵行剥离 2～3 下。

② 在手背，第 2 掌骨桡侧的中点处（合谷）定 1 点，刀口线和人体上肢纵轴平行，针刀体与皮肤平面垂直刺入 1cm，刺入纵行剥离 2～3 下（图 6-72）。

③ 在小腿外侧，犊鼻下 3 寸，胫骨前嵴外一横指处（足三里）定 1 点，刀口线和人体下肢纵轴平行，针刀体与皮肤平面垂直刺入 1cm，刺入纵行剥离 2～3 下（图 6-73）。

④ 在小腿外侧，外踝尖上 8 寸，胫骨前肌外缘（丰隆穴）定 1 点，刀口线和人体下肢纵轴平行，针刀体与皮肤平面垂直刺入 1cm，刺入纵行剥离 2～3 下（图 6-73）。

⑤ 在小腿外侧，胫骨内侧缘后方凹陷处（三阴交穴）定 1 点，刀口线和人体下肢纵轴平行，针刀体与皮肤平面垂直刺入 1cm，刺入纵行剥离 2～3 下（图 6-74）。

⑥ 在足背，在第 2、3 趾间，趾蹼缘后方赤白肉际处（内庭穴），定 1 点，刀口线和人体下肢纵轴平行，针刀体与皮肤平面垂直刺入 1cm，刺入纵行剥离 2～3 下（图 6-73）。

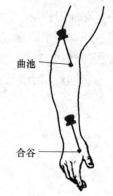

图 6-72　从曲池、合谷处进针刀

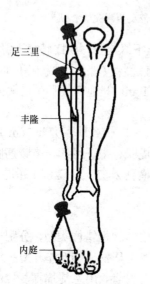

图 6-73　从足三里、丰隆、内庭处进针刀

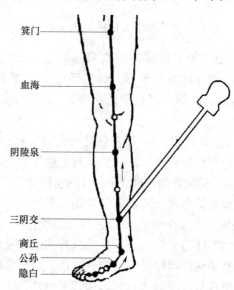

图 6-74　从三阴交处进针刀

第七章
常见美容减肥与整形科疾病临证医案精选

第一节 面部皱纹临证医案精选

【临证医案精选一】

患者，陈某某，女，50岁，瑜伽教练，2014年3月15日至然道国医就诊。

主诉：额部皱纹逐年加深十年。

现病史：患者十年前在睁大眼睛和抬额时额部出现较浅皱纹，未予理睬。随着年龄的增长皱纹逐渐加深，并出现静态额纹，说话时会出现不自主的抬额表情而至额部皱纹更深。余无不适（图7-1）。

诊断：面部皱纹。

治疗：在额部皱纹纹路上，间隔2cm左右定点。针刀规格：0.5mm×3cm针刀。治疗方法：以无痛精针刀疗法调息运气、纳米寸劲、逐层松解手法，在定点处进针，于皮下SMAS层扇形逐段平刺，不强求到骨面。出针后立即按压针眼60s以上。

2014年3月25日复诊：额纹变浅，说话时基本看不到抬额表情，仅在情绪激动时还会出现。继续无痛精针刀治疗如前。

2014年4月10日复诊：静态额纹完全消失，仅在刻意抬额时还会出现较浅额纹。继续无痛精针刀方法治疗如前。

2014年5月3日复诊：刻意抬额睁眼尽量往上看时基本看不到额纹，继续巩固治疗如前。随访3年，患者额纹未再复发（图7-2）。

按语：面部表情纹是由于表情肌长期反复收缩以致慢性损伤、肌纤维短缩，牵拉皮肤而成。额肌及其筋膜的紧张挛缩是产生额纹的罪魁祸首。故针刀松解额肌及其筋膜，能促进局部循环代谢，修复额肌弹性及功能，是消灭额纹最好的手段。

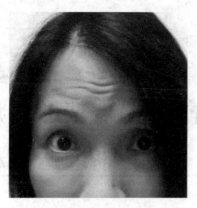 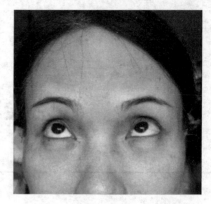

图 7-1　面部皱纹针刀治疗前　　　　　图 7-2　面部皱纹针刀治疗后

【临证医案精选二】

患者，邱某某，女，55 岁，2011 年 4 月 11 日至然道国医就诊。

主诉：鼻唇沟两侧纹路逐渐加深，嘴角向左侧偏歪 15 年。

现病史：患者年轻时五官精致漂亮，但从 40 岁开始鼻唇沟纹（法令纹）加深，尤其在笑的时候，不仅法令纹更深，嘴角还向左侧歪斜。随着年龄的增长，上述现象逐渐加重。近来因颈椎病在然道国医治愈，遂要求无痛精针刀美容。

诊断：面部皱纹。

治疗：在口轮匝肌周围的提上唇鼻翼肌、颧大（小）肌、提口角肌、笑肌、降下唇肌及咬肌区域触诊激痛点（压痛、条索、硬结）定点，大部分与迎香、巨髎、地仓、夹承浆、下关、牵正、颊车等腧穴吻合。选取 0.6mm×4cm 针刀。治疗方法：以无痛精针刀疗法调息运气、纳米寸劲、逐层松解手法，在口轮匝肌定点处平刺进针，先由下往上沿皱纹方向，在皮下 SMAS 层逐段平刺，再呈扇形小角度往外侧 SMAS 层逐段平刺约 3～5 个方向，不强求到骨面。咬肌处由浅入深逐层直刺或斜刺，出针后立即大范围按压以上针眼 60s 以上，以防出现血肿青紫（图 7-3）。

2011 年 4 月 21 日复诊：法令纹变浅，口角歪斜也有改善。继续如前述方法无痛精针刀治疗。

2011 年 5 月 18 日复诊：患者法令纹已较治疗前明显变浅，口角歪斜继有改善，而且面部皮肤较前变白，毛孔缩小，光泽细腻红润，患者说自己至少年轻了五岁（图 7-4），要求继续治疗。

2016 年 6 月 10 日复诊：患者因为腰椎疾病来然道国医就诊，发现五年来患者仍然保持皮肤紧致光泽，法令纹虽有所加深，但仍比 5 年前要浅。

按语：鼻唇沟纹（俗称法令纹）的形成乃由于口轮匝肌周围呈放射状的表情肌长期收缩，慢性损伤，最后紧张挛缩，牵拉皮肤产生凹陷而成。针刀针对表情肌的高张力点及皮肤与 SMAS 筋膜的粘连进行松解，能迅速缓解表情肌的紧张挛缩，调节肌肉的力平衡，剥离粘连，伸展皮肤，达到祛皱及改善不对称面部表情的目的。更能促进面部的循环和代谢，祛皱的同时改善肤色肤质，起到一荣俱荣的功效。因为是针对皱纹形成的根本原因治疗，所以远期疗效仍佳。

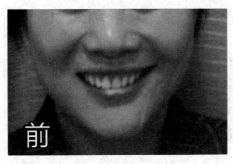

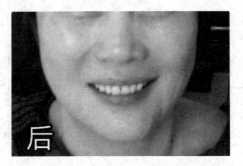

图 7-3　鼻唇沟纹针刀治疗前　　　　　　图 7-4　鼻唇沟纹针刀治疗后

【临证医案精选三】

患者，何某，48 岁，2015 年 3 月 18 日至然道国医就诊。

主诉：面部皱纹、色斑 18 年，逐渐加重伴皮肤松弛 8 年。

现病史：患者自诉由于年轻时家境贫寒，操劳过度，风吹日晒，以致 30 岁开始面部出现小细纹，色素斑点。40 岁以后症状加重，以鼻唇沟纹、眉间纹明显，并出现静态皱纹，色素斑点面积也逐年扩大并部分融合成片状，以眼眶、口唇周围、面颊部为多，整脸肤色黑黄暗沉，皮肤粗糙、松弛。要求无痛精针刀整体美容治疗（图 7-5）。

诊断：面部皱纹、黄褐斑、皮肤松弛。

治疗：在纹路上及两侧皱眉肌上触按到的激痛点定点；鼻唇沟纹定点：在口轮匝肌周围的提上唇鼻翼肌、颧大（小）肌、提口角肌、笑肌、降下唇肌及咬肌区域触诊激痛点（压痛、条索、硬结）定点，大部分与迎香、巨髎、地仓、夹承浆、下关、牵正、颊车等腧穴吻合；在面部色斑区域定点，整脸大概定点 40 个左右。选取 0.5mm×3cm 针刀。治疗方法：以无痛精针刀疗法调息运气、纳米寸劲、逐层松解手法，皱纹处在皮下 SMAS 层扇形平刺 2～5 下，色斑及硬结条索处根据阻力范围和层次由浅入深可直刺、斜刺。

2015 年 4 月 2 日复诊：面部皱纹、色斑变浅，肌肤较前紧致提升，如前继续治疗 4 次。

2015 年 6 月 5 日复诊：3 月来患者历经 5 次无痛精针刀美容微整形治疗，鼻唇沟明显丰满，静态皱纹消失，眉间也变得饱满，纹路明显变浅。面部色斑大部分消退，肌肤变白紧致提升，至少年轻 10 岁（图 7-6）。因疗程还剩 1 次，故继续治疗如前。

按语：面部表情肌、咀嚼肌及 SMAS 筋膜损伤，是面部皮肤衰老的根本原因。表情肌及 SMAS 筋膜损伤短缩除牵拉皮肤产生皱纹外，附着其上的皮肤还会因为地心引力出现下垂。而面部肌筋膜的紧张、挛缩，更会挤压贯穿其中的血管、淋巴管造成血液循环

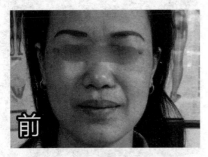

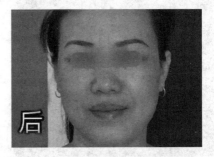

图 7-5　面部皱纹针刀治疗前　　　　　　图 7-6　面部皱纹针刀治疗后

和淋巴回流障碍，导致皮肤营养水分缺失、色素代谢受阻，从而出现皮肤干燥、粗糙、色斑等系列皮损性问题。故针刀针对表情肌、咀嚼肌及其筋膜的治疗，能松解挛缩紧张的肌肉、SMAS筋膜，恢复弹性，伸展皮肤，平复皱纹，促进面部血液循环和淋巴代谢，促进炎性产物、色素细胞的吸收清除，皮肤营养和水分增加，改善肤质肤色。

第二节 眼袋临证医案精选

【临证医案精选】

患者，滕某，男，67岁，2017年10月12日至然道国医就诊。

主诉：下眼睑臃肿，皮肤松弛，逐渐加重30年，伴双眼酸胀，视力疲劳3年。

现病史：患者30年前开始出现下眼睑臃肿，皮肤松弛，随着年龄增长，臃肿逐渐增大，纹路加深，未予理睬。近3年来感眼酸胀干涩，视物疲劳，老花眼度数加深。因左膝关节严重骨性关节炎接受无痛精针刀治疗而愈，遂要求治疗眼疾（图7-7）。

诊断：眼袋。

治疗：于双侧眼眶下方之眼轮匝肌区域触诊压痛、条索、硬结并定点，每侧8～10个。选取0.5mm×3cm针刀。治疗方法：以无痛精针刀疗法调息运气、纳米寸劲、逐层松解手法，在定点处进针，针尖斜向下方由浅入深斜刺，可到眶骨骨面。出针后立即按压针眼60s以上，以防出现血肿青紫。

2017年10月26日复诊，发现眼袋变浅，患者眼内酸胀干涩、视力疲劳症状也明显减轻，要求再次治疗。按前叙方法继续无痛精针刀治疗。

2018年4月30日：患者因其他疾病来然道国医诊治，发现眼袋比之前更小，治疗前后照片对比有明显变化（见图7-8）。而且眼睛、视力情况均保持良好，患者非常满意。

按语：眼袋的形成表面上看是由于下眼睑组织肿胀，眶内脂肪突出于眶外而成，故既往针对眼袋的治疗都以手术摘除眶下脂肪组织，切除多余皮肤为多。然而无痛精针刀诊疗思路认为眼袋是因为眼轮匝肌紧张挛缩，附着在上面的皮肤松弛，血管淋巴管受到挤压导致循环障碍，组织液渗出，脂肪代谢受阻，由于地心引力，渗出液和脂肪组织在

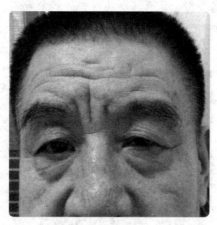

图7-7 眼袋针刀治疗前

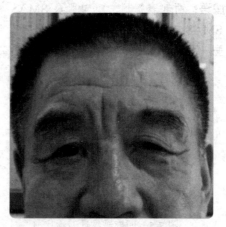

图7-8 眼袋针刀治疗后

眼睑下方堆积而成。所以松解眼轮匝肌，不仅能有效缓解眼轮匝肌的紧张，恢复其弹性，伸展皮肤，更能加速局部的循环，促进组织液和脂肪的吸收代谢，还能通过改善外部循环达到疏通眼内循环的目的，故患者眼袋改善的同时眼部疾病也得到有效治疗。

第三节　黄褐斑临证医案精选

【临证医案精选】

患者，余某某，女，50 岁，2014 年 8 月 10 日至然道国医就诊。

主诉：双侧面部出现黄褐色斑 20 年。

现病史：患者 30 岁时面部出现黄褐色斑，逐渐增多，同年发现罹患子宫颈癌，行子宫次全切手术。术后面部色斑未见减少，反而随着年龄增长范围增大，颜色加深。曾内服中药当时有效，但停药后又如前。现患者双侧面部黄褐色斑对称分布，呈不规则片状，以眼眶周围、面颊部及下巴较多，面色黄暗。伴焦虑、心烦、头晕，颈肩酸痛，3年前已绝经（图 7-9）。

诊断：1. 黄褐斑。

　　　2. 子宫次全切术后。

治疗：在面部色斑区域，斑块斑点较密集处定点，每点间隔 1～2cm；颈肩部斜方肌、肩胛提肌、头、颈夹肌、头半棘肌、胸锁乳突肌、斜角肌及颅底上下项线之间触诊激痛点定点，面部选点 20 个，颈肩部选点 15 个。针刀规格：面部 0.5mm×3cm，颈肩部 0.6mm×4cm 针刀。治疗方法：以无痛精针刀疗法调息运气、纳米寸劲、逐层松解手法，在面部色斑区域根据色斑的范围由浅入深向周围斜刺，出针后按压针眼 60s以上防止出血。颈肩、颅底部激痛点由浅入深松解紧张的肌筋膜。刀下松动为度，不强求到骨面。

2014 年 8 月 24 日复诊：黄褐斑颜色变淡，头晕减轻，继续治疗如前。

2014 年 9 月 8 日复诊：黄褐斑颜色又有变浅，诸症也继有改善。继续治疗 3 次如前。

2014 年 11 月 1 日复诊：经过之前 4 次无痛精针刀治疗，患者不仅面部黄褐斑明显消退，整个面部皮肤也变得白嫩紧致（图 7-10），头晕消失，性格变得开朗自信。要求继续治疗以巩固疗效。随访至今未见复发。

按语：女性黄褐斑形成的主要原因是由于雌/孕激素及睾酮的影响，加之紫外线照射，致皮肤的基底膜受损，皮肤血管形成、皮肤屏障失衡所致。针刀在色斑局部治疗，能加速血液和淋巴循环，促进受损皮肤的修复，促进色素的吸收。人体激素水平受下丘脑－垂体内分泌系统的调节，颈椎病造成颈交感神经兴奋，颈动脉及椎动脉紧张，会导致大脑供血不足从而影响下丘脑－垂体内分泌功能，还会影响到颈外动脉的循环导致颌面部供血障碍，更会影响到面、颈部的淋巴循环。所以，治疗颈椎病，调节颈交感神经的兴奋性，舒缓颈动脉和椎动脉，除能增强大脑供血，调节内分泌功能外，还能增强面部的供血，改善面部的淋巴循环，是根治黄褐斑的重要思路。

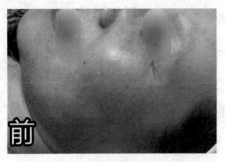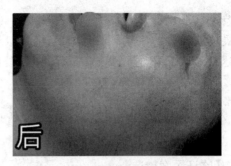

图 7-9　黄褐斑针刀治疗前　　　　　图 7-10　黄褐斑针刀治疗后

第四节　面部痤疮临证医案精选

【临证医案精选】

患者，陈某某，男，35 岁，2013 年 10 月 20 日至然道国医就诊。

主诉：面部粉刺、丘疹、脓疱、结节反复不愈，并遗留瘢痕 15 年。

现病史：自诉 20 岁开始面部出现反复发作性粉刺、丘疹、脓疱、结节，消退后遗留瘢痕。熬夜、吃辛辣刺激食物后加重。曾至多家医院中西药内服外用治疗，疗效甚微（图 7-11）。

诊断：面部痤疮及继发瘢痕。

治疗：痤疮及瘢痕局部定点。颈肩部斜方肌、肩胛提肌、头、颈夹肌、头半棘肌、胸锁乳突肌、斜角肌及颅底上下项线之间、上胸段棘突、最长肌等部位触诊激痛点定点，基本与风池、天柱、百劳、肩井、天髎、扶突、大椎、肺俞等腧穴吻合。面部选点 30 个，颈肩背部选点 15 个。针刀规格：0.6mm×4cm 针刀。治疗方法：以无痛精针刀疗法调息运气、纳米寸劲、逐层松解手法，在痤疮中央及瘢痕处进针后透刺 3～5 个方向，出针后痤疮处挤压针眼，排尽血液和脓液，瘢痕处则按压针眼防止出血。颈肩背激痛点由浅入深松解紧张的肌筋膜。刀下松动为度，不强求到骨面。

2013 年 11 月 4 日：痤疮明显减少，瘢痕也较前变平软。继续无痛精针刀治疗如前。

2013 年 11 月 28 日：新的痤疮已没有再发，老的大部分已消退，瘢痕明显变平，颜色变淡（图 7-12）。继续无痛精针刀治疗如前。

患者经过 3 次无痛精针刀治疗痤疮发作已基本停止，瘢痕也明显修复，随访 3 年疗效稳定。

按语：很多顽固性多年不愈的面部痤疮，除与内分泌功能紊乱有关外，更与痤疮反复发作局部形成疤痕粘连，造成血液和淋巴循环障碍，局部炎性代谢产物堆积无法吸收有关。所以针刀针对局部炎性肿物及瘢痕组织的松解减压，能迅速改善循环和代谢，促进组织的修复。再配合颈椎及胸椎的治疗，调整内分泌功能，达到标本兼治的目的。

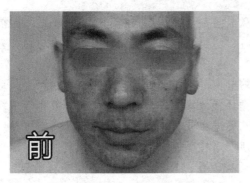

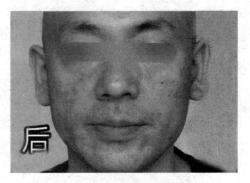

图 7-11　面部痤疮针刀治疗前　　　　　图 7-12　面部痤疮针刀治疗后

第五节　带状疱疹后遗症临证医案精选

【临证医案精选】

患者：朱某某，女，54 岁，家庭妇女，于 2017 年 2 月 23 日至然道国医就诊。

主诉：左侧眼、额头顶阵发性剧痛伴局部瘢痕 2 个月。

现病史：患者 2017 年 12 月 24 日突然出现左侧前头顶疼痛并延伸至前额及眼眶，疼痛逐日加剧。遂至广州市某三甲医院就诊，做头部 CT 检查。报告：①右侧额叶小片状稍高密度影，不除外少量脑出血可能。②双侧筛窦，上颌窦及蝶窦炎症。予口服、注射西药（药名不详）无任何缓解。10 天后左侧眼额及头顶出现密集疱疹，又转至另一所三甲医院，确诊为"带状疱疹"。予内服注射药物（药名不详）后，疱疹消退，但疼痛反而更加剧烈。感左侧眼眶、前额、头顶阵发性电击烧灼样剧痛并牵扯到左面颊部，持续 3～5min，30min～1h 发作一次，任何止痛药都无法缓解发作。伴疼痛区域麻木，左眼胀痛干涩，畏光流泪，视物模糊，整日痛不欲生，寝食难安。就诊时除见上述症状发作外，尚见左侧眶上、前额及头顶皮肤多处大小不一、形状不规则之凹陷瘢痕（图 7-13）。舌质紫暗，苔淡黄厚腻，脉弦涩。

诊断：带状疱疹后遗症。

治疗：在左侧眼轮匝肌、皱眉肌、额肌、颞肌、头顶帽状腱膜等患者自觉疼痛区域触诊激痛点（压痛、条索、硬结）及瘢痕处定点。针刀规格：0.6mm×4cm 针刀。治疗方法：根据疼痛、条索范围，以无痛精针刀疗法调息运气、纳米寸劲、逐层松解手法治疗。先在皮下 SMAS 层扇形逐段平刺，条索硬结严重的可根据手感进入深层甚至骨面。出诊后按压针眼 1 分钟以上，以防出现血肿青紫。

2018 年 3 月 7 日复诊，自诉疼痛发作频率及程度明显减轻，左眼仍然胀痛干涩，并诉眶下面部至口角均有牵扯痛和麻木，在口轮匝肌、提上唇鼻翼肌、提上唇肌、咬肌相当于地仓、迎香、四白、下关等腧穴可触及压痛、条索、硬结，无痛精针刀除继续上次区域的治疗外，加上面颊部的这些穴位松解硬结条索。

2018 年 3 月 20 日复诊，发作性疼痛已缓解，眼睛也较前舒服，局部瘢痕颜色明显变淡，仍感眼、额及头顶部有少许酸胀麻木感，继续无痛精针刀治疗如前。

2018 年 5 月 14 日再次复诊：诉疼痛、麻木已完全缓解，眼睛尚有少许不适，瘢痕也基本修复，仅遗留少许淡褐色色素（图 7-14），要求再次无痛精针刀治疗。思路和方法如前。

按语： 本案带状疱疹病毒侵犯三叉神经的分支眶上神经和部分眶下神经，产生局部疱疹并遗留瘢痕，导致皮肤及肌筋膜受损，循环代谢障碍，神经修复受阻，故疼痛持续不愈。针刀针对局部受损组织松解瘢痕粘连，促进血液循环和淋巴代谢，从而增强神经营养及修复，所以效如桴鼓。另外针对皱眉肌、眼轮匝肌、额肌的松解，病痛得到治愈的同时，患者的瘢痕、眉间纹、额纹也得到明显改善，真正是治病美容，美容治病！

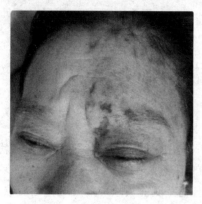 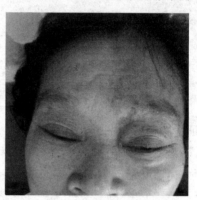

图 7-13　带状疱疹针刀治疗前　　　　图 7-14　带状疱疹针刀治疗后

第六节　太阳穴凹陷临证医案精选

【临证医案精选】

患者，女，43 岁，于 2018 年 3 月 22 日至然道国医就诊。

主诉：太阳穴凹陷并逐年加深 10 年。

现病史：十年前发现太阳穴凹陷，以右侧明显，随着年龄的增长，凹陷越来越明显。患者平素性格内向，易焦虑，近半年偶尔出现侧头痛，以右侧为重（图 7-15）。

诊断：太阳穴凹陷。

治疗：在颞肌肌腹及肌腱上可广泛触及明显压痛、条索、硬结，右侧较左侧为多，以痛为腧定点，右侧 12 个左侧 10 个。针刀规格：0.5mm×3cm 针刀。治疗方法：以无痛精针刀疗法调息运气、纳米寸劲、逐层松解手法斜刺 3～5 个方向，条索硬结严重者可根据手感达深层，甚至骨面。出针后立即按压针眼 60s 以上，以防出现血肿。

2018 年 3 月 30 日复诊，双侧太阳穴凹陷明显改善（图 7-16），侧头痛也缓解，继续治疗如前。

按语： 太阳穴凹陷有认为是颧骨平直所致。但后天形成的凹陷与骨骼无关，应责之为肌筋膜的损伤。颞肌附着于颞骨上，其厚薄肯定会影响到颞部的外观。所以颞肌及其筋膜的紧张挛缩变薄，会导致太阳穴凹陷。针刀松解受损的颞肌，即能达到丰满颞部太阳穴的目的，还能解除紧张的肌筋膜对神经血管的卡压，治疗头痛。

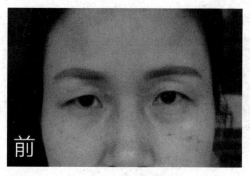 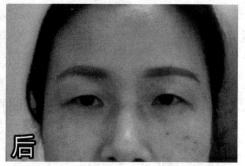

图 7-15　太阳穴凹陷针刀治疗前　　　　图 7-16　太阳穴凹陷针刀治疗后

第七节　瘦脸临证医案精选

【临证医案精选】

患者，李某某，女，28 岁，于 2016 年 8 月 23 日至然道国医就诊。

主诉：双侧下颌角突出、下巴缩短 13 年。

现病史：患者 15 岁开始出现双侧下颌角突出，间距增宽，脸型变大，下巴缩短，随着年龄的增长，上述现象越来越明显，余无不适，未做任何处理（图 7-17）。

诊断：下颌角突出。

治疗：在双侧咬肌范围触诊激痛点，每侧选择治疗点 5 个。针刀规格：0.5mm×3cm 针刀。治疗方法：以无痛精针刀疗法调息运气、纳米寸劲、逐层松解手法，直刺或斜刺咬肌紧张的硬结条索，可根据手感由浅入深甚至到骨面。出针后按压针眼 1 分钟以上，以防出现血肿青紫。如此治疗 2 次，间隔 1 周。

2016 年 9 月 15 日复诊：患者下颌角明显缩小，间距缩窄，脸型变小，瘦出尖下巴（图 7-18）。

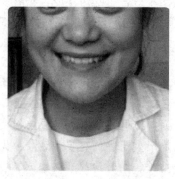 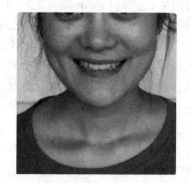

图 7-17　瘦脸针刀治疗前　　　　　　图 7-18　瘦脸针刀治疗后

按语： 下颌角突出通常认为是下颌角骨骼肥厚所致。但后天形成的突出与骨骼无关，应责之为咬肌肌筋膜的损伤。咬肌附着于颧骨（颧弓）与下颌骨的咬肌粗隆之间，由于长期不正确的咀嚼习惯和表情，必然伤及咬肌及其筋膜而至肌纤维短缩，筋膜肥厚，从而引起下颌角外扩突出，下巴也相应缩短。故针刀松解能放松咬肌及其筋膜，恢复其正常的形态，从而达到瘦脸、尖下巴的目的。

第八节　肥胖症临证医案精选

【临证医案精选一】

患者，某某，俄罗斯人，女，37岁，2015年7月10日至然道国医就诊。

主诉：渐进性肥胖10年。

现病史：患者十年前因患"肾病"口服类固醇类激素1年，身体逐渐发胖，而且随着年龄增长逐年加重，曾尝试西药减肥效果不佳，遂来中国寻求中医治疗。目前患者身高170cm，体重120kg，食欲尚可，腹胀，便秘，腹围146cm，性格内向，舌质暗红胖大有齿印，苔白厚腻，脉弦滑。体检指标除血脂增高以外余无异常（图7-19）。

诊断：肥胖症（肝郁脾虚，痰浊内蕴）。

治疗：腹部定点：以肚脐为中心，在任脉、足阳明胃经、足太阴脾经、足少阳胆经的经络线上初诊激痛点（压痛、条索、硬结），患者憋气鼓肚时激痛点更明显，整个腹部约40个点。体穴定点：选取足三里、丰隆、太冲、三阴交四对腧穴。针刀规格：腹部0.8mm×5cm，四肢0.6mm×5cm。操作方法：以无痛精针刀疗法调息运气、纳米寸劲、逐层松解手法，腹部由上往下斜刺进针后，先在脂肪层呈扇形向数个方向逐段斜刺，最后退针至皮下直刺至深筋膜层次下。四肢腧穴直刺，根据手感由浅入深，不强求到骨面，患者出现酸胀感为度。通过以上治疗后腹围当场减掉6cm。

2015年7月15日复诊：自诉食欲明显减退，不容易饿，吃一点食物即饱，患者惊讶自己吃得少而精神状态却没有任何影响，体重减轻2公斤，腹围保持140cm，继续治疗2次，方法如前。

2015年7月30日复诊：患者15天经过3次无痛精针刀减肥治疗，体重已下降10公斤，腹围由之前的146cm减至130cm，食欲仍然不好，可吃可不吃，不容易饿，容易饱，精神体力如常（图7-20）。患者很满意，因签证问题，只能继续治疗1次，次日回国。3个月后email随访，患者体重继续减轻，已由之前的120公斤减至90公斤。自诉终于又可以穿漂亮衣服了！

按语：成年人尤其是中老年人的肥胖，一般是由于脂肪细胞体积增大所至。无痛精针刀理论认为腹部肌筋膜劳损紧张挛缩，脂肪被膜增厚，脂肪代谢受阻，是导致脂肪颗粒堆积，细胞体积增大的主要原因；而腹部肌筋膜损伤引起肠胃、泌尿功能紊乱导致水液代谢障碍，组织间水液和代谢产物增多堆积也是产生肥胖的重要因素。故无痛精针刀治疗除针对紧张挛缩的腹部肌筋膜及脂肪组织松解外，同时治疗有关腧穴，能促进局部及全身脂肪、水液的分解和代谢，达到快速局部减肥和全身调理。由于是针对肥胖的病因治疗，所以大部分患者停止治疗后还会出现后续的减肥效果。

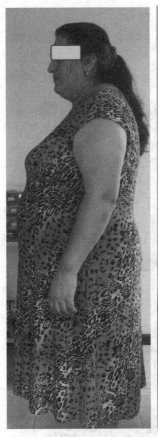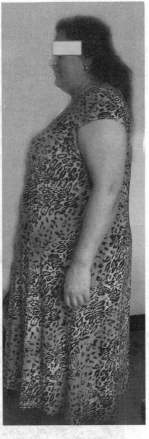

图 7-19　肥胖症针刀治疗前　图 7-20　肥胖症针刀治疗后

【临证医案精选二】

患者，男，28 岁，于 2016 年 6 月 15 日至然道国医就诊。

主诉：逐渐肥胖 5 年。

现病史：患者 23 岁大学毕业后由于工作原因，经常在外应酬吃喝，逐渐肥胖，体重迅速飙升，体检发现血脂增高（未见报告单）。就诊时，体重 90kg，腹围 102cm，身高 170cm，食欲亢进，到点没吃饭即会出现心慌、手抖、全身无力等低血糖现象。二便如常，舌质红，苔黄厚腻，脉滑。

诊断：肥胖（胃火炽盛，痰热内蕴），高脂血症？

治疗：在腹部以脐为中心，沿腹直肌、腹外斜肌，相当于任脉、足阳明胃经、足太阴脾经及足少阳胆经经穴上触按紧张的筋结，每次选点 35 个左右。根据体质辨证选取双侧曲池、丰隆、三阴交、内庭四对穴位。针刀规格：腹部 0.8mm×5cm，腧穴：0.6mm×5cm针刀。腹部及腧穴操作均同上例。每次治疗间隔时间为一周。患者第一次针刀减肥治疗后腹围立即减少 4cm。

2016 年 6 月 30 日复诊：患者经过 2 次无痛精针刀治疗，食欲明显减退，食量明显减少，不容易饿，容易饱，餐前低血糖现象消失。腹围减小 8cm，体重减轻 8kg，再次治疗如前法。2 个月后电话随访，由于食欲得到控制，患者体重每月都在减轻，而精神体能如前，体检血脂下降至正常范围（图7-21）。

　　按语：临床发现大多数患者针刀减肥后食欲减退，食量减小，而精神体力却没有变化，分析可能的原因是由于脂肪分解加速，产能增加所致。减肥同时，对于消化系统、内分泌系统、泌尿生殖系统功能有很好的调节作用，并能降脂、降糖。

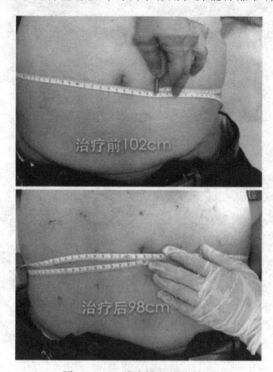

图7-21　肥胖症针刀治疗前后

第八章

常见美容减肥与整形科疾病针刀临床研究进展

第一节　黄褐斑针刀临床研究进展

王庆远等[1]用超微针刀联合 PGLA 微创埋线治疗黄褐斑 68 例。针刀治疗方法：依据患者主观症状及客观触诊阳性反应点及影像学结果定点，定点一般位于上项线、下项线、棘突间或棘突旁及压痛点。a 点：枕骨下项线枕外隆凸旁开 1.5～4cm 的压痛点、结节点；b 点：C_1 横突尖压痛点、筋结点；c 点：C_2 棘突旁压痛点、筋结点；d 点：C_7 横突尖上方与肩胛内上角之间的筋结点；e 点：C_3～C_6 棘突旁压痛点、筋结点；f 点：锁骨下窝第一肋间隙近胸骨柄处的筋节点；g 点：T_1、T_2 棘突旁压痛点、筋结点；h 点：T_5～T_7 棘突旁或棘突上压痛点、筋结点；i 点：T_{11}、T_{12} 棘突旁压痛点、筋结点。患者取俯卧位，颈前屈，两手叠压置于前额下，暴露治疗部位，术者站在患者正前方。常规消毒，戴无菌手套，按超微针刀四步进刀法操作。治疗 a、b、g、h、i 点时，左手拇指摸准局部筋节点，刀口线与身体纵轴平行，沿左手拇指指甲边缘进刀 0.5cm，呈扇形切割 2～3 刀，当感觉到指下的痉挛结节已缓解或消除时出刀，用干棉球按压针眼 1min 即可；治疗 c、d、e 点时，刀口线与指下筋节的走行方向平行进行切割、剥离松解，在结节或钙化点上重点松解。治疗 f 点时患者取仰卧位，术者站在患者正前方，嘱患者屏住呼吸，进到深度 0.3～0.5cm。术后每个刀口再次消毒，敷创可贴。再结合 PGLA 微创埋线。每周治疗 1 次，4 次为 1 个疗程，治疗 3 个疗程，随访 1 个月。结果：治愈 35 例，占 51.5%，显效 22 例，占 32.4%，好转 9 例，占 13.2%，无效 2 例，占 2.9%，总有效率达 97.1%。

李瑞国等[2]用针刀松解术治疗黄褐斑 36 例。针刀治疗方法：定治疗点，根据患者主观症状及客观检查阳性反应点及影像学结果定点，定点一般位于上项线、下项线、棘突间或棘突旁及明显压痛处。按四步操作规程进针刀，当有明显酸胀感时，进行疏通剥离或切开硬结等手法，松解病损软组织，术后贴创可贴，常规输液消炎，活血，口服六味地黄丸，每 10 天左右松解 1 次，一般 2～3 次。结果：优 15 例，占 41.7%，良 10 例，占 27.8%，可 8 例，占 22.2%，无效 3 例，占 8.3%，总有效率达 91.7%。

参考文献:

[1] 王远庆,洪蓓敏. 超微针刀松解术联合 PGLA 微创埋线治疗黄褐斑疗效观察 [J]. 中医临床研究, 2016,8(14):20-22.

[2] 李瑞国,梅胜利,蒋跃辉. 针刀为主闭合性松解术治疗黄褐斑 36 例 [J]. 中国中医药现代远程教育,2008,6(06):632.

第二节　面部皱纹针刀临床研究进展

面部的表情肌是形成不同表情的基础,由于各种原因导致不同的表情肌运动习惯,使有些肌肉逐渐僵硬,有些肌肉由于过度运动而肥大。尤其是随着年龄的增加及新陈代谢的减退,血管的通透性减弱,以至微循环障碍,使皮肤的水分丢失,营养不足,皮肤逐渐失去弹性和光泽而出现皱纹、鱼尾纹等,皮肤与皮下组织也形成粘连,肌肉或松弛下垂,或僵硬,或肥大,或萎缩。而针刀治疗可打破它原有的血液循环并改善它,使皮肤失去的水分增加,让皮肤逐渐恢复弹性,针刀重点在面部每一块僵硬或松弛肌肉的起止点作疏通剥离。通过防御适应性反应使皮肤肌肉进行修复,或结合自体脂肪填充恢复皮肤紧致,取得了显著的效果,有效的规避了美容手术的风险,减轻患者的痛苦,且创口小、恢复快,效果持久。

1. 针刀治疗

张瑾等[1]采用针刀进行面部施术美容除皱共 56 例。应用直径 0.4～0.8mm,4 号针刀,定点,术前严格消毒,在硬结条索处,快速进针,先探阻力感,再弹性切刺,根据阻力范围和层次,由浅入深每点切刺 2～5 下;在皱纹处,沿皱纹的方向斜刺或平刺,铲拨皮下筋膜与肌肉的粘连 2～5 下。出针后迅速按压针孔 30s 以上,并外涂马应龙痔疮膏。术后总显效率 68%,其他显效率分别为:额纹 70%,眉间纹 82%,鱼尾纹 44%,鼻唇纹 80%,眼袋 44%;治疗 1 次 50%,治疗 2 次 63%,治疗 3 次 63%,治疗 4 次 100%,治疗次数越多,显效率越高。

王雅丽[2]应用针刀进行医学美容除皱。患者仰卧位,术前定点,常规消毒。在皱纹的前中后的定点用 0.5mm×30mm 针刀治疗,术后按压止血,创可贴固定。共治 3 例,均显示疗效显著,病人的皱纹和鱼尾纹明显消失,恢复效果较好。

王水花[3]应用针刀进行面部美容除皱。患者坐位或俯卧位,面部触摸到的皱纹、硬结、条索,部分与面部腧穴吻合。沿皱纹的方向斜刺或平刺,铲拨皮下筋膜与肌肉的粘连 2～5 下。出针后迅速按压针孔 30s 以上。术后皱纹明显变浅或减少,肤色肤质改善明显。

2. 超微针刀结合微针治疗

黄荣等[4]采用超微针刀结合微针治疗面部皱纹。用随机对照的方法将 64 例下面部静态纹患者平均分为两组,治疗组采用超微针刀结合微针的方法,对照组用深蓝射频的方法进行治疗。治疗组术前洁面、拍照,沟通注意事项及术后反应,签署治疗知情同意书。外用麻药膏涂于面部治疗部位约 1～2mm 厚,敷保鲜膜 40～90 分钟后清洁面部,常规消毒治疗区，铺孔巾，用 0.4mm × 25mm 超微针刀剥离皱纹局部真皮中层或真皮下层，呈蕨叶状分离，纱布按压止血。微针祛皱组用 0.5mm 或 1.0mm 手持式滚针在皮肤表面做"米"字形滚动，至全面部微红，敷活蛋白水晶面膜 30 分钟后结束。对照组术前准备同治疗组。用深蓝射频在面部治疗，治疗时将双侧面部分 5 个治疗区，分区治疗，能量累计每部位 20～30kJ，皮肤温度维持 38℃～41℃ 5 分钟。共治 64 例，治疗组基本治愈 10 例，显效 20 例，好转 2 例，总有效率 93.75%；对照组显效 21 例，好转 8 例，无效 3 例，总有效率 65.63%。经对比显示，超微针刀结合微针疗法效果更显著，维持时间长，适合临床推广。

3. 改进的针刀结合自体脂肪注射面部治疗

赵作钧[5]等应用改进的针刀结合自体脂肪注射面部整形美容。31 例患者包括眉间纵纹 10 例，额部横纹 9 例，鱼尾纹 7 例，面部凹陷 5 例，年龄 25～50 岁。将市销的针刀刀刃重新加工成 1.8mm 宽，用于额部皱纹的真皮下分离。另外应用购得的三棱针将其尖端去除，重新加工，制成 2.5～3.0mm 宽的刃，还根据需要做成侧边带刃的，用于大范围剥离。受区采用 0.5%利多卡因局部浸润麻醉，脂肪供区应用肿胀液进行浸润，用直径 1.5mm 的吸脂针进行脂肪抽吸。在治疗区作一小切口，插入改进的针刀，紧贴真皮下沿皱纹方向分离，切断真皮与额肌的纤维连接，对一些病人需将皱眉肌作适当切断，将自体脂肪注射入分离好的腔隙或肌肉断端之间，术后常规口服广谱抗生素 3 天。应用此法共治 31 例。切口甲级愈合，无感染及皮肤坏死发生，随访 1～2 年，外形满意，疗效持久。其中 1 例面部凹陷的女患者，注射的脂肪有部分吸收，半年后再次注射自体脂肪，最终效果满意。表明改进的针刀结合自体脂肪注射治疗面部皱纹，创口小、恢复快且效果持久。

4. 针刀联合自体脂肪填充治疗

刘萍等[6]用针刀进行自体脂肪移植隆颏。术前制备纳米脂肪，之后用 2%利多卡因局部浸润麻醉颏部治疗区。将注射层次分为皮下组织层、肌肉层和骨膜浅层，先用一次性无菌针刀分别在颏部真皮下、皮下组织层、骨膜浅层进行扇形均匀分离，然后用 1ml 注射器连接直径 1.2mm 钝头带侧孔注射针注射自体颗粒脂肪至皮下组织层、肌肉层和骨膜浅层；需要改善肤质者，在真皮下注射自体纳米脂肪。进针点外涂红霉素眼膏，无菌创可贴覆盖，术后间断冰敷 72h，口服抗菌药物 3d，5d 内伤口勿沾水。共治 17 例，随访 1～10 个月，颏部外形良好，双侧下颌缘对称，弧度流畅，皮肤光泽度和弹性均得到明显改善，值得推广。

李元洁[7]采用针刀联合自体脂肪填充去除鱼尾纹。做好术前准备，且制备自体颗粒脂肪。标记针刀剥离区，利多卡因局部浸润麻醉，自病变一端将针刀刺入皮下，贴近真皮层呈放射状交叉切割，尽力切断真皮与其深层组织间的"粘连"，剥离范围以皱纹为中心及其周围 0.2～0.5cm 部位。专用脂肪移植针头均匀注射脂肪颗粒于受区。注射完毕，按压使局部外观平整无明显团块为止。共治 20 例，显效 12 例，有效 8 例。表明针刀联合自体脂肪组织充填技术治疗方法，可显著改善鱼尾纹，且操作简便、副作用小，对中西医结合防治鱼尾纹的临床研究有积极作用。

5. 结语

皱纹，中医认为，气血亏虚，瘀血内阻，肌肤失养，逐渐衰老，产生皱纹。治疗当补益气血，活血化瘀。西医学认为皱纹是维持正常张力的弹性纤维减少，皮脂腺分泌减弱，皮下脂肪减少，使皮肤与深部组织之间过于松弛发生折叠而形成。应拉紧皮肤，切除多余皮肤。而针刀美容是克服了中医美容和外科整形自身的不足，并把两种方法的精华进行有机的融合，用现代科学知识加以创造和发展，产生符合现代人类需求的新的美容思维方法来认识和治疗面部皱纹。它在诊断上既用形象的解剖学、生理学、病理学知识来认识皱纹，同时又用抽象的思维宏观上把握产生皱纹的本质，即软组织内外动态平衡失调，针刀就是恢复动态平衡，从根本上祛除病灶。其治疗不仅除皱、改善肤质肤色效果明显，而且具有创伤轻、无瘢痕、无后遗症的优势。但尚存在一些问题亟待探索解决：面部针刀手术比其他部位疼痛敏感，容易出血，尤其是眼周施术极易淤紫、术后"熊猫眼"，需 5～10 天甚至更长时间才能吸收，影响患者的生活和工作。这也是有些患者不能坚持针刀美容的原因之一。所以，我们需要摸索更精细的针刀操作手法，以及术前、术后的一些处理方法，以达到效果更好、出血更少、损伤更小、疼痛更轻的目的。随着社会的进步和经济的发展，人们对美的渴求也越来越强烈。针刀美容虽然还只是探索阶段，但假以时日，针刀作为一种闭合性手术也许可以成为医学美容领域的最佳方法之一。

参考文献：

[1] 张瑾，宋春花，李玲. 针刀面部施术美容除皱临床疗效观察 [C]. 中华中医药学会针刀医学分会全国第九次针刀医学学术年会会刊，2010：249～252.

[2] 王雅丽. 针刀在医学美容上的应用 [J]. 中国卫生管理标准，2014，5（07）：52-54.

[3] 王水花. 中医美容与微创针刀美容保健的思路 [C]. 中华中医药学会针刀医学分会 2013 年度学术年会论文集，2013：311-315.

[4] 黄荣，高峰华. 超微针刀结合微针疗法对下面部静态纹的疗效观察 [J]. 中国医疗美容，2016，6（10）：53-61.

[5] 赵作钧，于丽，吴军玲，等. 应用改进的针刀结合自体脂肪注射行面部整形美容 [J]. 中国美容医学，2006，15（5）：534-535.

[6] 刘萍，刘毅，晁文娜，等. 小针刀技术在自体脂肪移植隆额中的应用 [J]. 兰州大学学报（医学版），2017，43（6）：19-22.

[7] 李元洁. 针刀联合自体脂肪填充在去除鱼尾纹中的应用 [D]. 湖北中医药大学硕士学位论文，2014：1-45.

第三节　痤疮针刀临床研究进展

痤疮的发生主要与皮脂分泌过多、毛囊皮脂腺导管堵塞、细菌感染和炎症反应等因素密切相关。针刀医学认为，痤疮是由于面、颈部弓弦力学系统的力平衡失调，面部的弓弦力学结构出现粘连、瘢痕、挛缩，导致皮肤应力异常，面部软组织的粘连瘢痕又引起颈部的弓弦力学系统的粘连和瘢痕，使局部微循环障碍，代谢产物聚集。在治疗时以松解面部和颈项部软组织的粘连为主，使局部的力平衡失调得到恢复，从而达到治疗目的。

1. 针刀治疗

姜广训[1]运用针刀治疗痤疮80例。选至阳、灵台、大椎、肺俞（双）为主穴，胃俞（双）、肾俞（双）为配穴。常规消毒后，先在至阳、灵台、大椎穴上操作。术者手持针刀，刀口线和脊椎平行垂直刺入1～1.5cm，做纵向横向松解剥离3～4次，再调转刀口线使刀口线和脊椎垂直，切割棘间韧带2～3刀，然后横向剥离1～2下，出针刀，压迫2分钟，创可贴贴敷。在肺俞、胃俞、肾俞上用自制小勾刀（形如月牙，勾内有刃），勾断皮下的全部纤维，针刀刀口线和脊椎平行，进针刀深达脊椎关节突，再上提针刀0.5cm左右，做纵向横向松解2～3下，出刀，压迫片刻，创可贴贴敷。如未愈，10天后再做1次，3次为1疗程。80例全部有效，其中治愈62例，占77.5%，好转18例，占22.5%，最少治疗1次，最多治疗5次。

樊展等[2]用针刀治疗寻常性痤疮。第1次针刀治疗，按照四步进针规程用针刀分别松解面额部，左右侧额部、颧部、颌部的粘连瘢痕。第2次针刀治疗，患者俯卧位颈项部"T"形针刀松解术。①横线为5个点，中点为枕外粗隆，在上项线上向两侧旁开2.5cm为2个点，再向外旁开2.5cm为2个点。这5点为项韧带的止点、胸锁乳突肌的后侧止点、斜方肌的起点、头最长肌的止点、头半棘肌的止点。注意操作时针刀体向脚侧倾斜45°，与枕骨垂直。②竖线为5个点，分别为C_3～C_7棘突顶点。这5个点为项韧带、头夹肌、斜方肌及颈夹肌等软组织的起点。操作时针刀体向头侧倾斜45°，与棘突呈60°角，针刀直达棘突顶点骨面。共治10例，治愈5例，显效3例，有效2例。

2. 针刀配合拔罐治疗

王玉发[3]采用针刀结合拔罐治疗痤疮。取肺俞穴和心俞穴，按四步进针规程进针刀，直刺约1cm后向脊柱方向斜刺3～4cm，得气后纵疏、横剥离2～3次出针，闪火拔罐15～20分钟后起罐。针孔以创可贴敷盖。一次未愈者20～30天再按上法治疗1次。共治20例，治愈16例，显效3例。

贾杰[4]治疗痤疮，运用针刀配合拔罐治疗。选取大椎、肺俞（左）、心俞（左）、胃俞（左）为第一组；肺俞（右）、至阳、灵台、脾俞（右）为第二组；身柱、胃俞（右）、脾俞（左）、心俞（右）为三组。找准背部俞穴用紫药水做记号，常规消毒麻醉。选用针刀沿脊椎平行方向或顺神经走向在皮丘上快速进针，进入皮下后缓慢进针至得气，行"纵向疏通，横向分离"，再进针至第二次得气，行"纵向疏通，横向分离"。出针后立即在穴位上拔火罐，将淤血全部拔出。起罐后用75%酒精消毒穴位，并用创可贴固定。嘱患者口服复方新诺明2片，每天3次，共3d，预防感染。每次取穴1组，每周1次，3次为1疗程，疗程间隔2周，可进行第2疗程。本组100例中，痤愈67例，有效30例，无效3例，有效率97%。

李广德[5]采用针刀配合拔罐治疗痤疮。取背部的肺俞、心俞（均双侧）、大椎为主穴。在肺俞、心俞穴上，用针刀直刺约1cm后向脊柱方向斜刺2～3cm，在大椎穴上直刺2～3cm，得气后，行纵、横疏剥2～3次即出针。再拔火罐10分钟，起罐后，创可贴敷盖。皮损有囊肿者，加用脾俞（双），月经不调或痛经者加用肾俞（双），一次未愈者20～30天后再按上法治疗。治愈29例，好转36例，未愈3例，总有效率为95.7%。

杨俊荣[6]用针刀加刺络拔罐治疗寻常型痤疮。取背部双肺俞、双心俞、大椎为主穴，在穴位及相应的第3、第5胸椎棘突旁寻找压痛结节后，予针刀切开再行纵行疏通，横行剥离 2～3 次出针，创可贴敷盖，每周 1 次。针刀 3 天后予以刺络拔罐，选大椎、肺俞、膈俞、血海、曲池及背部明显反应点，常规消毒皮肤后，梅花针叩刺加拔火罐，出血量稍多为宜。每周 1 次，2 周为 1 疗程，嘱忌酒及辛辣刺激食物及高糖、高脂肪食物。治愈 12 例，占 46.2%；有效 12 例，占 46.2%；无效 2 例，占 7.6%。治疗最短 1 个疗程，最长 6 个疗程。

3. 针刀配合整脊手法

高月[7]采用针刀结合整脊手法治疗痤疮。在椎枕肌，斜方肌，肩胛提肌，项筋膜，颈背部浅深筋膜劳损点和压痛点按照针刀手法进行松解。颈椎矫正时采用轻柔的按、摩、搽法等放松手法在颈、肩、背部治疗 10 分钟左右，使紧张的肌肉逐渐放松。整脊疗法使用仰头摇正法、低头摇正法、侧向搬按法、仰头牵抖法。共治 40 例，治愈 36 例，显效 3 例，无效 1 例。

杨来福等[8]将针刀结合整脊疗法治疗痤疮。取大椎、肺俞（左）、心俞（右）、膈俞（左）、脾俞（右）、胃俞（左）为第一组；至阳、肺俞（右）、心俞（左）、膈俞（右）、脾俞（左）、胃俞（右）为第二组。找背部穴位或在其附近寻找阳性反应点做标记。常规消毒后选用IV号针刀沿脊椎平行方向在标记上快速进针，进入皮下约 1～2cm 后缓慢进针，若遇到条索状物或软组织结节，行"纵向疏通，横向分离"，将条索状物或软组织结节切开松解后出针；若手下有空虚感，无条索状物或结节，则主要发挥针刀的刺激作用。最后消毒穴位，并创可贴敷盖。针刀后结合整脊手法。每周 1 次，每次取穴 1 组，两组穴位交替使用，4 次为 1 疗程，疗程间隔 1 周。经过 2 个疗程治疗，34 例患者中，痊愈 17 例，显效 10 例，有效 3 例，无效 4 例，总有效率为 88.2%。

4. 超微针刀为主治疗

王远庆[9]超微针刀联合 PPDO 微创埋线治疗痤疮。根据患者主观症状及客观触诊阳性反应点及影像学结果定点，定点一般位于上项线、下项线、棘突间或棘突旁及压痛点。治疗时患者取俯卧位，常规消毒麻醉。进针刀时嘱患者屏住呼吸，针刀到达深度 0.3～0.5cm。术后刀口再次消毒，敷创可贴。再结合单纯 PPDO 微创埋线治疗。每隔 5d 治疗 1 次，4 次为 1 疗程。治疗 2 个疗程，随访 3 个月观察疗效。痊愈 24 例，占 53.3%，显效 17 例，占 37.8%，有效 4 例，占 8.9%，总有效率 100%。3 个月后复查，痊愈 22 例，占 52.4%，显效 16 例，占 38.1%，有效 3 例，占 7.1%，无效 1 例，占 2.4%。

李峰[10]采用微针美塑配合超微针刀治疗痤疮凹陷性瘢痕。患者简单护理补水麻醉后。用 0.5%碘伏消毒整个面部 3 次，由内向外，再用 0.9%生理盐水沾湿的无菌纱块清洁面部。先用超微针刀斜刺进痤疮瘢痕基底部，进针深度大概 2mm，然后前后进针来回数次，可以轻微左右摆动，切断基底部粘连组织，在松解的隧道内逐个注入 0.1ml 配置好的平肤修复溶液。持微针滚轮呈交叉"井"或"米"字格滚刺，边滚针操作边缓慢将剩余溶液给药以达局部渗血为度，然后敷冷藏好的面膜 30～60 分钟。其中 30 例患者中，临床治愈 67.3%，明显有效 32.7%，显效 100%。

5. 激光针刀为主联合疗法

采用激光针刀为主的联合疗法时[11]，首先选用激光针刀治法，选主穴肺俞、血海，痰湿凝结者加足三里、三阴交，肺胃热盛、大便秘结者加长强、足三里，血热重者加大椎、曲池。准确定位，常规皮肤消毒，用利多卡因 5ml 做局部麻醉，取激光针刀垂直于皮肤且刀口线与人体纵轴垂直快速加压分离刺入，纵行疏通，横行摆动切割，每穴位治疗后激光针刀照射 5min，出针刀，按压止血后，外敷创可贴。每 7～10 天治疗 1 次，一般 3 次为 1 疗程。自血疗法时选穴同上，操作为常规皮肤消毒，抽取患者肘部静脉血 10ml，随即直接注入所选针刀治疗穴位。每 7～10 天治疗 1 次，一般 3 次为 1 疗程。依据中医辨证分型治疗可分为肺经风热证，采用银翘散加减，湿热蕴结证选用加味三仁汤，痰湿凝结证用健脾丸加二陈汤加减。本组治愈 98 例，占 62%，好转 55 例，占 34.8%，无效 5 例，占 0.03%，总有效率 96.8%。

6. 刃针刀治疗

藤艺蕾[12]使用刃针刀治疗痤疮。患者取俯卧位，选取主穴大椎、曲池、合谷。辨证配穴，肺经风热配肺俞、尺泽、风门；湿热蕴结配脾俞、胃俞、大肠俞；痰湿凝滞配脾俞、三焦俞；冲任不调配肝俞、膈俞、肾俞。局部常规消毒后，将刃针垂直快速点刺选取的穴位后迅速出针。治疗结束后，局部贴敷创可贴。嘱患者当日治疗部位勿沾水。每周治疗 2 次，4 周为 1 个疗程，连续治疗 3 个疗程。共治 30 例，治愈 13 例，显效 8 例，有效 5 例，无效 4 例。

7. 结语

针刀闭合性手术不仅能够疏通经络，调和气血，促进局部微循环，还可松解局部的粘连、挛缩、瘢痕，使力平衡失调得到恢复。临床试验表明，针刀闭合性手术为治疗痤疮提供了较好的方案，针刀治疗痤疮具有疗程短、效果显著、不易复发的特点。同时针刀治疗痤疮的临床运用仍需要相关科研人员进一步发展与推广，规范操作方法，提高治疗效果。

参考文献：

[1] 姜广训. 小针刀治疗 80 例痤疮疗效观察 [C]. 首届国际针刀医学学术交流会论文集，1999：318-319.

[2] 樊展，吴绪平，张天民. 针刀治疗寻常性痤疮 10 例 [J]. 中国针灸，2010，30：20-21.

[3] 王玉发. 小针刀治疗痤疮 20 例 [C]. 第四届全国针刀医学学术交流大会论文集，1996，274.

[4] 贾杰. 针刀治疗青年痤疮 100 例 [J]. 河南中医，2001，21（2）：59-60.

[5] 李广德. 小针刀加拔罐治疗寻常型痤疮的临床观察[J]. 中国中医药信息杂志，1999,6（2）：67-69.

[6] 杨俊荣. 小针刀加刺络拔罐治疗寻常型痤疮 26 例 [J]. 实用中医药杂志，2013，29（7）：579.

[7] 高月. 针刀配合整脊疗法治疗痤疮 40 例临床体会 [J]. 中外健康文摘，2013，（38）：250-251.

[8] 杨来福，刘星，王文彪，等. 针刀结合整脊疗法治疗痤疮 34 例 [J]. 中国针灸，2010，30（3）：243-244.

[9] 王远庆. 超微针刀松解术联合 PPDO 微创埋线治疗痤疮疗效观察 [J]. 中外医学研究，2014，12（13）：7-9.

[10] 李峰. 微针美塑配合超微针刀在痤疮凹陷性瘢痕治疗中的应用体会 [J]. 中国医疗美容，2016，（5）：46-48.

[11] 佚名. 激光针刀为主三联疗法治疗寻常性痤疮 158 例 [J]. 科学之友，2007（8）：258-259.

[12] 藤艺蕾. 刃针治疗寻常型痤疮的临床疗效研究 [D]. 辽宁：大连医科大学，2017：1-35.

第四节　腋臭针刀临床研究进展

腋臭，俗称狐臭，是身体大汗腺分泌物中含有一种有特殊气味的丁异酸戊酯引起的病症。本病主要是因汗液经表面的细菌，主要是葡萄球菌分解，产生不饱和脂肪酸而导致。由于大汗腺到青春期才开始活动，老年时逐渐退化，故腋臭主要见于青壮年。而针刀治疗可使大汗腺腺体、腺腔、导管受到直接破坏，使其丧失或抑制分泌功能从而达到治疗效果。

1. 针刀治疗机理

依据人体弓弦力学系统理论及疾病病理构架的网眼理论，腋臭是由于腋部的皮肤汗腺分泌异常物质所致，通过针刀准确松解腋区软组织的粘连和瘢痕，破坏大汗腺的基底部，调节汗腺的分泌功能，可达到治疗目的 [1]。

2. 针刀为主治疗

王全贵等[2]用针刀治疗腋臭 320 例。针刀治疗时进行扇形麻醉，取自制特色针刀自麻醉针眼刺入，于真皮下逆时针扇形推拉，推拉时可感汗腺被切割破坏。切割完毕后腋下皮肤与皮下组织大部分分离，用纱布卷挤出残血，并将刮下的脂肪腺体组织清出。结果显示，116 例患者，经 1 个疗程治疗后，治愈 75 例，占 64.7%；有效 31 例，占 26.7%；无效 10 例，占 8.6%。总有效率为 91.4%，治疗效果明显。

李捷等[3]在基层开展针刀治疗腋臭。治疗时取腋后线"◇"型交点后方进针，用针刀锐性拉锯式分离皮肤与皮下组织，周边分离边界达规划手术范围"◇"区边缘，充分剥离皮肤与皮下组织；通过微切口置入微型齿形刮匙向皮下真皮层方向反复搔刮，破坏汗腺，并将被破坏组织刮出体外。术后 1 周患者腋下无味。986 例患者随访 1 年，无 1 例复发。远期疗效确切。657 例随访 3 年均无复发。无 1 例术后出血或皮下瘀血。

王丹等[4]用针刀治疗腋臭 35 例。第 1 次行"十"字形针刀松解术，在腋窝部"十"字定位，用 I 型 4 号针刀分别从腋窝前侧、后侧、远端、近端刺入皮肤，经皮肤达真皮层，调转刀体，使针刀体与汗腺集中部位平行，针刀向汗腺集中部真皮层方向切割到病变中央。1 周后行第 2 次大汗腺松解术，在腋窝汗腺区内找到比正常毛囊大、色素沉着的毛囊孔，每次 3～4 个治疗点。选用 I 型 4 号直形针刀经扩大的毛囊孔刺入达真皮层，提插刀法切割 3 刀，然后在真皮下做扇形提插刀法切割，范围 0.5cm。如 1 次未愈，1 周后进行第 2 次治疗，但最多不超过 2 次。1 个月后评定疗效。针刀组患者 35 例，治愈 20 例，占 57.41%，显效 3 例，占 8.6%，有效 9 例，占 25.71%，总有效率 74.29%。

祝阿根[5]针刀微创治疗腋臭 21 例，其中男性 7 例，女性 14 例。采用 I 型 4 号针刀进行针刀微创手术治疗。术后经 2 个月随访，治愈 19 例，显效 1 例，无效 1 例。治愈率 90.5%，显效率 4.8%，无效率 4.7%，总有效率 95.3%。表明针刀微创手术治疗腋臭，疗效满意。

向忠平 [6]运用无痛针刀剥离术治疗腋臭 32 例。男性 17 例，女性 15 例，用 12 号长针头自做针刀，于腋部中央进针呈扇形局麻，针刀顺局麻针眼进入至真皮下，向四周平行切割，剥离中可感觉将汗腺管切割破坏，并有少量血液顺针进入注射器。剥离确定后拔出针刀，用纱布压迫 1 分钟，针眼处用敷料酒精纱块略加压包扎。结果显示，25 例得到随访，术后时间 3 个月至 2 年（有 7 例未得到追踪），22 例患者痊愈，占 88%，3 例有效，有一例做了遗漏汗腺补充术后而痊愈，术后即可活动并能正常工作和学习，均无感染。

马金焕[7]运用针刀治疗腋臭。在患者稍超越毛根分布区之边缘，以紫药水标出一块长 8～9cm、宽 5～6cm 的与上肢平行的梭形区，取Ⅰ～Ⅲ型针刀在梭形区下角，向上进针刀，紧贴皮下，基本纵行，往返不出针，连续、密集排列呈扇形推进，尽量缩小空白区。必要时可在术区中心，再向上重复进针刀，一般可刺 30～60 针，结果 20 例患者，经 1 次治疗，腋下汗液已无臭味，随访 3 个月无复发，且无血肿、感染等并发症。

3. 针刀结合微创抽吸法治疗

张东旭等[8]用针刀结合微创抽吸法治疗腋臭。用针刀头宽度为 2～3mm 的针刀，由术区边缘刺入，于真皮、皮下浅层脂肪间均匀铲除操作，3～4 遍后，应用钝头侧孔吸脂管连注射器形成负压反复抽吸，吸脂管侧孔面向皮肤、皮下交替进行，3～4 遍后检查吸出液中无明显大汗腺组织，挤压出术区残存液体，散纱布团腋窝覆盖、绷带"8"字加压包扎。结果显示，本组 252 例，术后均无血肿、感染、皮肤坏死等并发症，上肢活动无障碍，7 例术区表面散在皮肤水疱，术后 10～14 天恢复正常。术后一年随访结果为痊愈。

刘修凯[9]运用针刀结合微创抽吸法治疗腋臭 82 例。将 82 例腋臭患者随机分为对照组和治疗组，每组 41 例。对照组采用大汗腺修剪术治疗；治疗组采用微创抽吸法与针刀技术联合治疗。结果显示，治疗组疗效明显优于对照组；手术操作时间和术后治疗时间明显短于对照组；腋臭治疗围术期不良反应人数明显少于对照组。说明应用微创抽吸法与针刀技术联合对腋臭患者实施治疗效果明显。

4. 针刀与电离子机对腋臭的治疗效果进行比较

尤涛[10]将针刀与电离子机对腋臭的治疗效果进行比较。针刀治疗时用自制镰刀型微型刀扎入腋下，于真皮深层及浅筋膜间进行铲、剥、推、拉，待皮瓣表面有淡紫色出现后停止，并冲洗掉腔内脂肪球，同时注入 8 万 U 庆大霉素注射液。并给予患者柴胡清肝利湿汤治疗，第二组采用电离子机治疗。结果显示，针刀结合中药组 46 例，痊愈 40 例，占 87%，显效 5 例，占 10.9%，有效 1 例，占 2.2%，总有效率 100%，而电离子机组有效率仅为 87%。

筑德超[11]运用针刀与电离子机治疗腋臭疗效比较。针刀组采用自制镰刀型微型刀扎入腋下，在真皮深层与浅筋膜间行铲、剥、推、拉、直到皮瓣表面出现淡紫色，然后冲洗出腔内脂肪球后，同时注入庆大霉素注射液，再以绷带加压包扎。电离子治疗法选用广西 GX-Ⅲ型多功能电离子手术治疗机，将针头沿毛囊方向进入 3mm 留针约 1s，术后外涂百多邦软膏。3 月后复查结果针刀组 23 例，20 例痊愈，有效率 100%；电离子组 23 例，痊愈 14 例，无效 3 例，有效率 86.96%，针刀组较电离子组效果显著。

高来富等[12]运用自制梭形针刀与电离子机联合治疗腋臭 208 例。治疗时经腋缘中点与皮肤成 15° 角进针刀，行皮下汗腺分离破坏，电离子机针刺深度不超过 0.5cm，与皮肤约成 80° 角，对每个毛孔进行灼治；京万红软膏创面外涂，敷料加压包扎 24h，隔日换药至创面愈合。2 周内避免剧烈活动。208 例全部治愈，其中 1 次治愈 205 例，2 次治愈 3 例。腋部治疗处无瘢痕增生，患肢功能正常。

5. 针刀结合消痔灵治疗

钱欣[13]用针刀治疗腋臭 116 例。针刀治疗时在腋部菱形窝的相邻顶点选两进针刀点，深度在真皮层，呈扇形顺序进行针刀铲割，两点交叉进行，范围覆盖腋毛边缘外约 1cm。针刀铲割后用消痔灵 20～30ml 均匀注射至手术部位。注射完后充分按揉，使之浸润开。压迫针眼，包扎止血。1 周治疗 1 次，4 次为 1 疗程。结果显示 116 例，经 1 个疗程治疗后，治愈 75 例，占 64.7%；有效 31 例，占 26.7%；无效 10 例，占 8.6%。总有效率为 91.4%。

向亚玲[14]运用针刀加中药注射治疗腋臭 59 例。本组 59 例，女 35 例，男 24 例，最大年龄 32 岁，最小 19 岁，平均 24.8 岁。据文献报告，中药消痔灵注射液治疗腋臭治愈率为 55.84%，中药消痔灵注射液结合针刀后治愈率大大提高，本组 59 例，痊愈率达 100%。针刀治疗可使大汗腺腺体、腺腔、导管受到直接破坏，使其丧失分泌汗液功能，从而达到优势互补，提高治愈率的目的。中药消痔灵注射液结合针刀治疗效果明显，且见效快，疗效稳定、复发率低、安全，总有效率 100%。

兰仁平[15]用针刀治疗腋臭 320 例。治疗时抽取精制消痔灵注射液 10ml，2% 利多长因 5ml，0.04 苯甲醇 6ml 混合液，自腋毛边缘处取 15° 角进针，作扇形浸润注射，使药液达腋窝汗腺分布区，为防止进入深部组织，术后用拇指和食指反复揉捏，致腋下皮肤发红为度，使药液分布均匀。然后再用碘伏消毒腋下皮肤，用 2 号针刀从腋下、腋毛边缘 2cm 处进针刀，作扇形反复铲刺整个腋毛区数十刀，以听到刮胡须声为度。完备后反复挤压，使瘀血从针刀孔内挤出。然后按压约 1min，涂上碘伏，无须包扎。另侧同样。结果显示，治疗 320 例，一次性痊愈，无不良反应，无永久硬结，无瘢痕，随访无 1 例复发。

6. 结语

针刀闭合性手术可以改变局部微循环，采取局部微创的方式在降低患者疼痛的基础上也取得了显著疗效。根据以上资料显示，针刀治疗腋臭预后良好，通过针刀的连续密集的刺断切割推进动作，达到了破坏或抑制腺体腺管之目的。此疗法具有方法简单、痛苦小、治愈快、无副作用等特点，值得临床推广应用。

参考文献：

[1] 吴绪平. 针刀治疗学. 第 2 版. 北京：中国中医药出版社，2012.

[2] 王全贵，赵新，伍罕，等. 特色小针刀治疗腋臭 320 例 [C]. 中华中医药学会针刀医学分会 2007 年学术年会论文集：138.

[3] 李捷，祖存，鲁进忠，等. 基层单位开展小针刀腋臭根治术体会 [J]. 西南国防医药，2012，2（9）：986-987.

[4] 王丹，曹家桃，杨大业. 针刀治疗腋臭 35 例观察 [J]. 实用中医药杂志，2015，31（9）：847.

[5] 祝阿根. 针刀微创治疗腋臭 21 例的临床探讨 [C]. 2015 全国中西医结合皮肤性病学术年会论文汇编，2015：133.

[6] 向忠平. 无痛针刀剥离术治疗腋臭 32 例 [J]. 四川医学，2000，21（9）：819-820.

[7] 马金焕. 小针刀治疗腋臭 [J]. 现代中西医结合杂志，2002，11（8）：784.

［8］　张东旭，萧蓉葆，陈秀娟. 小针刀结合微创抽吸法治疗腋臭［J］. 中国美容医学，2012，211（3）：371-372.

［9］　刘修凯. 小针刀结合微创抽吸法治疗腋臭［J］. 内蒙古中医药，2007，（28）：271.

［10］　尤涛. 小针刀与电离子机治疗腋臭疗效比较［J］. 内蒙古中医药，2014，28：83-84.

［11］　筑德超. 小针刀与电离子机治疗腋臭疗效比较［J］. 皮肤保健与美容，2006，28（2）：38.

［12］　高来富，董柯. 自制梭形针刀与电离子机联合治疗腋臭 208 例［J］. 沈阳部队医药，2004，17（1）：58.

［13］　钱欣. 针刀疗法配合消痔灵注射液治疗腋臭 116 例［J］. 湖北中医杂志，2009，31（6）：51-52.

［14］　向亚玲. 小针刀加中药注射治疗腋臭 59 例疗效观察［C］. 东南亚地区医学美容学术交流会，2009：122.

［15］　兰仁平. 缩腺、针刀术根治腋臭临床介绍［J］. 亚太传统医药，2007，（4）：63.

第五节　带状疱疹针刀临床研究进展

带状疱疹是由水痘-带状疱疹病毒引起的急性感染性皮肤病。同时带状疱疹病人的皮疹愈合后，在原来皮疹区的皮下长期存在的剧烈疼痛称为带状疱疹后遗神经痛（PHN），持续疼痛超过 1 个月者即可定义为后遗神经痛。是一种顽固性皮肤病，疼痛甚、病程长、发病高。通过针刀对病变部位进行松解治疗往往可以取得显著疗效。

1. 针刀治疗带状疱疹

唐胜修等[1]用火针刀与火针治疗带状疱疹的疗效比较。治疗：火针刀与火针对照治疗。在疱疹皮损局部皮肤常规消毒，针刀前端烧至发白透亮，对准疱疹红头、水疱等处快速点、切操作，在痂皮下积脓处淬、撬，在渗液未干处进行烙抹操作，棉签吸水、吸脓、挤压脓痂，后在施术处消毒，使皮肤干爽。上法 1 日 1 次，结痂未积脓处不可治疗，嘱患者让痂皮自行脱落，不可揭痂。研究表明，火针刀的治疗效果较火针更佳。

王成芳等[2]针刀加药物治疗带状疱疹 30 例。在疱疹的分布一侧区域相应的神经根节段脊髓旁寻找压痛点，消毒，针刀刺入，缓慢斜向脊柱内侧行针，待有酸胀麻感后再疏通两下，留针片刻并缓慢出针不按针孔。再在原针孔内用 5 号注射针头注入 2%利多卡因 3ml 加地塞米松 5mg，出针后按压片刻，使注入的药液扩散到该处的神经根周围。沿神经分布成簇的丘疹，水疱或脓疱，用针刀刺破，以酒精棉球挤压患处，消除其分泌物及脓疱，反复消毒有丘疹的皮肤，最后用 20%莘酚液逐一点涂疱疹面，使淡红色丘疹及疱面变成粉白色。术毕敷贴无菌纱布，患者刺痛感消失，第 2 天疱疹面干燥结痂变成暗黑色，5 天后脱痂，均一次性治愈。

张超等[3]中西医结合治疗带状疱疹临床效果观察。治法：沿带状疱疹所侵犯的外周神经走行找到相应的椎体及其上下椎体。定位，麻醉后进针，先纵行剥离，再分别剥离松解棘上韧带、棘间韧带，刀下如果遇有韧性硬结，则纵行切开；腰部可松解棘旁多裂肌、回旋肌，刀口线旋转 45°，与肌肉走向平行剥离松解，出针，待术处瘀血稍流后包扎。术后预防性口服阿莫西林胶囊 0.5g，每日 3 次，服用 3 天预防感染。口服复方丹参片 3 片，每日 3 次，共 6 天。结果总有效率达 100%。

甘子义等[4]中医微针刀松解术配合西药治疗带状疱疹。患者侧卧位，消毒，在脊柱相应神经节段及疼痛皮区范围内进针，无需局麻。治疗延脊柱神经相应节段从近端向远端方向松解，针刀控制在皮下浅筋膜层，一般不超过触有硬结、条索状、沙粒状物可用脉冲式推切平行进针、扇形扫散，向周围行放射状松解，疼痛敏感快速松解针刀。疱疹期在脊柱神经相应节段出口处松解，以酸、麻、胀感耐受为度。

2. 针刀治疗带状疱疹后遗神经痛

邱冠军等[5]采用超微针刀治疗带状疱疹后遗神经痛 10 例。均采取超微针刀配合药物治疗，常规口服加巴喷丁，其后观察疼痛缓解程度（VAS 评分）。由此可得超微针刀合并药物治疗带状疱疹后遗神经痛效果良好。

林祥崧等[6]针刀整脊治疗带状疱疹后遗神经痛 26 例。选用椎旁治疗。带状疱疹后遗神经痛具有明显的按神经节段支配区域分布的特点，故可以按患者皮损及疼痛分布的情况在相应的椎体旁寻找阳性反应物进行针刀松解剥离，主要松解患椎的关节突，横突，横突间肌，皮损痛点治疗。在皮损及疼痛的区域寻找阳性反应物进行针刀松解治疗，总有效率为 88.5%。

丁亚山[7]局部针刀微创治疗带状疱疹后遗神经痛 30 例。治法：据疼痛部位及范围采取点对点，片对片的方法，设计多中心进针点，标记后消毒，麻醉。进针后在皮内、皮下、浅筋膜内横向运刀，向外周行放射状松解，数次。术毕用纱布按压 15～20 分钟。结果 30 例患者经过 3～5 次治疗均获满意疗效，随访 1 年均无复发。

刘春元[8]针刀治疗带状疱疹后遗神经痛。治法：根据皮损和主诉疼痛区确定神经损害范围，通过触诊确定治疗点。局麻下，垂直进针刀，透皮后，针体与皮肤平行，扇形松解粘连带。出针刀后，压迫止血 5min，创可贴覆盖。治疗区域很大时，需要多次松解。术后按常规手术术后处理，口服止痛药和选择应用抗生素。结果治疗效果良好。

张建军等[9]针刀治疗带状疱疹后遗神经痛疗效观察与分析。治法：定点，当针刀进入皮下后，沿着皮纹方向，在皮下、浅筋膜内，做通透松解。术中尽量避开静脉血管，有明显出血点用无菌纱布按压 2 分钟左右，以防止或减少皮下淤血。治疗期间同时口服普瑞巴林胶囊治疗，每次 150mg，每日 2 次，连续服用 1 月后评价疗效。结果总有效率 96.7%。

全科等[10]针刀治疗带状疱疹后遗神经痛。据患者主诉的疼痛区域来确定神经受损之范围，结合视诊、触诊对治疗部位进行确定。常规消毒，麻醉，垂直刺破皮肤后使针刀与皮肤平行，再横向进行扇形切割，对粘连带进行松解。术后无菌纱布按压伤口压迫止血 15 分钟，创可贴贴敷。结果优良率为 95.8%。

刘慎阳等[11]针刀治疗腰背部带状疱疹后遗神经痛 7 例。治法：选取相应的夹脊穴，消毒麻醉，进针刀时，针刀体与患者皮肤表面呈 15° 或平刺 5～6cm，用针刀在患处的皮下横行松解 2～3 刀。松解腰背部相应节段的夹脊穴，直刺，深度可达椎体上下关节突关节后囊，纵疏横剥 2～3 刀出刀，术后按压针刀孔，待无渗出后贴创可贴。

苏文勇[12]内服中药结合针刀治疗胸腰腹部带状疱疹后遗神经痛 20 例。治法：内服中药柴胡疏肝散加味，痛甚者加元胡、米壳，以 5 天为 1 个疗程。针刀治疗，患者取俯卧位，按照疱疹累及的脊神经节段，在背部脊柱棘突外侧约 1.5cm 处定位，常规消毒，与皮肤垂直进针，行神经根松解术。以 5 天为 1 个疗程。结果总有效率达 100%。

张祖列等[13]神经阻滞联合针刀、松筋针治疗带状疱疹后遗神经痛的临床研究。根据患者疼痛部位与病变范围的大小，触诊敏感压痛点，并标记。消毒，麻醉，按针刀"四步进针法"逐层疏通剥离粘连组织，切割条索及痛性结节。出针刀后按压 2～3min，术毕针眼贴上创可贴。治疗效果良好。

贺利锋等[14]针刀松解配合疏肝活血汤治疗带状疱疹后遗神经痛 40 例。治法：治疗组采用针刀松解夹脊穴和病变局部环形松解配合疏肝解郁汤治疗，对照组采用维生素 $B_1$20mg、维生素 B_{12}50mg 口服，每日 3 次，连续治疗 3 周，观察两组患者治疗前后的疼痛、疗效评分的变化。结果治疗组总有效率 95.00%，对照组总有效率 72.50%，故针刀配合疏肝活血汤治疗疗效更佳。

任永生等[15]用针刀点刺联合高压静电疗法治疗顽固性带状疱疹后遗神经痛。治法：针刀点刺，标记痛点及选取足三里、夹脊穴等特定穴位消毒，采取针刀呈分散状点刺治疗，术毕，按压止血后外用敷料包扎，同时进行高压静电场疗法。结果得疼痛评分变化 18.64±1.40。

吴昊[16]针刀松解华佗夹脊穴和阿是穴治疗带状疱疹后遗神经痛 6 例。治法：取患侧相应的椎棘突下旁开 0.5 寸，和皮损局部的阿是穴作为进针点。标记、消毒、麻醉后使刀口线与脊柱纵轴平行，分天、人、地三层进针，每层充分松解，患者局部得气后出针。松解局部阿是穴，进针刀到达肋骨进行松解，得气后出针刀，按压针刀孔贴创可贴。治疗效果好，无复发。

云雷[17]针刀为主"三联疗法"治疗带状疱疹后遗神经痛。治法：采取仰卧位、俯卧位、坐位或侧卧位，选取压痛点作为进针点。首先在脊柱关节突治疗，针刀沿脊柱纵轴方向垂直进针到皮下，然后刀刃稍偏向关节突外侧缘，逐层松解。其次在皮损区或疼痛明显区治疗，定点后逐层松解，病灶面积较大者，病变组织僵硬者可用 3 号针刀在病灶中心点逐层松解后，再提针至皮下，逐层向四周放射性广泛松解，以松为度。出针后立即拔罐，术毕纱布覆盖按压。结果总有效率 97.78%。

梁春光等[18]针刀星状神经节触激术联合加巴喷丁治疗头面部带状疱疹性神经痛的临床观察。治法：75 名亚急性期 PHN 患者随机分为针刀星状神经节触激术组（A 组，$n=25$）、加巴喷丁组（B 组，$n=25$）和联合治疗组（C 组，$n=25$），A 组给予针刀星状神经节触激术治疗，5 天 1 次；B 组口服加巴喷丁 1200mg/d，C 组 5 天 1 次针刀星状神经节触激术治疗，并口服加巴喷丁 900mg/d，均治疗 15 天。结果表明，针刀星状神经节触激术联合加巴喷丁治疗效果更佳。

3. 结语

针刀治疗采取闭合，微创的方法，既可以快速有效的治疗疾病，又减小了治疗带来的创面，并能够疏通经络，调和气血，恢复动态平衡，从根源上治疗了带状疱疹及其后遗神经痛。通过临床实践证明，针刀治疗较传统中西药以及火针等取得疗效更为显著。

参考文献：

[1] 唐胜修，王小莲，刘辛，等. 火针刀与火针治疗带状疱疹的疗效比较 [J]. 辽宁中医药大学学报，2011，13（2）：89-90.

[2] 王成芳，邓辉. 针刀加药物治疗带状疱疹 30 [J]. 中国民康医学，2010，22（20）：2605.

［3］ 张超，杨军，宋江红. 中西医结合治疗带状疱疹临床效果观察［J］. 中西医结合与祖国医学，2011，15：1157-1158.

［4］ 甘子义，张靖，张士发. 中医微针刀松解术配合西药治疗带状疱疹疗效观察［J］. 辽宁中医药大学学报，2013，15（10）：187-188

［5］ 邱冠军，李甫军，林治华. 超微针刀治疗带状疱疹后遗神经痛10例体会［J］. 世界最新医学信息文摘，2015，15（66）：129.

［6］ 林祥移，蒋涛. 针刀整脊治疗带状疱疹后遗神经痛26例临床报告［C］. 中华中医药学会针刀医学分会2008年学术会议论文集，2008：183-185.

［7］ 丁亚山. 局部针刀微创治疗带状疱疹后遗神经痛30例临床观察［J］. 罕少疾病杂志，2010，17（2）：21-24.

［8］ 刘春元. 针刀治疗带状疱疹后遗神经痛的疗效［J］. 实用疼痛学杂志，2012，8（5）：360-361.

［9］ 张建军，丁宇，杨改平. 针刀治疗带状疱疹后遗神经痛疗效观察与分析［J］. 中国疼痛医学杂志，2017，23（5）389-391.

［10］ 全科，何冬凤，刘华，等. 针刀治疗带状疱疹后遗神经痛的疗效观察［J］. 内蒙古中医药，2016：46.

［11］ 刘慎阳，刘方铭. 小针刀治疗腰背部带状疱疹后遗神经痛7例［J］. 按摩与康复学，2017，8（22）：35-36

［12］ 苏文勇. 内服中药结合针刀治疗胸腰腹部带状疱疹后遗神经痛20例［J］. 中医临床研究，2014，6（32）：36-37.

［13］ 张祖列，李家珍，吴青蔓等. 神经阻滞联合针刀、松筋针治疗带状疱疹后遗神经痛的临床研究［J］. 现代中西医结合杂志，2018，27（3）：323-325.

［14］ 贺利锋，董博，欧国峰，等. 小针刀松解配合疏肝活血汤治疗带状疱疹后遗神经痛40例［J］. 陕西中医药大学学报，2018，41（3）：30-33.

［15］ 任永生，孙汉臻，任长吉，等. 针刀点刺联合高压静电疗法治疗顽固性带状疱疹后神经痛的临床观察［J］. 中西医结合心血管病杂志，2016，4（26）：169-171.

［16］ 吴昊，刘方铭. 针刀松解华佗夹脊穴和阿是穴治疗带状疱疹后遗神经痛6例［J］. 江西中医药，2012，11（43）：63.

［17］ 雷云. 针刀为主"三联疗法"治疗带状疱疹后遗神经痛的临床研究［J］. 中医外治杂志，2016，25（1）：25-26.

［18］ 梁春光，孙军弟. 针刀星状神经节触激术联合加巴喷丁治疗头面部带状疱疹性神经痛的临床观察［C］. 中华中医药学会针刀医学分会全国第九次针刀医学学术年会会刊，2010，238-240.

第六节　肥胖症针刀临床研究进展

中医学认为，患者因食量大且进食次数多，喜食高热量高油脂类食物，养尊处优、不爱劳动而导致肥胖。针刀疗法是结合中医学的针灸疗法和西医学的外科手术技术，通过对组织进行微创治疗，因其对机体损伤小而易于被患者接受。兹将针刀治疗单纯性肥胖症研究进展综述如下。

（一）针刀治疗单纯性肥胖症机制

针刀切割浅筋膜层使皮下脂肪细胞破碎，出油和破碎细胞的体内吸收，使相对体积减少，患者腰围停止增加，针刀切断皮下支持带并使之重建变得弹性紧绷，同时抑制食欲，达到腰围减小的效果。

（二）针刀治疗单纯性肥胖症临床研究

针刀刺激对神经系统、内分泌代谢、消化功能都有一定调整作用，通过影响体内活性物质，从而抑制肥胖患者亢进的食欲，抑制亢进的胃肠消化吸收功能以减少能量的摄入；另一方面针刀可以促进能量代谢，增加能量的消耗，促进体脂的动员及分解，同时针刀还可以切割破坏脂肪组织，使被破坏的脂肪颗粒液化吸收，最终实现其减肥效应。

1. 单独针刀治疗

单用针刀治疗单纯性肥胖症对研究来说更有意义，能够直观判定针刀对肥胖症的疗效。林衍志[1]采用针刀治疗单纯腹型肥胖。取足阳明胃经天枢与滑肉门左右各四穴，任脉中脘穴，常规消毒后，用 0.7mm×150mm 针刀直刺入天枢穴与滑肉门穴 7cm，再退回 6cm，针刀退至皮下后改为斜刺。斜刺方向均朝穴位的外侧以避开重要血管，往斜上方、斜外侧、斜下方，三个方向进行切割，感觉皮下脂肪层的筋膜被切断。中脘穴则是直刺 1.5cm 以后，提针至皮下，再往左右两侧，及左下、右下方斜刺，深度 1cm 左右。拔针后挤压针孔，有透明油状液体少量流出，如有血，先把血挤出，再用纱布按压针孔止血。术后，针眼覆盖创可贴，嘱患者注意针孔的卫生。每周治疗 1 次，10 次为 1 疗程，每次治疗前检查腰围和体重，并给予记录。共治 41 例，优：腰围减少≥10cm 者，14 人，良：腰围减少 9.9～5cm；可：腰围减少<5cm 者，20 人；差：治疗前后腰围无变化。优良率 36.6%，有效率 85%。

朱志峰[2]谈顾春英针刀治疗肥胖症经验。顾春英辨证取穴针刀治疗肥胖病。主穴取脐周 8 穴，水分、阴交、外陵、天枢、滑肉门；胃肠腑热加曲池、合谷、上巨虚、梁门、内庭；痰湿内蕴加足三里、丰隆、中脘、阴陵泉、水道；脾胃气虚加脾俞、胃俞、足三里、气海、关元、阴陵泉；肾虚加关元、肾俞、三阴交、太溪；肝郁气滞加太冲、阳陵泉。在辨证取穴的基础上多辅以随症取穴与局部取穴，如便秘加天枢、支沟、照海、承山；汗出量多则加肺俞、胃俞；嗜睡加照海、申脉；腹胀加小肠俞、下巨虚；心悸气短加神门、内关；月经不调加曲泉、血海、地机；湿痰加肾俞、命门、关元。局部取穴取脂肪堆积较多或形成颗粒硬结的部位。定位后选 0.4mm 的一次性针刀，按四步进针刀手法进针，刺入穴位后，在脂肪层与肌肉层行纵行摆动，出针按压针孔，防止出血。在脂肪堆积较多的腹部、大腿等部位，用 0.8mm 的一次性针刀，沿经络方向垂直进入皮肤，在脂肪层向前推切 2～3 刀，或在局部行密集刺；对粗大的脂肪颗粒或局部有硬结、条束者行纵行切割、横行摆动进行疏通松解，出针后按压针孔，创可贴覆盖。针刀治疗后第 4 天进行下 1 次治疗，6 次为 1 疗程，休息 1 个月后进入下一疗程。

熊健等[3]采用针刀疗法对单纯性肥胖症体重及血清瘦素、胰岛素的影响。主穴为天应穴、中脘、天枢、带脉，加用配穴分为 4 组。第一组取天枢、大横、丰隆、滑肉门；第二组取中脘、水道、梁丘、外陵；第三组取天应、水分、三阴交、梁门；第四组取带脉、大巨、风市、上巨虚。医者左手捏紧标记处皮肤，右手持 70mm 一次性无菌针刀，快速刺入皮下至脂肪层，然后平持针刀迅速切割。切割时，参照扇形线，在相应的脂肪隧道中，依次来回抽动针刀，单向切完后，应将针刀退至皮下，再从另一个隧道开始改变切割方向。操作完成后快速拔出针刀，并大面积按压针孔 5~10min，待创口无渗血时用胶布固定。下肢肌肉浅薄处穴位持针刀快速进针后行纵横疏通剥离，出针后胶布固定。嘱患者保持局部皮肤干爽，两天内不要触水，以防感染。针刀治疗时间为每 5 天 1 次，以上 4 组穴位交替使用，20 天为 1 疗程，疗程间隔 1 周，2 个疗程后评定疗效。显效 6 例，有效 10 例，无效 2 例。

段慧等[4]采用针刀治疗单纯性肥胖症并发高脂血症。取双侧肓俞、天枢、大横，水分、阴交；轻度肥胖配外陵、足三里、关元、丰隆；中度肥胖配外关、大陵、大巨、上巨墟；重度肥胖配梁门、中脘、太冲、三阴交。每次取 8 个穴位左右，定点后以 4 号针刀用快速进针刀法垂直皮肤进针刀，针刀达脂肪层和肌肉层之间行轻微纵行或横行摆动，术者觉针刀沉紧时做十字切割，随即按压针柄，腹背部脂肪丰满区可行大回旋环切 2 次，四肢部浅表部位只行十字切摆，后即拔出针刀，外敷创可贴按压 5min。4 天治疗 1 次，6 次为 1 疗程，疗程间隔 6~10 天；2~3 个疗程左右进入体重下降到平坦期，休息 1 个月后进入下一阶段治疗，2 个疗程后检测血脂指标。1 个疗程，显效 39 例，有效 11 例，无效 16 例。2 个疗程，显效 51 例，有效 12 例，无效 3 例。

陈梅等[5]采用针刀治疗单纯性肥胖。主穴取中脘、天枢、上巨虚、足三里、三阴交。配穴：胃肠实热型配曲池、合谷、梁门、公孙、内庭；脾虚湿阻型配丰隆、阴陵泉、水分、水道、气海；肝郁气滞型配肝俞、膈俞、行间、太冲、阳陵泉；脾肾阳虚型配脾俞、肾俞、关元、阴陵泉；肝肾阴虚型配肝俞、肾俞、关元、太溪。患者取仰卧或俯卧位，选用 0.6mm×40mm 一次性无菌美容针刀。采用四步进针刀法，缓慢深入到脂肪层、浅肌层，纵行或横行切割或摆动 3~5 下，迅速出针；在脂肪堆积较多的腹部、大腿等部位，再将针刀提至皮下后卧倒针身，在脂肪层推切 3~5 下，同时做扇形摆动，出针后创可贴覆盖。每 5 天治疗 1 次，6 次为 1 疗程。痊愈 19 例，显效 13 例，有效 2 例，无效 1 例。

2. 针刀配合其他疗法

（1）针刀配合拔罐治疗　顾春英等[6]采用针刀治疗肥胖症。仰卧或俯卧位充分暴露操作部位皮肤，采用四步进针刀手法进针，进入脂肪层，纵行或横行切割或摆动，出针后创可贴覆盖。在脂肪堆积较多的腹部、大腿等部位，用 3 号针刀快速垂直进入皮肤，在脂肪层沿经络方向向前推切 2~3 刀，或行扇形推动，疏通摆动；在脂肪堆积部位 1cm 左右排一行予密集刺；对脂肪颗粒粗大或局部形成团块硬结，条束的可行纵行切割、横行摆动进行疏通松解，出针后针眼处拔罐 5 分钟起罐，按压针孔，创可贴覆盖。针刀治疗后 2~3 天避免穴位浸水。针刀减肥 4 天 2 次，6 次为 1 疗程，休息半月进入第二疗程，在第二疗程中，针刀操作方法同第一疗程。第三疗程结束进入体重下降平坦期则停止治疗。肠胃蕴热症，显效 14 例，有效 3 例。痰热内蕴症，显效 6，有效 2 例。脾胃气虚症，显效 2 例，有效 1 例，无效 1 例。肾虚型，显效 4 例，有效 2 例，无效 1 例。肝郁气滞症，有效 4 例。

（2）针刀配按摩推拿治疗　裴茂华等[7]采用针刀治疗肥胖症。5 例均为女性，年龄

25～42 岁，治疗前后常规测量体重及腹围。患者俯卧位，在 T_{10}～L_2 棘突旁开约 2cm 一线寻找反应点。于压痛明显处右手持针刀进针，达骨面后行纵横疏通剥离，出针后用创可贴覆盖。如有棘突偏歪，可采用定点旋转复位法纠正偏歪之棘突，同时按摩推拿腰背部 5min，以提高疗效。7 日治疗 1 次，4 次为 1 个疗程，治疗期间停用一切减肥措施。共治 5 例，4 例体重减轻 1.5～4kg，腹围缩小 1～4cm；1 例体重、腹围未见改善。随访 3 个月，有效 4 例均未见体重反弹。孙军[8]采用针刀取穴：中脘、下脘、气海、关元、梁门（双）、太乙（双）、天枢（双）、大巨（双）、大横（双）、带脉（双）。患者取仰卧屈膝位，定点后碘伏消毒 3 遍。术者左手拿捏腹部，右手持 0.8mm×50mm 的一次性针刀垂直皮肤快速刺入皮下，到达脂肪层后使针刀柄倾斜与皮肤呈 30°角扇形推切 3～5下出刀。手法推腹法：将左手掌叠加于右手掌上，用掌推法在脐部做揉摩操作 3min，以腹部发热为宜。拿腹法：以拿法将腹部肥肉提起，连续快速抖动，操作 1min。拍腹法：左右手交替，以空心掌拍打腹部，频率保持在 200 次/min。至局部发红微热为度。结束治疗后嘱患者保持腹部皮肤干爽，2d 内不得沾水。上述治疗 5d 一次，6 次为 1 个疗程，连续 2 个疗程后评价效果。

（3）针刀配合穴位埋线治疗　王甜等[9]采用针刀配合穴位埋线治疗单纯性肥胖症。主穴取天枢、大横、下脘、带脉、气海、水分、阴交、三阴交、足三里、局部脂肪堆积较多处；轻度肥胖配关元、丰隆；中度肥胖配外关、大陵、上巨虚、下巨虚；重度肥胖配梁门、中脘、太冲。每次取 8 个穴位左右。医者以左手捏起穴位处脂肪，右手持直径 0.8mm 的 3 号针刀，快速进针刀达脂肪层，将针刀倾斜和皮肤呈 10°～15°，两侧呈扇形推动 1～3 刀；在脂肪堆积较多的腹部、大腿等部位，再将针刀提至皮下后卧倒针身，在脂肪层推切 3～5 下，同时做扇形摆动出针，局部拔罐 3～5min，起罐后按压针孔 1～3min，消毒后，创可贴覆盖。再结合穴位埋线，以上每 7d 治疗 1 次，生理期停针，30d 为 1 个疗程。显效 21 例，有效 7 例，无效 2 例。

（4）针刀速刺配合拔罐治疗　赵向超等[10] 采用针刀速刺治疗腹型肥胖症。患者仰卧屈膝位。用安尔碘消毒 3 遍，消毒范围上至剑突，下至耻骨联合上缘，外至腋后线。右手持直径 1.0mm 的 4 号一次性针刀，针刺深度适中，以免伤及内脏。快速针刺上脘、中脘、下脘、气海、关元、滑肉门、外陵、天枢、大横，除上脘针尖向上外，其余的针尖都是垂直于皮肤，不留针。右手持直径 0.6mm 的 3 号一次性针刀，快速刺入带脉穴，达脂肪层，将针刀倾斜与皮肤呈 15°角分别向神阙、上脘和关元方向呈扇形推切 1～3刀。如针眼出现渗血，可用无菌纱布挤出或火罐拔出，按压针孔，创可贴覆盖。每周治疗 1 次，4 次为 1 个疗程。痊愈 9 例，显效 23 例，有效 12 例，无效 1 例。

（5）针刀配合刺络拔罐放血治疗　夏铭徽等[11] 采用针刀治疗超重患者。主穴取天枢、大横、下脘、太乙、石门、大巨、中脘。配穴：上肢取曲池、手五里、臂臑、肩髃；下肢取三阴交、上巨虚、足三里、梁丘、血海。选用 4 号一次性针刀。患者仰卧位，操作者左手拇食二指将所刺腧穴部位的皮肤向两侧撑开，使皮肤绷紧，右手持针刀快速垂直进针到皮下，深入到脂肪层，主穴进行扇形切割，配穴进行挑刺后迅速出针。出针后在所刺腧穴部位拔火罐放血治疗，留罐 10min，取罐后局部皮肤清理消毒，保持局部干燥。每周做 2 次治疗，10 次为 1 个疗程。显效 10 例，有效 18 例，无效 6 例。

（6）针刀配合经络拔罐治疗　王永梅[12]采用针刀穴位割治联合经络拔罐治疗单纯

性肥胖症 26 例。观察组行针刀穴位割治和拔罐经络治疗，主穴为中脘、水分、阴交、外陵、天枢、滑肉门、大横；配穴为胃热湿阻型取足三里、曲池、合谷、上巨虚、梁门，脾虚湿阻型取脾俞、胃俞、足三里、气海、关元、阴陵泉，脾肾阳虚型取关元、肾俞、三阴交，肝郁气滞型取太冲、阳陵泉、章门。四肢穴位定点消毒，持一型 4 号针刀，垂直皮肤进针刺入穴位后，于肌肉筋膜层行纵行切割 2～3 下，后纵行摆动后迅速出针，按压针孔防止出血。在脂肪堆积较多的腹部，用针刀逆经络方向垂直进入皮肤，调整针刀方向，使针刀与皮肤成 15°～60° 夹角继续进针，在穴位周围脂肪层半径 1cm 左右范围内作推切或扫散，对脂肪颗粒粗大或脂肪层较厚部位，分层做纵行切割、横行摆动，进而疏通、松解、破坏脂肪颗粒，使之液化。每次治疗 10min，出针刀按压后创可贴覆盖。治疗后 2～3d 避免穴位浸水。5～7d 后进行下 1 次治疗，12 次为 1 疗程。再结合经络滑罐治疗。观察组显效 14 例，有效 9 例，无效 3 例。

3. 针刀术后护理

戴琴花[13]对针刀治疗单纯性肥胖的护理体会。采用无菌针刀穴位针刺法，根据人体不同部位选用 12cm、9cm、7cm 和 4cm 4 种型号的针刀，进行穴位针刺切割，整体减肥选穴处方有主穴和配穴两种。主穴取脐周八穴，水分、阴交、外陵、天枢、滑肉门等穴。胃热炽盛型 25 例，选用曲池、合谷、上巨虚、梁门等为配穴；痰浊中阻型 10 例，选用足三里、丰隆、中脘、水道等为配穴；气滞血瘀型 11 例，选用太冲、阳陵泉等为配穴；脾肾阳虚型 30 例，选用关元、气海、阴陵泉、足三里等为配穴。平卧应用针刀针刺各穴位，快速进针入脂肪层，进行纵行横行切割或摆动后出针，压迫针孔，并在针眼处拔罐 5min，消毒后创可贴覆盖。每 4d 1 次，6 次为 1 个疗程休息，15d 后可进行第 2 个疗程，第 2 个疗程结束后进行局部减肥。1 个月进行疗效评定，2 个疗程体重减少 10kg 为显效，减少 2～5kg 为有效，减少 2kg 以下为无效。本组显效 28 例，有效 42 例，无效 6 例。

（三）结语

肥胖症在现今社会发病率不断增高，近年来国内外的研究学者已发现肥胖与许多慢性疾病有直接关联。针刀治疗肥胖症刺激量大，能直接破坏脂肪细胞，且针刀一直在脂肪层或脂肪与肌肉层之间进行，安全且疗效好、见效快。随着解剖学和中医理论研究的不断深入，针刀治疗单纯性肥胖症的研究将不断进步，这对扩大针刀的运用范围有积极意义。

参考文献：

[1] 林衍志，李殿宁. 小针刀泻胃火治疗单纯性腹型肥胖的临床及中西医结合机理探讨 [D]. 南京中医药大学硕士学位论文 2015，6：1-28.

[2] 朱志峰. 顾春英针刀治疗肥胖症经验 [J]. 中医外治杂志，2010，19（1）：61-62.

[3] 熊健，姚勤，左珊珊，等. 针刀疗法对单纯性肥胖症体重及血清瘦素、胰岛素的影响 [J]. 湖南中医杂志，2011，27（5）：15-17.

[4] 段慧，左小红，张琦婕. 针刀治疗单纯性肥胖症并发高脂血症疗效观察 [J]. 中国针灸，2010，30：1-4.

[5] 陈梅,施晓阳,徐斌.针刀治疗单纯性肥胖症疗效观察 [J].中国针灸,2011,31(6):539-542.

[6] 顾春英,贾晓明.针刀治疗肥胖症的疗效观察及机理探讨 [C].北京:中华中医药学会针刀医学分会二00七年度学术年会,2007:61-64.

[7] 裴茂华,李文涛.小针刀治疗肥胖症5例.[J].中国民间疗法,2002,10(4):23-24.

[8] 孙军,向东东,张建军,等.针刀配合手法治疗单纯性肥胖症疗效观察 [J].现代中西医结合杂志,2016,25(21):2356-2357.

[9] 王甜,杨孝芳,杨硕.针刀配合穴位埋线治疗单纯性肥胖症临床疗效观察 [J].中国临床研究,2013,5(2):57-58.

[10] 赵向超,马广昊,乔晋琳.针刀速刺治疗腹型肥胖症疗效观察 [J].上海针灸杂志,2012,31(1):33-35.

[11] 夏铭徽,朱建军.针刀与针灸治疗超重患者临床疗效观察 [J].针灸临床杂志,2013,29(10):24-25.

[12] 王咏梅.针刀穴位割治联合经络滑罐治疗单纯性肥胖症26例近期疗效观察[J]山东医药,2011,31(51):89-90.

[13] 戴琴花.针刀疗法治疗单纯性肥胖的护理体会 [J].临床医药实践,2010,19(6A):442-443.

第七节 瘢痕挛缩针刀临床研究进展

真皮组织的瘢痕挛缩是整形外科临床中的常见病,它是人体抵抗创伤的一种保护性反应,是一种人体代偿性修复过程,但它不能完全恢复损伤组织原有的形态结构和功能,严重则会导致动态力学平衡失调。针刀医学的闭合性手术理论能从根本上解决瘢痕这一疑难问题。应用针刀闭合性手术来治疗瘢痕挛缩,在临床上能取得比较满意的疗效,现进行归纳总结。

1. 针刀治疗机理

针刀治疗瘢痕挛缩,临床疗效显著,根据针刀医学理论显示[1],瘢痕挛缩的本质是真皮组织的缺损与挛缩,而瘢痕挛缩是条索状瘢痕内真皮组织的纵向内应力过度增高造成的,其载体是瘢痕内的真皮组织纤维,所以只要用针刀分段切开、剥离、松解,同时保持表皮的完整和连续性即可恢复瘢痕局部的动态平衡。

2. 针刀疗效观察

巩万林等[2]采用针刀治疗外伤性瘢痕挛缩48例。瘢痕原因有手术17例,各种损伤31例。瘢痕部位有上肢14例、下肢25例、腰背部7例、腹部2例。触诊瘢痕部位可发现皮下有结节状或条索状挛缩组织,皮下紧张,压之痛感明显。术前用龙胆紫在该处标记,然后局部皮肤常规消毒,铺无菌洞巾,拇指尖按压局部2min,将针刀刀口沿肌纤维及神经走行方向平行刺入病灶,轻拔3~5次,以患者有酸胀感,无疼痛及触电感为佳。出针后观察30min,用创可贴或无菌敷料包扎术口。治疗1周为1疗程,每周治疗1~2次。经过1~2个疗程治疗,痊愈38例、显效10例,总有效率100%。经1年随访,无1例复发。

王玉国等[3]采用弹性超声引导针刀治疗冈上肌肌腱炎瘢痕52例。弹性超声检查后,在弹性 3～4 级区取治疗点 A 点用标记笔标记，针刀治疗组（26 例）针对弹性 3～4 级区的 A 点用针刀进行治疗，对照组（26 例）不做任何治疗。皮肤常规消毒铺巾后，使用针刀在标记区位置经皮刺入，针刀刀口方向平行肌纤维方向，重复刺切直至组织松软、粗糙感消失，治疗 1 次。测量 A 点弹性应变率，结果显示组内治疗前后比较，针刀治疗组 A 点弹性应变率明显增高（P<0.05），对照组则无明显变化（P>0.05）；治疗后针刀治疗组与对照组相比有显著性差异（P<0.05）。分析治疗前后的 NRS 评分变化结果显示组内治疗前后比较，针刀治疗组 NRS 评分明显降低（P<0.05），对照组则无明显变化（P>0.05）；组间治疗后比较，针刀治疗组与对照组两者间差异明显（P<0.05）。该实验证明针刀治疗在降低靶点瘢痕硬度的同时还能改善因瘢痕硬度增高而引起的疼痛。

吴亚平[4]运用针刀治疗右腕部严重瘢痕粘连 1 例。患者取坐位，右腕部掌侧向上，下垫一软枕，用碘酒、酒精消毒，取 0.5%利多卡因在右腕部皮下进行局部麻醉后，用 I 型 4 号针刀，沿尺侧腕屈肌的尺侧进针刀，刀口线与肌腱平行，进针刀后，沿皮下向切口方向行纵行疏通剥离法、横行铲剥法等，出针刀后，针眼用创可贴覆盖。术后嘱患者自行右腕关节及手指各关节的功能锻炼，同时，用热醋熏洗右腕部。之后每 5 天治疗 1 次，每次用针刀对切口皮下粘连及桡侧腕屈肌、尺侧腕屈肌的各个侧面分次分别剥离、松解。经 7 次治疗后检查关节活动度：腕背伸可达 50°，掌屈可达 60°，桡侧倾斜可达 30°，尺侧倾斜可达 40°，掌指关节伸可达 0°、屈可达 90°，近侧指间关节伸可达 10°、屈可达 90°，远端指间关节伸可达 0°、屈可达 90°，拇指外展可达 40°。已基本达到正常标准，肌肉萎缩明显好转，肌力较治疗前增强。

丰雨亭[5]使用针刀治疗右手瘢痕粘连 1 例。在前臂前侧腕横纹上 5cm 处，肱、桡肌腱之间，桡、掌长肌腱之间，掌长肌指浅肌腱之间，掌长肌、尺腕肌腱之间，共定四个治疗点，常规消毒，在瘢痕定点处使用针刀，进行横行剥离，切开剥离，通透剥离，瘢痕刮除，纵行疏通等刀法将各组织之间粘连彻底疏通，然后再用手法弯曲、伸展患侧手指。当时恢复正常功能，随即能拿笔写字，拿筷吃饭，一年后走访未复发。

3. 针刀结合药物注射治疗

张兆军等[6]使用针刀治疗增殖性瘢痕 18 例。常规皮肤消毒后，铺孔巾，取 1%利多卡因或普鲁卡因适量局部麻醉，取瘢痕底组织下部多个点为治疗点，使用 I 型 4 号针刀治疗，刀口线平行瘢痕组织，与皮肤成 10°～15°，采取通透法切割瘢痕组织，据瘢痕大小可分段治疗，分离后出针。取醋酸曲安缩松 1～2ml，加 1%利多卡因或普鲁卡因 0.5～1ml，从针刀切口注入药物，至瘢痕组织颜色变浅或变白。此法效明显，针刀的闭合性分离功能结合醋酸曲安缩松对增殖性瘢痕的抗炎抑制作用，可提高疗效。18 例患者中，有效率 100%，治愈率 95%。1 次治愈 6 例、2 次 11 例、3 次 1 例。

4. 针刀结合微针治疗

李峰[7]使用针刀结合微针治疗痤疮凹陷性瘢痕 30 例。首先对治疗区简单补水护理，并闷敷复方利多卡因乳膏 40～60 分钟，用 5%碘伏消毒整个面部 3 次，由内向外，再用 0.9%生理盐水沾湿的无菌纱块清洁面部。先用超微针刀斜刺进入痤疮瘢痕基底部，进针深度大概 2mm，然后前后进针来回数次，可以轻微左右摆动，切断基底部粘连组织，在松解的隧道内逐个注入 0.1ml 配置好的平肤修复溶液。持微针滚轮呈交叉"井"或"米"字格滚刺，边滚针操作边缓慢将剩余溶液给药以达局部渗血为度，然后敷冷藏好的面膜

30～60 分钟，其中 30 例患者中，临床治愈 67.3%，显效 32.7%，愈显率 100%。

5. 结语

针刀闭合性手术能够疏通经络，调和气血，促进局部微循环，恢复局部动态平衡。临床试验表明，针刀闭合性手术对于瘢痕挛缩提供了较好的治疗方案。本文中文献研究结果显示，针刀治疗瘢痕挛缩操作简单，效果显著。但目前临床操作中，多以通过针刀松解瘢痕痉挛病变部位以改善瘢痕周围动态力学失衡，而较少有提及以具体肌肉、骨骼等定位标志点作为主要施术部位的临床研究。因此，可以在以后临床中注意加强对瘢痕高发部位的定位研究，以指导今后针刀治疗瘢痕的规范化定位。同时关于针刀治疗瘢痕挛缩的临床研究仍然存在许多问题，例如文献以临床疗效观察型研究较多，严格设计随机对照试验进行观察的较少，疗效评价方面大多以是否显效来评定，缺乏客观、量化的指标。这些需要相关科研人员能够对现有的针刀研究方法和评价方式进一步完善，以提高针刀治疗瘢痕挛缩的临床疗效。

参考文献：

[1] 吴绪平. 针刀治疗学. 第 2 版. 北京：中国中医药出版社，2012.

[2] 巩万林，张双元. 小针刀治疗外伤性疤痕挛缩 48 例 [J]. 西北国防医学杂志，1998，19（2）：138.

[3] 王玉国，谈芝含，丁文波，等. 弹性超声在针刀治疗冈上肌肌腱炎瘢痕组织应用中的价值 [J]. 现代医学，2017，45（9）：1240-1243.

[4] 吴亚平. 小针刀治疗右腕部严重疤痕粘连 1 例报告 [C]. 第四届全国针刀医学学术交流大会论文集，1996：301-302.

[5] 丰雨亭. 针刀治疗右手疤痕粘连 1 例 [C]. 全国第七届针刀医学学术交流大会论文集，2006：255-256.

[6] 张兆军，王芹. 针刀治疗增殖性疤痕 18 例 [C]. 首届国际针刀医学学术交流会论文集，1999：310.

[7] 李峰. 微针美塑配合超微针刀在痤疮凹陷性瘢痕治疗中的应用体会 [J]. 中国医疗美容，2016，（5）：46-48.

第八节　马蹄内翻足针刀临床研究进展

潘红[1] 用手法针刀矫正加胶布固定治疗先天性马蹄内翻足僵硬型患儿，如手法扳正+胶布固定法疗效不佳，可采用针刀矫治后再胶布固定的方法。采用氯胺酮全麻，用 Ⅱ 型 4 号针刀。①跖筋膜切断术，助手一手把患儿足跟固定于手术台上，另一手把前足用力背伸，使跖筋膜挺紧隆起便于摸清其界限，在跖筋膜内侧与跟骨交接处刺入针刀，轻轻把跖筋膜间隙性切断，直致高足弓得到缓解。②足内侧韧带切断术，足内侧韧带增厚挛缩是造成前足内收畸形主要原因，包括距舟韧带、距跟韧带，及足内侧筋膜，如内收畸形明显则需松解。助手一手固定足跟部，另一手把前足用力外展，挛缩韧带即可隆起绷紧，触摸到韧带与骨交接处进行切割，直致内收畸形消失。③跟腱延长术，跟腱挛缩是造成马蹄足畸形的主要原因。助手一手固定小腿上部，一手把足背伸，使跟腱处于紧张状态，用紫药水将跟腱中央在纵轴上一分为二，作为标志线，在距跟结节 0.5～1cm 处坐标线的内侧插入针刀，将内 1/2 跟腱切断，然后在距跟结节 3.5cm 标志线的外侧插入针刀，切断外 1/2 跟腱。拔出针刀后，用力把足背伸，使跟腱在腱鞘内呈"Z"型延长，致足下垂消失。术后用消毒纱布外敷，把足用胶布固定于背伸、外展位。固定 1 星期后换药。根据情况可继续手法矫正，纱布固定。短者治疗 2～3 周，长者 6 个月以上。结果：痊愈 22 例，改善 1 例。随访 3 年，未有复发病例。1 例改善患者为今后手术矫形提供了良好基础。

参考文献：

[1] 潘红. 手法针刀矫正加胶布固定治疗先天性马蹄内翻足 23 例 [J]. 上海针灸杂志，2008，27（11）：28.

第九节　足拇外翻针刀临床研究进展

裴久国等[1]用针刀治疗拇外翻。仰卧踝关节中立位，常规消毒，1%利多卡因局麻，用Ⅰ型针刀及专用弧形针刀。第 1 次松解第 1 跖趾关节内侧的粘连瘢痕：第 1 支针刀松解跖趾关节关节囊跖骨头内侧附着处的粘连瘢痕，定位，刀口线与足趾纵轴方向平行，针刀体与皮肤呈垂直，按针刀四步进针规程刺入，到第 1 跖骨头，调转刀口线 90 度，针刀体向趾骨侧倾斜 60°，沿跖骨头弧度，向关节方向铲剥 2～3 刀，范围小于 0.5cm。第 2 支针刀松解内侧跖趾关节关节囊行经线路的粘连瘢痕：在第 1 跖趾关节间隙内侧定位，用Ⅰ型 4 号针刀进针至刀下有韧性感时继续进针刀 1mm 用提插刀法切割 2～3 刀，纵疏横剥 2～3 刀，范围<0.5cm。第 3 支针刀松解跖趾关节关节囊跖骨头内侧附着处的粘连瘢痕：在第 1 跖趾关节跖骨头内侧定位，用专用弧形针刀操作同第一支针刀。第 2 次针刀松解第 1 跖趾关节外侧的粘连瘢痕，第 1、2、3 支针刀操作同第 1 次松解第 1、2、3 支针刀，部位为第 1 次松解的内侧相对应的外侧。第 4 支针刀松解拇收肌附着处的粘连瘢痕：在第 1 支针刀远端 0.5cm 定位，用Ⅰ型 4 号针刀进针同上，至有韧性感时即达到拇收肌附着处，用提插刀法切割 2～3 刀，有落空感时停止，纵疏横剥 2～3 刀，范围小于 0.5cm。第 5 支针刀松解外侧籽骨软组织附着处的粘连瘢痕：在第 3 支针刀近端 0.5cm，用弧形针刀进针同上，至直刺到外侧籽骨，沿籽骨四周边缘分别用提插刀法切割 2～3 刀。第 3 次针刀松解第 1 跖趾关节背侧的粘连瘢痕，第 2、3、4 支针刀操作同第 1 次松解第 1、2、3 支针刀，部位为第 1 次松解的内侧相对应的背侧，第 1 支针刀松解跖趾关节关节囊跖骨头背侧附着处的粘连瘢痕，在第 1 关节跖骨头背内侧定位，用专用弧形针刀进针同上，直刺到第 1 跖骨头背内侧，调转刀口线 90°，刀体向跖骨侧倾斜 60 度，沿跖骨头弧度，向关节方向铲剥 2～3 刀，范围小于 0.5cm，结论：针刀治疗拇指外翻的损伤小、恢复快、避免了现行的中、重度患者只能手术治疗的窘迫局面。

高永红等[2]用针刀治疗脚拇趾外翻。在患足第一、二趾基底间皮肤正中定一点为进针点，标记，常规消毒，2%利多卡因局麻。左手从内侧握住脚拇趾并尽力内翻，右手持针刀从标记处刺入，直达脚拇趾内收肌在脚拇趾近节趾骨基底的附着处，切断大部分肌腱。针刀再向深部进少许，切开跖趾关节外侧关节囊，左手感到外翻的脚拇趾被逐渐拉成内翻，手术完成。术者右手握住脚拇趾，同时左手扶持足背，对抗牵引，在牵引的同时将脚拇趾逆顺时针旋转 4～5 次，再对抗牵引，拔伸脚拇趾，突然内收，手法治疗结束。术后用石膏夹板放置在足内侧，前端半管型固定脚拇趾，将脚拇趾固定于轻度内翻伸直位 3 周。本组 36 例中 27 例脚拇趾外翻矫正，9 例仍有轻度脚拇趾外翻，但疼痛消失，跖趾关节屈伸功能良好，自然愈合。

夏均青等[26]用传统小夹板结合微创技术治疗拇外翻畸形。治疗方法：在手术室患者仰卧位，严格消毒后，铺巾。局部麻醉满意后，用小圆刀在第 1 跖骨头内侧最高点处切开皮肤、关节囊直达跖骨头（切口与跖骨干垂直，长度约 0.5cm）。用小骨膜剥离器从远端向近端在拇囊和内侧跖骨头之间分离关节囊；用磨钻磨去内侧跖骨头骨赘，持续用冲洗水将骨屑冲出；用小骨锉锉平跖骨头内侧，不使其有棱角。在第 1 跖骨头颈内侧切开皮肤直达骨膜（平行前切口，长约 0.5cm）用削磨钻从远端向近端作一斜形截骨，截骨完毕，用手法先将脱位的第 1 跖趾关节复位，然后将截骨远端由内向外推开一骨皮质。在第 1、2 趾蹼间拇内收肌肌腱止点处用针刀将其切断并松解第 1 跖趾关节关节囊。术毕冲洗伤口，清点器械及纱布无误后，不缝合伤口，加压包扎。包扎时在第 1、2 趾蹼间放置分趾垫，在截骨处上方放置一长度为 3cm 左右小夹板 1 枚，在截骨处下方两侧放置长度约为 1.5cm 的小夹板各 1 枚，然后利用绷带通过踝关节作"8"形包扎，即在足部第 1 跖骨矢状面形成 1 个"品"形夹板固定，将拇趾固定在内翻位约 5°～10°。对于拇外翻合并严重第 1 跖趾关节脱位的病人，在其第 1 跖趾关节内侧加放 1 枚长度为 4cm 的夹板，并用胶布将其与第 1 拇指和分趾垫联合包扎 2 周，术后穿手术矫形鞋即可下地。结果：病例共计 105 例，187 只足按温氏标准，优 83 例，152 只足，良 17 例，27 只足，差 5 例，8 只足。优良率 95.72%。

参考文献：

[1] 裴久国, 张佳. 浅谈针刀治疗拇外翻[C]. 全国第三届微创针刀学术年会论文集, 2011, 189-193.

[2] 高永红, 王峰, 王钦义. 针刀治疗脚拇趾外翻[J]. 科学之友, 2007, (8): 265.

[3] 夏均青, 石耀武, 赵军. 传统小夹板结合微创技术治疗拇外翻畸形疗效观察[J]. 陕西中医, 2006, 27 (1): 67-68.

第十节 鸡眼针刀临床研究进展

鸡眼多因皮肤角质增厚，略高于表面，尖端向下深入皮下，行走时由于间接挤压真皮乳头层附近感觉神经末梢而引起疼痛。针刀医学认为，慢性积累性损伤导致软组织瘢痕增生，挤压神经末梢而引起疼痛。应用针刀切开挛缩，疏通微循环，达到治疗目的。

1. 针刀为主治疗

熊云志等[1]运用针刀治疗鸡眼 50 例。局部常规消毒，2%利多卡因 1～2ml 局麻，选鸡眼硬结旁为进针点，取 Ⅰ 型 4 号针刀，刀口线方向与足底纵轴平行，针体与皮肤平面呈 60°角刺入，手下有阻挡感时，纵行切割，至在同一平面下无阻挡感为止（手下由紧硬变松动），出针，贴创可贴保护针孔。注意术中勿将角质栓全部切断。共治 50 例，其中 1 次痊愈 45 例，5 例经 2 次治疗痊愈，无 1 例感染。随访 2～3 年，无一例复发。

郭彦军等[2]采用针刀治疗鸡眼 163 例。患者仰卧位，局部常规消毒后铺巾，取 1% 利多卡因注射液 2ml，从鸡眼硬结旁刺入。待麻醉生效后，取鸡眼中央凹陷处为进针刀点，用 4 号针刀（北京产），针刀刀口线与脚底纵轴平行，即与足底血管、神经走行方向一致。针刀垂直于皮肤刺入，手下感觉由坚硬而至空虚为止，稍提针 3～5mm 捣刺数下，破坏基底部组织。纵行疏通剥离，横行摆动，出针，用乙醇棉压迫针孔 2～3min，创可贴保护针孔。术后症状无明改善者 3 人，可再治疗 1 次。结果：经过 1～2 次治疗 163 例全部治愈。

梅斌等[3]采取针刀治疗鸡眼，效果显著。患者仰卧位，常规消毒后铺巾，1%利多卡因局部麻醉。针刀操作：①第 1 支针刀从鸡眼的一侧进针，针刀与皮肤平面呈 90°角，针刀经皮肤、皮下组织，沿鸡眼的根部纵疏横剥 3 刀后至鸡眼中央；②第 2 支刀从鸡眼的对侧进针，针刀与皮肤呈 90°角，针刀经皮肤、皮下组织，沿鸡眼的根部纵疏横剥 3 刀后至鸡眼中央，与第 1 只针刀相接；③不必把鸡眼剔出，拔出全部针刀，压迫止血，碘伏消毒，刀口处创可贴覆盖；④术后给予 0.9g 克林霉素针 2d 预防感染。若 7 日不愈者，再做 1 次。共治 16 例，其中治愈 12 例，好转 3 例，无效 1 例。

刘强[4]运用针刀治疗鸡眼。患者取俯卧位，足背垫一枕，常规消毒后铺巾；用 1% 利多卡因注射液，从鸡眼硬结旁 3 点、9 点与健康皮肤交界处刺入基底部局麻；用 I 型 4 号针刀自鸡眼旁向中心刺入基底部，呈潜行铲剥分离，务求切断其血管神经束。术后无菌敷料包扎，3d 内手术部位勿湿水。口服先锋IV胶囊 0.375g，每天 3 次，共 3d，预防感染。5d 后，鸡眼逐渐脱落治愈，随访 10 个月无复发。

吴健[5]采用针刀治疗足底鸡眼 28 例。患者用肥皂水清洗足部，以鸡眼为中心直径 5cm 范围用 2.5%碘酒消毒 2 次，再以 75%酒精脱碘；用 1%利多卡因 1～3ml 浸润麻醉病灶局部；戴无菌手套，持针刀从鸡眼侧方刺入鸡眼底部，左右横向剥离 2～3 次，再从与之前进针方向垂直的鸡眼外侧进针，与前次剥离方向垂直，在鸡眼底部剥离 2～3 次，出针后用无菌纱布加压 5min 包扎患处，2～3d 针眼闭合即可去除包扎敷料，在此期间避免伤口污染。一般只治疗 1 次。术后可口服抗生素预防感染，对疼痛耐受性差的患者可加用止痛药。患者治疗 1～2 周鸡眼自行萎缩脱落，伤口无感染、血肿。28 例均痊愈。

董江龙等[6]采用针刀切割法治疗鸡眼。方法是在鸡眼硬结旁选点，常规消毒。以 45° 角刺向鸡眼根部，以 1%利多卡因 0.5ml 进行局麻。之后，以针刀沿局麻针入路刺入，直达根部进行切割，将其根部的血管、神经束切断即可出刀。无需缝合，局部消毒后包扎即可。1 个月后，如鸡眼尚未脱落，可行第 2 次治疗。共治 18 例，治愈 16 例，其中治疗 1 次即痊愈者 11 例。

耿登峰[7]运用针刀剥离治疗足部多发鸡眼 18 例。患者多取俯卧位，术区常规消毒，0.75%利多卡因局部麻醉，先用钩刀将鸡眼增生角质层切除，取出角质栓，再用尖刃针刀纵横剥离，彻底松解。术毕，用生理盐水冲洗，无菌包扎，弹力绷带加压。术后 3d 避免负重行走。本组 18 例全部治愈，平均 15 个月随访，无复发。

李莉莉等[8]运用针刀疗法治疗鸡眼。患者取仰卧位，局部常规消毒后铺巾，1%利多卡因 2ml。从鸡眼硬结旁刺入。方法有以下两种：①取鸡眼中央凹陷处为进针刀点，用 4 号针刀直刺深达基底部组织，然后针体与皮肤成 30°角，刀尖紧贴基底呈潜行铲剥分离。②在鸡眼边缘任一点进针刀，针体与皮肤平面成 5°～15°角刺至鸡眼中央基底部，然后呈"米"字形放射状重复针刺至另侧边缘（不刺穿对侧皮肤），共 4～5 刀。术毕，出针，压迫止血 2～3min，创可贴保护针孔。嘱患者 3 天内手术部位勿着水。以上方法任选一种。共治 38 例，痊愈 36 例，好转 2 例。

丁玉莲等[9]采用针刀微创治疗鸡眼症。患者患部常规消毒，1%利多卡因 1～2ml。取鸡眼正中为进针点，针刀刀口线与脚底纵轴平行，即与足底血管、神经方向一致。针刀垂直于皮肤刺入，手感由坚硬变空虚为主，稍提针刀 3～5mm 捣刺数下，破坏基底部组织。纵向疏通剥离，横行摆动针刀，由紧致变为松空为止，出针，敷料包扎。共治 40 例，39 例 1 次痊愈，剩余 1 例年龄 78 岁患者，因未遵医嘱，伤口轻度感染。术后 3～6 个月随访无复发。

2. 针刀结合火针治疗

陈志云[10]运用针刀联合火针治疗鸡眼 38 例。患部操作前 2d 先用温水泡脚，用小刀削去其上角质层。局部常规消毒，用 1%利多卡因 1～2ml，从鸡眼硬结旁刺入，作局部浸润麻醉。取鸡眼中央凹陷处为进针点，针刀刀口线与脚底纵轴平行，即与足底血管、神经走行方向一致。用针刀垂直于皮肤刺入在鸡眼中央基底部，纵行切割，在同一平面上，切断角质栓后，手下感由坚硬到空虚为止，稍提 3～5mm 捣刺数下，破坏基底部组织，纵行疏通剥离，横行摆动，出针，压迫止血。针刀操作后，选用特制的火针（一般情况选用单头火针），在酒精灯上烧红，左手固定患部，右手持针。迅速刺入患部针刀操作进针点至鸡眼基底部组织，然后立即将针拔出，可以在周围再刺入 1～3 针。针刀操作后即行火针治疗，鸡眼面积小的，往往 1 次治愈；鸡眼面积较大者，可每周操作 1 次，4 周为 1 个疗程。38 例患者，1 次治愈 20 例，其他患者鸡眼面积大，分别作 2～4 次治疗，可隔 7d 用针刀剥离松解，火针治疗后治愈，随访 30 例半年无复发。

3. 结语

随着医学观念和治疗器械的不断发展，鸡眼治疗多倾向于微创性、无痛性、彻底性、安全性。而针刀属于微创治疗，运用针刀切开挛缩，疏通微循环，刺入基底部，破坏基底部组织，从而达到治疗的目的。针刀治疗操作简单，创口小，无需缝合，对人体组织创伤小，不易感染，没有不良反应。根据总结的资料可见，针刀治疗鸡眼效果显著，值得推广。本文也简述了针刀结合火针治疗鸡眼，效果显著，那未来我们是否能将针刀与传统针灸，中药结合起来，以提高临床疗效。

参考文献：

[1] 熊云志，邓建军. 针刀治疗鸡眼 50 例疗效观察 [J]. 中国社区医师·综合版，2004，6（11）：44.

[2] 郭彦军，张旭，胡鹏. 针刀治疗鸡眼 163 例体会 [J]. 科学之友，2007，4：263.

[3] 梅斌，吴群，董晓俊. 针刀治疗鸡眼临床观察 [J]. 湖北中医杂志，2015，37（3）：63-64.

[4] 刘强. 针刀治疗鸡眼 1 例 [J]. 第一军医大学学报，2003，2：107.

[5] 吴健. 小针刀治疗足底鸡眼 28 例 [J]. 中医外治杂志，2008，17（6）：38.

［6］ 董江龙，杨发祥，牟会玉. 鸡眼治疗三法［J］. 中外医学研究，2011，9（24）：174-175.

［7］ 耿登峰. 小针刀剥离治疗足部多发鸡眼18例［J］. 中医外治杂志，2005，14（5）：42-43.

［8］ 李莉莉，江伟，王水勇. 小针刀疗法治疗鸡眼［J］. 中外医学研究，2011，9（24）：174-175.

［9］ 丁玉莲，喻晚利. 针刀微创治疗鸡眼症的临床疗效观察［J］. 中外健康文摘，2011，8（18）：274-275.

［10］ 陈志云. 小针刀联合火针治疗鸡眼38例［J］. 中国民间疗法，2014，22（9）：27.

第九章

常见美容减肥与整形科疾病针刀术后
康复保健操

"康复"这个词语来源于中世纪的拉丁语，其意是指"重新获得能力"。

20 世纪 90 年代，国际卫生组织对康复的定义为：康复是指综合协调地应用各种措施，最大限度地恢复和发展病者、伤残者的身体、心理、社会、职业、娱乐、教育和周围环境相适应的方面的潜能。

所以，"康复"一词的含义是强调患者本身的活动能力和发展患者的潜能，说明康复的意义是强调患者的主动能力。针刀疗法发明以来，在其四大基本理论的指导下，治愈了成千上万的慢性软组织损伤和骨质增生患者，对一些局部的软组织损伤及骨质增生性疾病，比如桡骨茎突肌腱炎、跟骨骨刺等，只需使用 1～2 支针刀进行一次闭合性松解就能治愈，于是，有的医生就片面地认为，针刀治疗疾病就是靠针刀扎几下就行了，不需要其他辅助措施，其结果是普遍存在针刀见效快，复发率高的现象，以至于医生和患者都承认针刀治疗有效，但在短时间内就会复发。造成这种现象的原因一方面是对慢性软组织损伤的病理机制认识不足，只把疼痛点当成针刀的治疗点，不清楚慢性软组织损伤的病理结构是以点成线、以线成面的立体网络状病理构架，另一方面是不重视针刀术后的康复，忽略了人体自身的主观能动性。针刀治疗只是帮助人体进行自我调节的一种手段，是一种扶正的手段，人体弓弦力学系统的修复必须由人体自身发挥调节作用才能恢复正常的动态平衡。随着针刀医学的发展，针刀治疗的适应证不断扩大，已经从骨伤科疾病扩展到内、外、妇、儿、五官等多科疾病的治疗，在长期的腰间盘突出症的治疗实践中，发现针刀的治疗次数不再是 1～2 次，可能达到 6～8 次，针刀的治疗部位也不再是 1～2 刀，而是 14 刀，或者更多。这样，针刀术后人体的自我修复就需要更长的时间，因此，我们根据人体弓弦力学系统和慢性软组织损伤的病理构架理论设计了腰间盘突出症针刀术后康复操，帮助人体进行针刀术后的自我调节，这种方法是让患者主动参与，充分发挥人体的自主意识，将动态弓弦力学单元的锻炼和静态弓弦力学单元的锻炼两者有机地结合起来，加快针刀术后组织的修复，尽快恢复人体弓弦力学系统的力平衡。

本套康复操具有如下特点：

（1）每一式都在神情安逸、放松中练习，使患者取得事半功倍的疗效，总在喜、怒、哀、怨、恨中，何来平衡之趣。

（2）在突腰式和回望式中都安排了肌肉作静力收缩练习的时间，持续用力8秒后，然后加大用力作短促的动力收缩一次。这是根据针刀医学整体理论、网眼理论和中医推拿"寸劲"演变而来，这种方法可以将运动练习从动态弓弦力学单元的练习逐渐转变到静态弓弦力学单元的练习，从局部弓弦力学系统的练习逐渐转变到整体弓弦力学系统的练习，体现了以点成线，以线成面的整体康复理念。

（3）虽然每一式都明确了练习部位和主要运动肌群，且每式都具有调节机体的整体性和协调性的作用，但其练习量的多少需要患者根据自身的条件，量力而行，不可拘泥。

（4）很多练习者欲速愈，试图整天地练习，却忘记了欲速则不达的古训，在完成了适合自身练习量的前提下，应参加非练习的各项动作内容，甚至参加社会活动，在乐趣中培养康复的信心，我们谓之"功课以外，快乐之中"。

（一）预备式

身心放松，神态安逸，两脚并拢，周身中正，两手自然下垂，目平视前方，深呼吸3次（图9-1）。

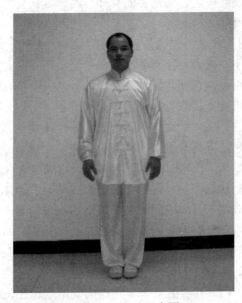

图9-1　预备式示意图

（二）回望式

1. 练习原理

本式练习操锻炼多裂肌、回旋肌、腹内斜肌、腹外斜肌、腰大肌等肌群的协调运动能力。

2. 练习方法

左脚向左前方跨出，顺式双臂向右后方摆出，同时躯干向右后转，头转向后方，双眼作回望寻物状，持续8秒，第9秒时稍加大用力回望拧转躯干1次，还原放松，自动呼吸。反方向同理，重复3次（图9-2、图9-3）。

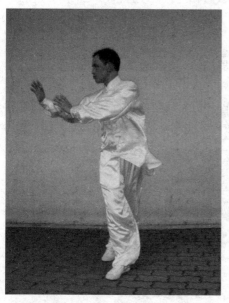

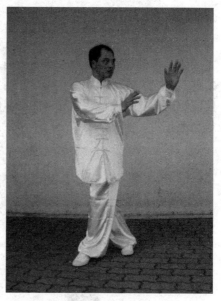

图 9-2 回望式示意图（1）　　　　　　图 9-3 回望式示意图（2）

（三）突腰式

1. 练习原理

本式练习操锻炼竖脊肌、髂腰肌、腹内斜肌、腹外斜肌、腰大肌等肌群的协调运动能力。

2. 练习方法

双脚并拢，两手叉腰，向前微俯身，臀部用力后翘，腰向前塌顶，持续 8 秒，第 9 秒时腰稍加大用力塌顶 1 次；然后腰用力向后拱顶，臀部用力前扣，持续 8 秒。第 9 秒时腰稍加大用力拱顶 1 次；还原放松，自动呼吸。反方向同理，重复 3 次（图 9-4、图 9-5）。

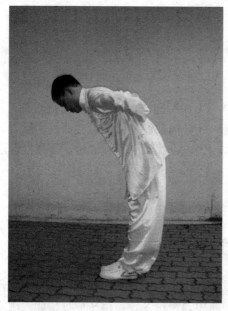

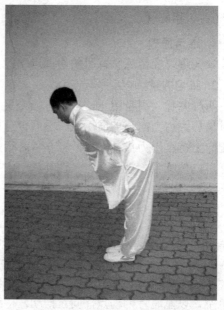

图 9-4 突腰式示意图（1）　　　　　　图 9-5 突腰式示意图（2）

（四）象行式

1. 练习原理

本式练习操锻炼腰背肌以及全身所有肌群的协调运动能力。

2. 练习方法

四肢触地，全身放松，颈项自然向前伸直，仿大象向前爬行，练习时全脚掌和全手掌放松触地行走，前进后退共20步，还原放松，自然呼吸（图9-6）。

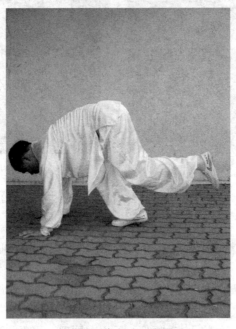

图9-6　象行式示意图

（五）拱腰式

1. 练习原理

本式练习操锻炼腰背肌的协调运动能力。

2. 练习方法

两脚并拢，周身中正，双手十指交叉上举努力伸展脊柱，持续用力坚持8秒，第9秒时稍加大用力向上伸展1次。然后全身放松，顺势向前俯身低头弯腰，以手触地，然后腰向上持续用力拱顶8秒，第9秒时稍加大用力向上拱顶1次，放松，腰身慢慢还原直立，自然呼吸，重复3次（图9-7、图9-8）。

（六）摆尾式

1. 练习原理

本式练习操锻炼竖脊肌、多裂，回旋肌等肌群的协调运动能力。

2. 练习方法

平躺于练习毯上，双手置于小腹，自然呼吸3次，双下肢屈髋屈膝，两脚离地，自然悬空，以骶尾骨为动点，向左摆动，持续向左用力坚持8秒，第9秒时稍加大用力向左肩方向抬 1 次，还原放松，自然呼吸 3 次，再依次左、右、上、下各练 3 次（图 9-9、图 9-10、图 9-11）。

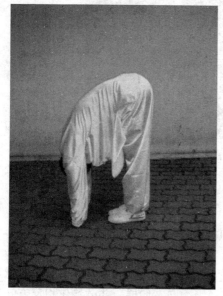

图 9-7　拱腰式示意图（1）

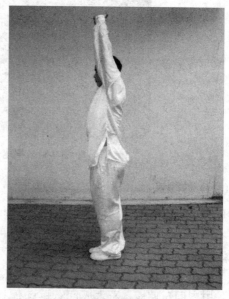

图 9-8　拱腰式示意图（2）

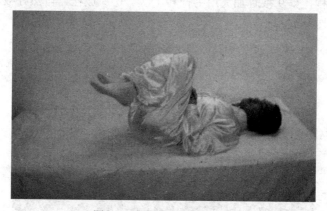

图 9-9　摆尾式示意图（1）

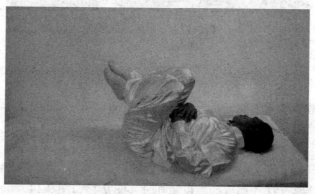

图 9-10　摆尾式示意图（2）

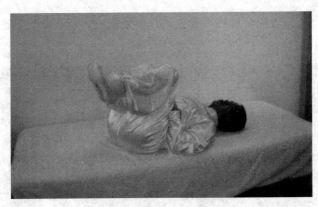

图 9-11　摆尾式示意图（3）

（七）拧腰式

1. 练习原理

本式练习操锻炼多裂肌、回旋肌等肌群的协调运动能力。

2. 练习方法

平躺于练习毯上，双手置于体侧，自然呼吸 3 次，头转向右侧，右下肢向左越过左下肢，用力向左伸展，左上肢向右越过右上肢，用力向右伸展，并顺势作相反方向的躯干拧转，坚持 8 秒，第 9 秒时加大用力拧转 1 次。还原放松，自然呼吸 3 次，再作相反方向反复 3 次（图 9-12）。

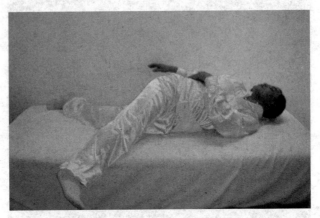

图 9-12　拧腰式示意图

（八）搓腰式

1. 练习原理

本式练习操锻炼腰背肌群、上肢肌和下肢肌各肌群的协调能力。通过腰部运动，培补身体元气，提高生命原动力。

2. 练习方法

两手从体侧向后上升，中指相接，抚于腰部向下搓动，至尾骨尖轻揉 3 次，双手上升，搓回腰部，连续 9 次还原放松，自然呼吸（图 9-13、图 9-14）。

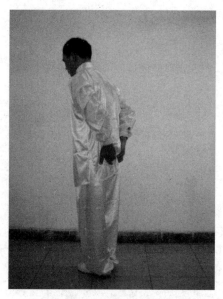

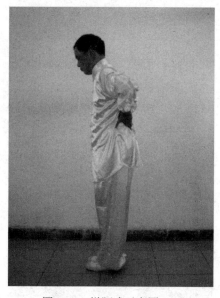

图 9-13　搓腰式示意图（1）　　　　　图 9-14　搓腰式示意图（2）

（九）搓脚心

1. 练习原理

本式练习操通过对肾经经气激发，培补身体元气，提高原动力以及锻炼全身各肌群的协调能力。

2. 练习方法

左腿屈髋屈膝，左手轻扶左脚，右手掌心从左足跟轻轻搓至左足尖，往返 9 次。还原放松，自然呼吸 3 次，右侧练习 3 次，左右各重复练习 9 次（图 9-15、图 9-16）。

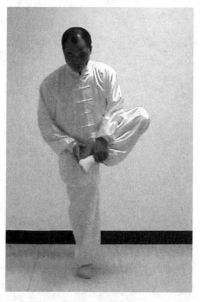

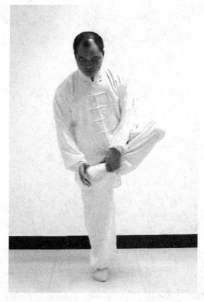

图 9-15　搓脚心示意图（1）　　　　　图 9-16　搓脚心示意图（2）